Das Handbuch der Langzeit-Elektrokardiographie

Für Richard, Philipp
und Jonas

Michael E. Kalkreuth

Das Handbuch der Langzeit-Elektrokardiographie

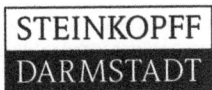

STEINKOPFF
DARMSTADT

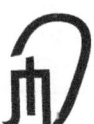

Michael E. Kalkreuth
Tullaweg 3
79312 Emmendingen

ISBN 978-3-662-21748-1   ISBN 978-3-662-21747-4 (eBook)
DOI 10.1007/978-3-662-21747-4

Die Deutsche Bibliothek – CIP-Einheitsaufnahme

Kalkreuth, Michael E.:
Das Handbuch der Langzeit-Elektrokardiographie / Michael E.
Kalkreuth. – Darmstadt : Steinkopff, 1996
  ISBN 978-3-662-21748-1

© 1996 by Springer-Verlag Berlin Heidelberg
Ursprünglich erschienen bei Dr. Dietrich Steinkopff Verlag GmbH & Co. KG, Darmstadt 1996
Softcover reprint of the hardcover 1st edition 1996

Verlagsredaktion: S. Ibkendanz, B. Rühlemann – Herstellung: Heinz J. Schäfer
Umschlaggestaltung: Erich Kirchner, Heidelberg

Satzherstellung: Typoservice, Griesheim

Gedruckt auf säurefreiem Papier

Zum Geleit

Das Leben beginnt mit dem ersten Herzschlag und geht mit dem letzten zu Ende (Aristoteles).

Das vorliegende Buch basiert auf der mehrjährigen Erfahrung im Bereich der Langzeit-Elektrokardiographie.

Die zunehmende Verbreitung der Langzeit-Elektrokardiographie macht es notwendig, daß eine Standardisierung in der Technik sowohl beim Anlegen des Langzeit-EKG als auch in der Auswertung eingehalten wird. Nur dadurch kann die Qualität der inzwischen weit verbreiteten Langzeit-Elektrokardiographie gesichert und auch kontrolliert werden. So sehe ich es als sehr wertvolle Aufgabe an, die sich der Autor des Buches, den ich aus langjähriger, vertrauensvoller Zusammenarbeit kenne, gemacht hat. Detailliert wird gerade dem Nicht-Mediziner die Technik des Langzeit-EKG unter Qualitätsgesichtspunkten nahe gebracht. Doch nicht nur die technischen Probleme beim Langzeit-EKG werden ausführlich und für jeden verständlich behandelt, sondern auch die Auswertung wird angesprochen. Hier liegt der besondere Verdienst des Buches, das es dem Nicht-Mediziner ermöglicht, sich in die Materie der Langzeit-Elektrokardiographie einzuarbeiten und sie so Stück für Stück zu erlernen.

Ich freue mich, daß sich Herr Kalkreuth die Mühe gemacht hat, hier ein umfassendes Buch für die Langzeit-Elektrokardiographie zu gestalten.

Emmendingen,
im Herbst 1995

Dr. med. Berthold Ritter
Internist/Kardiologe

(Mitglied des Ausschusses für die Qualitätssicherung der Langzeit-Elektrokardiographie der Kassenärztlichen-Vereinigung Süd-Baden)

Danksagung

Wie bei allen Fachbüchern, so kam auch dieses Buch nicht ohne eine Vielzahl helfender Hände zustande. Sie alle aufzuzählen wäre ein hoffnungsloses Unterfangen, da die Liste stets unvollständig bleiben würde. Darum sei vorab allen nicht genannten Mitwirkenden auf diese Weise ganz herzlich gedankt.

Ein herzliches Dankeschön geht an alle im Bildernachweis aufgelisteten Firmen und Personen. Ihr Engagement ging über eine bloße Hilfestellung weit hinaus. Mein besonderer Dank gilt Herrn Horst Kalkreuth, der sehr viel Zeit und Mühe in die Entstehung der Photoaufnahmen investierte.

Herzlichen Dank auch Frau Ibkendanz, Frau Rühlemann und Frau Rug vom Lektorat, die mich sehr in meiner Arbeit unterstützt haben.

Mein ganz besonderer Dank gilt Herrn Dr. med. Berthold Ritter, der trotz seiner hohen Arbeitsbelastung nicht nur die Zeit fand, mir stets mit Rat und Tat zur Seite zu stehen, sondern auch das Manuskript kritisch zu betrachten.

Zuletzt möchte ich mich ganz herzlich bei meinen Kindern bedanken, die mit ihrer Entsagung während der Entstehung dieses Buches den höchsten Preis bezahlt haben. Ihnen soll deshalb auch dieses Buch gewidmet sein.

Vorwort

Als ich anfing, mich mit der kardiologischen Funktionsdiagnostik zu beschäftigen, fanden sich stets liebe Mitarbeiter (Assistenzpersonal wie auch Ärzte), die sich große Mühe gaben, mich in die entsprechende Untersuchung einzuweisen. Ich hatte aber immer wieder den Eindruck, daß die „Einweiser" selber nicht so genau wußten, warum ein bestimmter Vorgang eben so gemacht oder wieso gerade dieses oder jenes Material verwendet wurde.

Nun sind seither viele Jahre vergangen. Ich machte meine Erfahrungen im universitären Bereich, in der Industrie sowie im niedergelassenen Bereich und wurde ebenfalls mit vielen Fragen konfrontiert, die sich mit der Arbeit in der kardiologischen Funktionsdiagnostik im allgemeinen und in der Langzeit-Elektrokardiographie im besonderen ergaben.

Diesen Umstand machte ich mir zur Aufgabe und begann die Methodik der Langzeit-Elektrokardiographie genauer zu beleuchten. Die wichtigsten Informationen und Verfahrensweisen, die man zur Durchführung eines Langzeit-EKG benötigt, habe ich versucht, in diesem Buch zusammenzufassen.

Ich möchte daher nicht einen weiteren Beitrag zu der fast endlos erscheinenden Serie von Fachliteratur leisten, die fest in der Hand von Theoretikern liegt. Im Gegenteil, es soll dem Anwender, dem Assistenzpersonal, dem Neueinsteiger sowie dem schon Geübten ein Wissen vermittelt werden, welches ganz von vorne beginnt und auch ein Vertiefen in die Materie der Langzeit-Elektrokardiographie ermöglicht. In diesem Sinne kann und soll dieses Buch kein Ersatz für weitergehende Fachliteratur sein, sondern einen Leitfaden darstellen. Anhand vieler praktischer Tips und Verfahrensweisen soll dieses Buch dem Anwender und auch dem Auswerter vom Anlegen eines Langzeit-EKG bis zur Analyse eines Langzeit-EKG hilfreich zur Seite stehen.

Repräsentative Langzeit-EKGs mit abnormen Rhythmen und Arrhythmien werden gezeigt und mit der gängigsten Definition versehen. Allgemeine Fachbegriffe werden in verständlicher Sprache so erläutert und erklärt, daß es auch dem Anfänger ermöglicht wird, die Grundlagen der Langzeit-Elektrokardiographie schnell und leicht zu verstehen. Technische Probleme werden aufgezeigt und mit Lösungsmöglichkeiten versehen. Eine reichliche Bebilderung soll seinen Teil zum besseren Verständnis beitragen und natürlich helfen, Fehler und Mißverständnisse zu minimieren.

Der technische Teil, das Kapitel über Verbrauchsmaterial und auch das Kapitel über die gängigsten Analysesysteme, soll dem Anwender helfen, sich in der z.T. sehr unübersichtlichen Fülle von Informationen zurechtzufinden.

Die in diesem Buch aufgelisteten Begriffe und deren Erklärung vermitteln meist Grundkenntnisse der Langzeit-Elektrokardiographie und sind deshalb ohne Quellennachweis behandelt worden. Sollte der Leser aber Interesse daran haben, sich noch weiter in die einzelnen Themen zu vertiefen, so empfehle ich ihm, sich in dem beigefügtem Literaturverzeichnis das entsprechende Buch zu beschaffen, in welchem mit wissenschaftlicher Akribie die einzelnen Themen abgehandelt worden sind.

Die molekular-elektrophysiologischen Grundlagen, die klinischen Aspekte und die pharmakologische Therapie von Herzrhythmusstörungen wurden bewußt herausgelassen, da die Behandlung dieses Stoffs nicht nur den Rahmen dieses Buches sprengen würde, sondern weil es auch genügend andere, gute und verständliche Fachliteratur zu diesen Themen gibt (siehe Kapitel 9: Fachliteratur).

Der Aufbau dieses Buches ist so gestaltet, daß es möglich ist, ganze Kapitel zusammenhängend zu lesen oder aber es im Sinne eines Lexikons zu verwenden, indem die einzelnen Fachbegriffe separat abgehandelt sind. Nur so, denke ich, ist es möglich ein Buch zu schaffen, daß der Theorie und auch der Praxis gleichermaßen gerecht wird. Die mit dem

Pfeil ▶ gekennzeichneten Begriffe sind an anderer Stelle ausführlicher erklärt bzw. dargestellt; der Leser möge sich im Sachverzeichnis orientieren.

Dieses Buch ist für den praktischen Gebrauch konzipiert. Sollten Begriffe oder Bereiche zum Thema Langzeit-EKG fehlen oder unvollständig sein, bin ich jederzeit für konstruktive Kritik empfänglich.

Ich wünsche dem Anwender der Langzeit-Elektrokardiographie eine glückliche Hand und viel Erfolg bei der Durchführung eines Langzeit-EKG – zur eigenen Freude und zum Wohle des Patienten.

Emmendingen,
im August 1996   Michael E. Kalkreuth

Inhaltsverzeichnis

KAPITEL 1

Die Langzeit-Elektrokardiographie

Langzeit-EKG – was ist das?

Das Langzeit-EKG ist eine erweiterte Form des normalen Ruhe-EKG. Wie sein Name schon sagt, wird hier ein mindestens zweikanaliges EKG über längere Zeit, meist 24 Stunden, abgenommen und aufgezeichnet.

Dafür werden in der Regel pro ▶ Ableitung zwei Elektroden auf die Brust (Thorax) des Patienten „geklebt". An den Elektroden werden Langzeit-EKG-Kabel befestigt, deren Ende in einen kleinen Rekorder (▶ Rekorderarten) münden (siehe Abb. 112, 113). Den Rekorder wiederum trägt der Patient in einer speziellen Tasche mit sich herum. Während der Aufzeichnungszeit braucht sich der Patient nicht einzuschränken (bis auf Baden oder Duschen!), sondern geht seinem gewohnten Tagesablauf nach. Die Begebenheiten des Tagesablaufes trägt der Patient dann in ein Protokoll (▶ Patientenprotokoll) ein. Das Protokoll ermöglicht es, die vorhandenen EKG-Pathologien dem Tagesablauf zuzuordnen. Es ermöglicht auch die Auslösemechanismen für solche Pathologien ausfindig zu machen.

Nach Rückgabe des Rekorders wird die Aufzeichnung dann in ein entsprechendes Analysesystem (▶ Analysesysteme) eingelesen und in der Regel durch einen Computer voranalysiert. Dieses voranalysierte Langzeit-EKG wird anschließend auf seine Richtigkeit hin überprüft und gegebenenfalls korrigiert. Die fertige Analyse bildet dann die Grundlage für den Befund. Neben der Auflistung der Anzahl der Herzrhythmusstörungen wird auch die Zuordnung zu den klinischen Ereignissen, die Zuordnung zur Medikamenteneinnahme und zu den Tageszeiten mit in den Befund übernommen.

Indikationen

Für die Durchführung eines Langzeit-EKG gibt es verschiedene Indikationen:

- Bei selten auftretenden Herzbeschwerden, die nicht durch andere Untersuchungsmethoden (z.B. Belastungs-EKG) zu ermitteln sind, ist das Langzeit-EKG das Mittel der Wahl.
- Arrhythmien, gleich welcher Art, können erfaßt und in ihrer vollen Länge aufgezeichnet, entsprechend zugeordnet und quantifiziert werden.
- Bei Patienten, die unter einem langsamen Herzrhythmus (Bradykardie) bzw. längeren „Aussetzern" leiden, kann durch diese Untersuchung die Notwendigkeit eines Herzschrittmachers erkannt werden.
- Die Funktion eines Herzschrittmachers kann über einen längeren Zeitraum hinweg kontrolliert werden.
- Antiarrhythmische Medikamente können auf ihre Wirksamkeit bzw. schädigendes Verhalten (▶ Proarrhythmischer Effekt) überprüft werden.
- Ischämien (Unterversorgung des Herzens mit Sauerstoff), ob „stumme" oder mit Angina pectoris, können mit ihrer Häufigkeit und Dauer erkannt werden (▶ ST-Streckenhebung/-senkung).

Das Langzeit-EKG ist somit ein bedeutendes Verfahren, um Pathologien am Herzen festzustellen. Es ist aber kein Diagnoseverfahren, welches *allein* für die Behandlung einer bestehenden Herzerkrankung geeignet ist. Denn die weitere Diagnostik und medikamentöse Therapie hängt im wesentlichen von der kardiovaskulären Grunderkrankung ab, zu deren Ermittlung völlig andere Diagnoseverfahren, ob invasiv oder nichtinvasiv, benötigt werden.

Holter – wer war das?

Obwohl schon vor über hundert Jahren elektrische Impulse vom Herzen abgeleitet wurden, ist die Methode, ein EKG über einen längeren Zeitraum abzuleiten und verfügbar zu machen, relativ neu. Der Pionier dieser Methode war Norman Jefferis Holter

(1914–1983), ein Naturwissenschaftler, der sich mit neurologischen Experimenten einen Namen gemacht hatte und sich anschließend mit der drahtlosen Übertragung von elektrophysiologischen Phänomenen des Gehirnes beschäftigte. Später begann er sich mit der Elektrokardiographie auseinanderzusetzen. Dabei entwickelte er das erste Telemetrieverfahren. Um dieses Verfahren noch zu verbessern – diese Apparatur wog immerhin über 40 kg, die der Patient mit sich herumtragen mußte –, konstruierte Holter einen Funkrekorder, den der Patient in Form eines Aktenkoffers mit sich führte. Dieser war in der Lage, auf ein Magnetband ein 24stündiges EKG aufzuzeichnen. Die Lösung des Problems, die aufgezeichneten EKG-Informationen verfügbar zu machen, erreichte Holter mit der Methode, die einzelnen QRS-Komplexe übereinander zu projizieren (QRS-Triggerung). Abweichende und deformierte Komplexe konnten so auf einem Bildschirm sichtbar gemacht werden (▷ Analoge Analyse). Diese Methode der Langzeit-EKG-Aufzeichnung sowie die Analyse stellte Holter 1961 vor und gab ihr den auch heute noch gebräuchlichen Begriff des Holter-EKG.

Langzeit-EKG-Richtlinien der Kassenärztlichen Bundesvereinigung

Richtlinien für die Durchführung von Langzeit-Elektrokardiographischen Untersuchungen in der kassenärztlichen/vertragsärztlichen Versorgung

1.   Durchführung des Langzeit-EKG

Das Langzeit-EKG beinhaltet folgende Schritte:
1.1 Indikationsstellung, optimales Anlegen der Elektroden unter Sicht des abgeleiteten EKG zur Überprüfung der Ableitungsqualität am EKG-Ausschrieb oder am Bildschirm, Anschluß und Inbetriebnahme des Aufnahmegerätes, Instruktion des Patienten (u.a. zur Führung des Tätigkeits- und Medikamentenprotokolls, zur Angabe von Beschwerden mit Betätigung der Markierung am Aufnahmegerät), Ausschaltung und Abnahme des Aufnahmegerätes und Entfernung der Elektroden.

1.2 Computergestützte Auswertung des aufgezeichneten Langzeit-EKG mit gleichzeitiger oder anschließender ärztlicher Kontrolle der Daten und ausgewählter Beispiele im 25 mm-Ausschrieb. Ausdruck des Herzfrequenzverhaltens mit Angabe der mittleren, der maximalen und der minimalen Herzfrequenz pro Stunde bzw. pro Aufzeichnungszeit. Angaben zum zeitlich vorherrschenden Grundrhythmus während der Aufzeichnungszeit. Quantitative Analyse und Differenzierung von Rhythmusstörungen mit zweikanaligem Ausschrieb der wichtigen Ereignisse mit einem Papiervorschub von mindestens 25 mm/s. Notwendige Korrektur und schriftliche Befundung der Auswertung durch den diese Leistung abrechnenden Arzt. Ein alleiniger Computerausdruck oder die alleinige Auswertung eines miniaturisierten EKG-Vollausschriebes erfüllt nicht die Voraussetzungen.

1.3 Patientenbezogene Bewertung des befundeten Langzeit-EKG, Entscheidung über die Behandlungsbedürftigkeit und die notwendige Therapie unter Berücksichtigung aller hierzu wichtigen Befunde.

1.4 Bei besonderer Indikationsstellung erfordert die Bewertung von Rhythmusstörungen eine umfangreiche Validierung und im Einzelfall eine vollständige visuelle Kontrolle aller Arrhythmien, gebunden an die Möglichkeit einer umfassenden zweikanaligen EKG-Dokumentation.

2.   Apparative Voraussetzungen für die Durchführung des Langzeit-EKG:
Die mit Langzeit-EKG-Geräten erbrachten Leistungen sind nur berechnungsfähig, wenn der abrechnende Arzt den Nachweis darüber führen kann, daß das Gerät den nachstehend genannten Anforderungen vollständig genügt. Eine entsprechende Gewährleistungsgarantie des Herstellers erfüllt diese Bedingung.

2.1 Kontinuierliche oder diskontinuierliche Aufzeichnung über 24 h bei simultaner zweikanaliger EKG-Ableitung.

Der im Gerätesystem vorhandene Dokumentationsspeicher muß der Aufgabenstellung dergestalt genügen, daß auch bei gehäuft auftretenden Ereignissen eine fachlich qualifizierte Beurteilung möglich ist.

2.2 Dokumentation aller wichtigen Ereignisse:
Wichtige Ereignisse sind:

- Asystolien über 2,0 s Dauer
- Supraventrikuläre Tachykardie
- Vorhofflimmern
- Vorhofflattern
- Ventrikuläre Extrasystolen
- Ventrikuläre Paare
- Kammertachykardie
- Kammerflimmern
- Kammerflattern

2.3 Ausreichende Genauigkeit
Durch eine herstellerunabhängige Überprüfung mittels Einzelschlaganalyse anhand evaluierten Datenmaterials (z.B. AHA- oder MIT-Referenzbänder) muß eine der medizinischen Erfordernissen entsprechende Genauigkeit belegt werden.

2.4 Ereignismarkierung durch den Patienten
Die Möglichkeit der vereinbarten oder ereignisabhängigen Markierung muß gewährleistet sein.

3. Fachärztliche Voraussetzungen
Die ärztlichen Leistungen erfordern eingehende Kenntnisse des Arztes in der Elektrokardiographie mit der Fähigkeit, auch seltene Rhythmusstörungen unter erschwerten Bedingungen, z.B. bei zeitgeraffter Darstellung oder bei Artefaktüberlagerung, zu erkennen. Voraussetzung für die Durchführung des Langzeit-EKG ist der Nachweis einer ausreichenden Erfahrung durch Weiterbildung oder durch Zeugnis über die selbständige Auswertung und Beurteilung von mindestens 100 Langzeit-EKG-Aufzeichnungen. Diese müssen mit Geräten aufgezeichnet worden sein, die den Apparateanforderungen gemäß Nr 2. entsprechen.

4. Genehmigungsverfahren
Über die Genehmigung zur Abrechnung des Langzeit-EKG entscheidet die jeweilige Kassenärztliche Vereinigung nach Prüfung der in Nrn. 2. und 3. genannten Voraussetzungen. Bestehen trotz der Nachweise oder Zeugnisse gemäß Nr. 3 begründete Zweifel an der fachlichen Befähigung, muß die Qualifikation in einem Kolloquium überprüft werden.

5. Inkrafttreten
Diese Richtlinien treten am 1. Oktober 1987 in Kraft.

6. Übergangsbestimmungen

6.1 Ärzte, die vor Inkrafttreten dieser Richtlinien Langzeit-EKG gegenüber der Kassenärztlichen Vereinigung abgerechnet haben oder dazu von der jeweiligen Kassenärztlichen Vereinigung die Genehmigung erhalten haben, behalten die Berechtigung zur Abrechnung dieser Leistungen.

6.2 Die Abrechnung von Langzeit-EKG, die mit Geräten, die nicht diesen Richtlinien entsprechen, erstellt werden, ist bis zum 31. 3. 1989 möglich.

36. Erg.-Lfg. – Stand 1. Oktober 1987

Langzeit-Elektrokardiographische Untersuchungen (Anlagen zum BMV Ä3Ü und EKV)

Vereinbarung von Qualifikationsvoraussetzungen gemäß Paragraph 135 Abs. 2 SGB V zur Durchführung von Langzeit-Elektrokardiographischen Untersuchungen (Vereinbarung vom 12. Dezember 1991)

Langzeit-Elektrokardiographische Untersuchungen dürfen in der kassenärztlichen Versorgung nur solche Ärzte durchführen, die der Kassenärztlichen Vereinigung nachgewiesen haben, daß sie die nachfolgenden Anforderungen an die persönliche Qualifikation sowie die apparativen Voraussetzungen erfüllen.

A. Fachliche Voraussetzungen:

1. Die Durchführung Langzeit-Elektrokardiographischer Untersuchungen erfordert eingehende Kenntnisse des Arztes in der Elektrokardiographie mit der Fähigkeit, auch seltene Rhythmusstörungen unter erschwerten Bedingungen (z.B. bei Artefaktüberlagerung) zu erkennen.

2. Langzeit-Elektrokardiographische Untersuchungen dürfen daher nur von solchen Ärzten durchgeführt werden, welche nachgewiesen haben, daß sie mindestens 100 kontinuierlich aufgezeichnete Langzeit-EKG-Untersuchungen einschließlich Auswertung und Beurteilung selbständig durchgeführt haben.

B. Apparative Voraussetzungen:

3. Langzeit-EKG-Untersuchungen dürfen in der kassenärztlichen/vertragsärztlichen Versorgung nur mit solchen Geräten durchgeführt werden, die den nachfolgend genannten Voraussetzungen entsprechen:

3.1 Die Geräte müssen eine kontinuierliche Aufzeichnung über 24 h bei simultaner, mindestens 2-kanaliger EKG-Ableitung gewährleisten.

3.2 Die kontinuierliche oder diskontinuierliche Auswertung muß sicherstellen, daß alle wichtigen Ereignisse erfaßt werden. Als wichtige Ereignisse gelten:
  • Asystolie über 2,0 s Dauer
  • supraventrikuläre Tachykardie
  • Vorhofflimmern
  • Vorhofflattern
  • ventrikuläre Extrasystolen
  • höhergradige, tachykarde, ventrikuläre Rhythmusstörungen
  • Kammertachykardie
  • Kammerflattern
  • Kammerflimmern

3.3 Der im Auswertesystem verfügbare Dokumentationsspeicher muß gewährleisten, daß auch bei gehäuft auftretenden Ereignissen eine in quantitativer Hinsicht korrekte Beurteilung möglich ist.

C. Genehmigungsverfahren:

4. Der Antrag auf Durchführung und Abrechnung Langzeit-Elektrokardiographischer Untersuchungen ist bei der zuständigen Kassenärztlichen Vereinigung zu stellen. Dem Antrag sind die erforderlichen Zeugnisse und Bescheinigungen über das Vorliegen der fachlichen Voraussetzungen nach Abschnitt A sowie der apparativen Voraussetzungen nach Abschnitt B beizufügen. Der Nachweis der Berechtigung zum Führen der Gebietsbezeichnung „Arzt für Innere Medizin" gilt als Nachweis der fachlichen Voraussetzungen nach Abschnitt A. Eine Gewährleistungsgarantie des Herstellers, daß das verwendete Gerät den in Abschnitt B genannten Voraussetzungen entspricht, gilt – vorbehaltlich einer Prüfung der Angaben durch die Kassenärztliche Vereinigung – als Nachweis der apparativen Voraussetzungen nach Abschnitt B.

5. Über die Genehmigung zur Durchführung und Abrechnung von Langzeit-EKG-Untersuchungen entscheidet die Kassenärztliche Vereinigung. Bestehen trotz der vorgelegten Zeugnisse und Bescheinigungen nach Abschnitt A begründete Zweifel an der fachlichen Befähigung des antragstellenden Arztes, so ist die Qualifikation in einem Fachgespräch (Kolloquium) vor der hierfür bei der Kassenärztlichen Vereinigung eingerichteten Kommission zu überprüfen. Das Kolloquium kann frühestens nach drei Monaten wiederholt werden.

D. Inkrafttreten und Übergangsregelungen:

6. Die Qualifikationsvoraussetzungen treten am 1. April 1992 in Kraft.

7. Ärzte, die vor dem 1. April 1992 aufgrund der Langzeit-EKG-Richtlinien der Kassenärztlichen Bundesvereinigung vom 1. Oktober 1987 die Genehmigung zur Durchführung Langzeit-Elektrokardiographischer Untersuchungen erhalten und die entsprechenden Leistungen regelmäßig abgerechnet haben, behalten – unbeschadet der Regelungen in Nr. 8 – diese Berechtigung.

8. Langzeit-EKG-Geräte, die den in Abschnitt B genannten Voraussetzungen nicht entsprechen, jedoch den Langzeit-EKG-Richtlinien der Kassenärztlichen Bundesvereinigung vom 1. Oktober 1987 entsprochen haben, dürfen in der kassenärztlichen Versorgung längstens bis zum 31. Dezember 1995 verwendet werden.

50. Erg.-Lfg. – Stand 1. Juli 1992

KAPITEL 2

Die Elektrophysiologie und ihre Anwendung

2.1 Grundlagen

Grundbegriffe der Elektrophysiologie

Um ein EKG, gleich welcher Art, bestimmen und interpretieren zu können, sind gewisse Mindestkenntnisse über die elektrophysiologischen Vorgänge im Herzen unerläßlich. Um dieses komplexe Thema nicht allzusehr zu strapazieren, sollen hier die einzelnen molekularen Vorgänge an der Myokardzelle ausgelassen und nur auf die Grundbegriffe eingegangen werden, die zur Auswertung eines EKG vonnöten sind.

Depolarisation und Repolarisation

Innerhalb und außerhalb der Herzmuskelzelle befinden sich unterschiedliche Konzentrationen verschiedener Ionen. Ist die Zelle in unerregtem Zustand, befinden sich viele Kaliumionen (K^+) in der Zelle (Protoplasma) und viele Natriumionen (Na^+) außerhalb der Zellmembran. Erfährt nun die Zelle einen elektrischen Impuls, „öffnet" sich die Zellmembran und ermöglicht einen Austausch der beiden Ionenarten. Diese Phase der Erregung wird *Depolarisation* genannt. Ist der Ionenaustausch vollendet, beginnt sich dieser Prozeß umzukehren: die Zellmembran öffnet sich erneut und die Ionen wandern wieder durch die Zellmembran zurück, um ihre Ausgangsposition einzunehmen (▶ Refraktärzeit). Diese Phase der Erregungsrückbildung wird *Repolarisation* genannt. Eine Störung dieses Ionenzyklus kann Rhythmusstörungen zur Folge haben. Dieses Prinzip gilt für alle Herzmuskelzellen (Myokard).

Erregungsausbreitung

Um alle Zellen des Herzens koordiniert arbeiten zu lassen, besitzt das Herz einen besonderen Mechanismus. Dieser Mechanismus sorgt nicht nur dafür, daß das Herz nach einem bestimmten Takt arbeitet. Er sorgt außerdem dafür, daß die Erregung einen geordneten Verlauf nimmt, damit das Herz seine größtmögliche Leistung bringen kann. Diese sogenannte *Erregungsbildung* wird durch das *Reizbildungs-* und *Reizleitungssystem* gesteuert (Abb. 1).

Die Erregungsbildung findet im rechten oberen Vorhof, im Sinusknoten statt, läuft dann über den rechten und über den linken Vorhof, um am AV-Knoten ein wenig aufgehalten zu werden, damit das Blut vollständig aus den Vorhöfen in die Ventrikel gepumpt werden kann. Der elektrische Impuls wandert anschließend weiter über das His-Bündel, die Tawaraschenkel und die Purkinje-Fasern zum gesamten Myokard. Ist das gesamte Myokard erregt, können sich die Ventrikel vollständig zusammenziehen (kontrahieren). Ist einer dieser Erregungswege gestört bzw. blockiert, so spricht man von *Erregungsausbreitungsstörungen* (speziell in den Ventrikeln).

Reizleitungssystem

● *Sinusknoten:*
Der Sinusknoten sitzt am oberen rechten Vorhof, nahe der Vena cava superior, hat eine Länge von 10 bis 20 mm und eine Breite von 3 bis 5 mm. Er trägt die Hauptverantwortung für die Erregungsbildung, d.h. der Sinusknoten bildet die elektrischen Impulse, die das Herz braucht, um sich zu kontrahieren. Dies geschieht autonom und normalerweise in einer festen Frequenz (▶ Normaler Sinusrhythmus), die sich mit Hilfe des vegetativen Nervensystems und durch bestimmte Hor-

mone (z.B. Adrenalin) den physiologischen Bedingungen des Körpers anpaßt.

- *Atrio-ventrikular Knoten (AV-Knoten):*
  Der AV-Knoten sitzt auf der rechten Seite des
  interatrialen Septums, Nahe bei der Trikuspidal-
  klappe und hat eine Größe von etwa 6 x 3 mm. Er
  hat die Aufgabe, den elektrischen Impuls von den
  Vorhöfen zu übernehmen und zu verlangsamen.
  Der AV-Knoten hat zwar aufgrund seiner Physio-
  logie eine eigene Frequenz (▷ AV-(Nodal-)
  Rhythmus), wird aber in der Regel durch den
  Sinusknoten überholt und kommt so, wie alle
  anderen Ersatzzentren, nicht zur Geltung.

Abb. 1. *Das Reizleitungssystem mit seinen Anteilen.* Am rechten Bildrand sind die Aktionspotentiale (elektrisches Potential, welches für die Erregung einer Zelle notwendig ist) der
verschiedenen Reizleitungsanteile in ihrer zeitlichen Abfolge
dargestellt. Im Vergleich mit einem EKG, beginnt die Erre-
gungsphase des Herzens mit der Erregung des Sinusknotens
(kurz vor Beginn der P-Welle) und endet mit der Erregung des
Kammermyokardes (S-Zacke).

- *His-Bündel:*
  Das His-Bündel nimmt den Impuls vom AV-Knoten ab und leitet ihn nach etwa 10 bis 20 mm an die
  Tawaraschenkel weiter. Das His-Bündel hat eine
  pysiologische Eigenfrequenz von etwa 40/min.

- *Rechter Tawaraschenkel:*
  Der rechte Tawaraschenkel leitet den elektrischen Impuls an den rechten Ventrikel weiter. Da
  dieser Schenkel länger ist und weniger Verzwei-
  gungen aufweist, ist er auch anfälliger gegen Störungen (z.B. Ischämien).

- *Linker Tawaraschenkel:*
  Der linke Tawaraschenkel leitet den elektrischen
  Impuls an den linken Ventrikel weiter. Er erregt
  zusätzlich das Septum und verzweigt sich nach
  kurzer Strecke in zwei Teile. Der linke Tawaraschenkel hat eine Eigenfrequenz von 25 bis 40/
  min.

- *Purkinje-Fasern:*
  Purkinje-Fasern sind die Verlängerung der Tawaraschenkel und führen den elektrischen Impuls

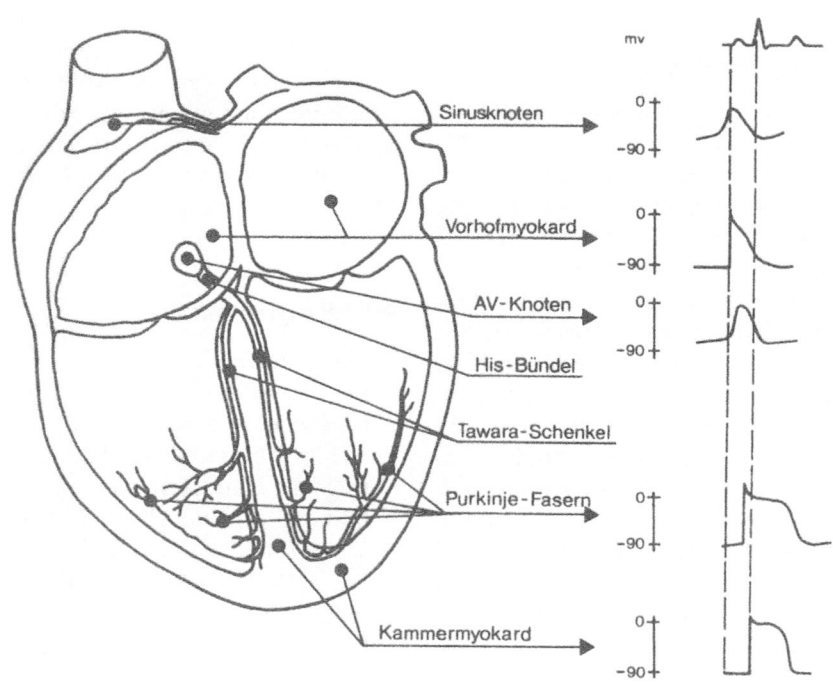

zum Myokard. Dieses Fasergewebe hat eine Eigenimpulsfrequenz von etwa 20/min.

Die Erregungsausbreitung wie auch das Reizleitungssystem haben ihre spezifischen Reizleitungszeiten, die sich auch im EKG widerspiegeln. Da sie für uns nur dort festgestellt werden können, sollten sie auch im Zusammenhang mit den ▷ Definitionen im EKG behandelt werden.

Definitionen im EKG

Das EKG ist die bildliche Darstellung der elektrophysiologischen Abläufe am Herzen. Somit kann jede Welle oder Zacke im EKG der entsprechenden, elektrisch erregten anatomischen Struktur des ▷ Reizleitungssystems zugeordnet werden.

Die einzelnen Abschnitte der Erregungsausbreitung sowie der Erregungsrückbildung werden in der Reihenfolge alphabetisch, beginnend mit einem P, benannt (Abb. 2).

Alle angegebenen Zeit- und Spannungswerte beziehen sich auf ein normales und gesundes Herz mit einem normalen Lagetyp im *Langzeit-EKG*.

P-Welle:

Die P-Welle bildet die Darstellung der Vorhoferregung (▷ Sinusrhythmus). Sie sollte nicht höher als 0,20 mV und nicht breiter als 0,11 s sein.

Die P-Welle ist durch ihr geringes elektrisches Potential die kleinste Aktionswelle und somit am sensibelsten, was ihre Darstellung anbelangt. Schon ein geringer Impedanzanstieg (▷ Artefakte der Elektrode, ▷ Elektroden) oder ein ungünstiger ▷ Lagetyp hat eine deutliche Reduktion der P-Welle, besonders im Langzeit-EKG, zur Folge.

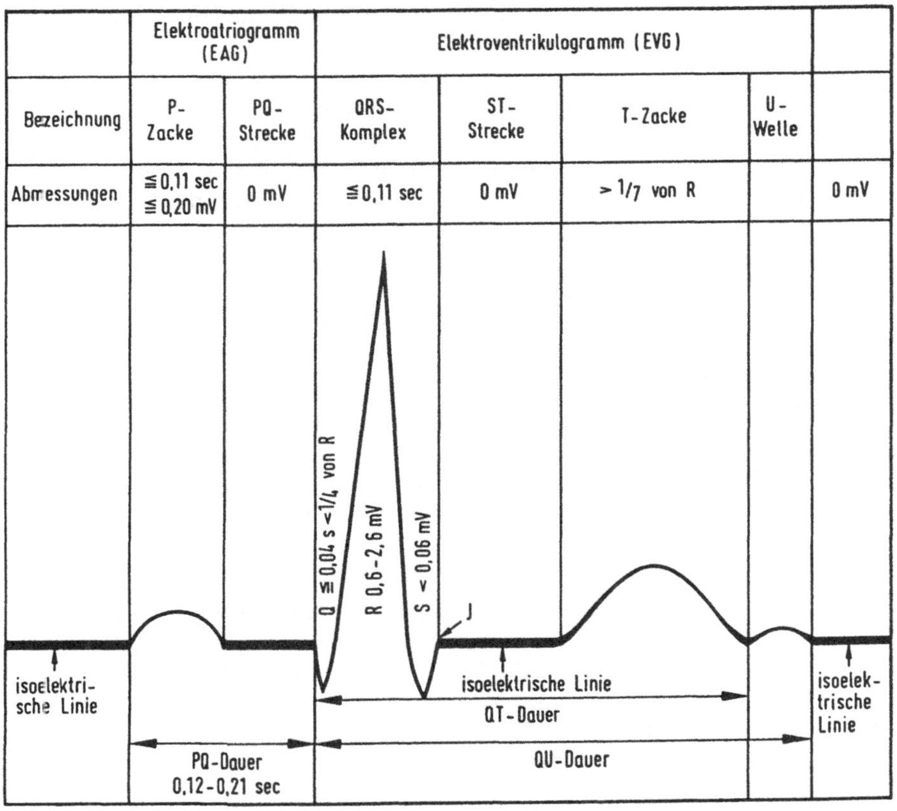

Bezeichnung	Elektroatriogramm (EAG)		Elektroventrikulogramm (EVG)				
	P-Zacke	PQ-Strecke	QRS-Komplex	ST-Strecke	T-Zacke	U-Welle	
Abmessungen	≦ 0,11 sec ≦ 0,20 mV	0 mV	≦ 0,11 sec	0 mV	> 1/7 von R		0 mV

Abb. 2. *Schematische EKG-Darstellung*

Q-Zacke:

Die Q-Zacke ist die Darstellung einer kleinen, rückläufigen Erregung des Septums von der Herzspitze her und markiert den Beginn der ventrikulären Depolarisation. Sie sollte nicht breiter als 0,04 s und nicht tiefer als 1/4 von R sein. Die Q-Zacke ist für das Langzeit-EKG uninteressant, da für die Interpretation der Q-Zacke die Standardableitungen des 12-Kanal-EKG (Wilson, Goldberg und Einthoven) gebraucht werden. Nur bei der Einstellung der ▶ ST-Streckenmarkierungen ist die Identifikation der Q-Zacke von Bedeutung.

R-Zacke:

Die R-Zacke stellt das größte elektrische Potential des Herzens bei der Erregungsausbreitung dar. Die Größe im EKG jedoch hängt stark von der ▶ Ableitung und dem ▶ Lagetyp ab. Während im Standard-EKG die Größe der R-Zacke beurteilt wird, spielt diese im Langzeit-EKG keine Rolle. Der *QRS-Komplex* spiegelt die Erregungsausbreitung beider Ventrikel wider. Er sollte nicht breiter als 0,11 s sein. Der QRS-Komplex ist im Langzeit-EKG von großer Bedeutung, da die Analysesysteme ihn bei der Erkennung von Arrhythmien (▶ Algorithmen) als Grundlage für ihre Berechnungen nehmen. Ist der QRS-Komplex schlecht im EKG dargestellt, ist eine computerisierte Analyse des Langzeit-EKG kaum möglich.

S-Zacke:

Die S-Zacke stellt das Ende der Depolarisation dar. Ihre negative Richtung erhält sie durch die späte Erregung der basalen Abschnitte des linken Ventrikels. Die Interpretation der S-Zacke ist für das Langzeit-EKG uninteressant, da hierfür die Standardableitungen des 12-Kanal-EKG (Wilson, Goldberg und Einthoven) gebraucht werden. Allenfalls bei der Einstellung der ▶ ST-Streckenmarkierungen ist die Identifikation der S-Zacke von Bedeutung.

J-Punkt:

Der J-Punkt ist definiert als der Punkt, an dem die S-Zacke wieder auf die isoelektrischen Linie übergeht. Dieser Punkt dient der Beurteilung von ▶ ST-Hebungen/Senkungen. Seine vertikale Abweichung definiert ein ST-Ereignis und wird entsprechend zur Einstellung der ▶ ST-Streckenmarkierungspunkte im Analysesystem gebraucht.

T-Welle:

Die T-Welle stellt die Repolarisation des Myokardes dar. Ihre Form und Größe ist im Langzeit-EKG nicht interpretationsfähig, da sie sehr ableitungs- und lagetypabhängig ist. Zur Beurteilung der T-Welle muß daher ein 12-Kanal-Standard-EKG herangezogen werden. Das Ende der T-Welle ist oftmals nicht leicht zu definieren, wenn die T-Welle fließend in die isoelektrische Linie übergeht, oder eine dicht aufgeschlossene U-Welle die Konturen verwischt. Nicht selten muß die T-Welle im Zusammenhang mit der ▶ ST-Strecke gesehen werden. Sie sollte unter allen Umständen kleiner als der QRS-Komplex sein (▶ Ableitung), damit der Computer die QRS-Komplexe von den T-Wellen unterscheiden kann.

U-Welle:

Die U-Welle ist von vielen Faktoren abhängig, für das Langzeit-EKG aber ohne Bedeutung. Eine hohe U-Welle kann jedoch im Langzeit-EKG unangenehme Folgen haben. Sie kann z.B. bei hohen Herzfrequenzen zusammen mit der T- und der P-Welle als ▶ Vorhofflattern fehlinterpretiert werden. Bei kaum sichtbaren P-Wellen wird die U-Welle leicht als ▶ AV-Block I fehlinterpretiert, da sie für die P-Welle gehalten wird.

PQ-Strecke:

Die PQ-Strecke definiert die Zeit zwischen der Vorhoferregung und dem Beginn der Depolarisation in den Ventrikeln. Sie sollte eine Dauer zwischen 0,12 s und 0,21 s aufweisen (frequenzabhängig!). Sie teilt sich auf in die Erregungsausbreitungszeit der Vorhöfe und die Impulsverlangsamung im AV-Knoten (▶ AV-Block). Ein Problem bei der Vermessung der PQ-Zeit im Langzeit-EKG ergibt sich aus flachen bzw. kleinen P-Wellen. Auch fließende Übergänge der PQ-Strecke in den QRS-Komplex lassen eine Vermessung oft nur annähernd zu. Abhilfe schafft meist die Zuhilfenahme des anderen Kanales bzw. anderer Kanäle.

QT-Zeit:

Die QT-Zeit definiert die gesamte De- und Repolarisationsphase, vom Beginn des QRS-Komplexes bis zum Ende der T-Welle. Die Länge dieser Strecke ist frequenzabhängig und wird mit der Formel

$$QT_c = \frac{QT}{\sqrt{\dfrac{60}{Herzfrequenz}}}$$

frequenzkorrigiert (QTc) berechnet.

Die Bedeutung der QT-Zeit ist vielschichtig und hat inzwischen mit der computerisierten QT-Analyse Einzug in die Analyse des Langzeit-EKG gehalten (▷ Automatische QT-PQ-Analyse). Eine Verlängerung der QT-Zeit (QT-Syndrom) hat beispielsweise eine Verlängerung der ▷ Refraktärzeit zur Folge, was wiederum die Gefahr des plötzlichen Herztodes erhöhen kann. Eine Verkürzung der QT-Zeit kann auf einen gestörten Elektrolythaushalt oder auf Intoxikationen bestimmter Substanzen zurückgeführt werden.

ST-Strecke:

Die ST-Strecke beschreibt den Verlauf der ersten Repolarisationsphase, d.h. der   Refraktärzeit. Sie beginnt mit der S-Zacke und reicht bis zum Anfang der T-Welle, wobei Übergänge die Regel sind. Ihre Normlänge ergibt sich aus der Berechnung der ▷ QT-Zeit. Bei pathologischen Veränderungen der Depolarisation sind ST-Strecke und T-Welle oft miteinander verschmolzen. Ihre große Bedeutung erhält sie durch ihre Veränderung bei ischämischen Ereignissen am Herzmuskel. Da diese Veränderungen im Langzeit-EKG sehr komplex sind, wurde diesem Thema ein eigenes Kapitel, die ▷ ST-Streckenanalyse, gewidmet.

Lagetyp

Der hier verwendete Begriff des *Lagetyps* ist nur bedingt aus jenem des normalen Standard-EKG abzuleiten. Ist der Lagetyp in der Interpretation des 12-Kanal-Standard-EKG eine Bestimmung der elektrischen Herzachse bzw. des elektrischen Hauptvektors in einem fest definierten Koordinatensystem,

so beschränkt sich der Begriff „Lagetyp" im Langzeit-EKG hauptsächlich auf seine Veränderung im Laufe einer mehrstündigen Aufzeichnung. Natürlich hat die Herzachse auch Auswirkungen auf die ▷ Ableitungen im Langzeit-EKG. Die Bestimmung eines Lagetypes ist aber nur mit einem 12-Kanal-Standard-EKG möglich, da nur dort die einzelnen Ableitungen fest definiert sind. Somit ist es im Langzeit-EKG möglich, daß niedervoltage QRS-Komplexe, die durch einen bestimmten Lagetyp entstehen, durch Veränderungen in der Plazierung der Langzeit-Elektroden ausgeglichen werden können.

Problematischer sind Lagetypveränderungen während der Aufzeichnung eines Langzeit-EKG. Sie können z.B. durch Änderungen in der Körperhaltung (z.B. Liegen, Bücken usw.) entstehen. Diese Lagetypveränderungen bewirken u.U. drastische EKG-Veränderungen, die auch häufig fehlinterpretiert werden (Abb. 3). Für dieses Phänomen gibt es bzw. kann es somit keine Definitionen geben. Es obliegt daher dem Auswerter eines Langzeit-EKG, entsprechende EKG-Veränderungen zu interpretieren. Dabei benötigt man eine lange Auswerteerfahrung und einen steten Blick auf das ▷ Patientenprotokoll, welches diesbezüglich Hilfestellung geben kann.

Refraktärzeit

Erreicht ein elektrisches Potential eine Herzmuskelzelle, nimmt der elektrische Widerstand der Zellmembran sprunghaft ab und ermöglicht den Austausch von Na^+, Ka^+, Cl^+ und Ca^{++} Ionen (Beginn QRS-Komplex). Ist der Austausch vollendet, ist die Zelle zunächst nicht mehr erregbar. Diese Zeit nennt man *absolute Refraktärzeit*. Mit Beginn der T-Welle nimmt die Reizbarkeit der Zelle wieder zu. Diese Zeit nennt man *relative Refraktärzeit* oder auch *vulnerable Phase*, da ein Einfallen eines starken elektrischen Potentials, z.B. einer ventrikulären Extrasystole (▷ R auf T-Phänomen), zu einer erneuten, aber diesmal unkontrollierten Depolarisation führen und ein ▷ Kammerflattern/-flimmern zur Folge haben kann.

Das Wissen über die Refraktärzeit ist für die Analyse eines Langzeit-EKG von besonderer Bedeutung. Mit ihrer Hilfe können viele Artefakte wegen ihrer sehr kurzen Kopplung zu einem QRS-Komplex erkannt werden. Die Refraktärzeit läßt kein Potential und somit kein Ereignis zu (Abb. 4).

Abb. 3. *Lagetypveränderung.* Dargestellt ist ein morgendliches Langzeit-EKG im Vollausschrieb. Ab 06.34 Uhr sind Artefakte sichtbar. Anschließend befindet sich eine deutliche ST-Senkung mit präterminal-negativer T-Welle im EKG. Dieser schlagartige Umschlag der ST-Strecke und der T-Welle beruht allein auf der plötzlichen Lageveränderung (Liegen – Stehen) des Patienten. Die Repolarisationsstörungen halten den ganzen Tag über an.

Kompensatorische Pause

Nach dem Auftreten einer Extrasystole ist häufig ein verlängertes R-R-Intervall zu beobachten. Diese Impulsverzögerung wird *kompensatorische Pause* genannt. Sie entsteht dadurch, daß der auf den Extraschlag folgende nächste Normalimpuls auf ein durch die Extrasystole entstandenes ▹ refraktäres Gewebe trifft und somit nicht weitergeleitet werden kann. Die kompensatorische Pause hat zusammen mit der Extrasystole demnach die doppelte Länge eines normalen R-R Intervalles (Abb. 5). Die kompensatorische Pause ist eine harmlose Erscheinung, allenfalls bei ▹ bradykarden Ryth-

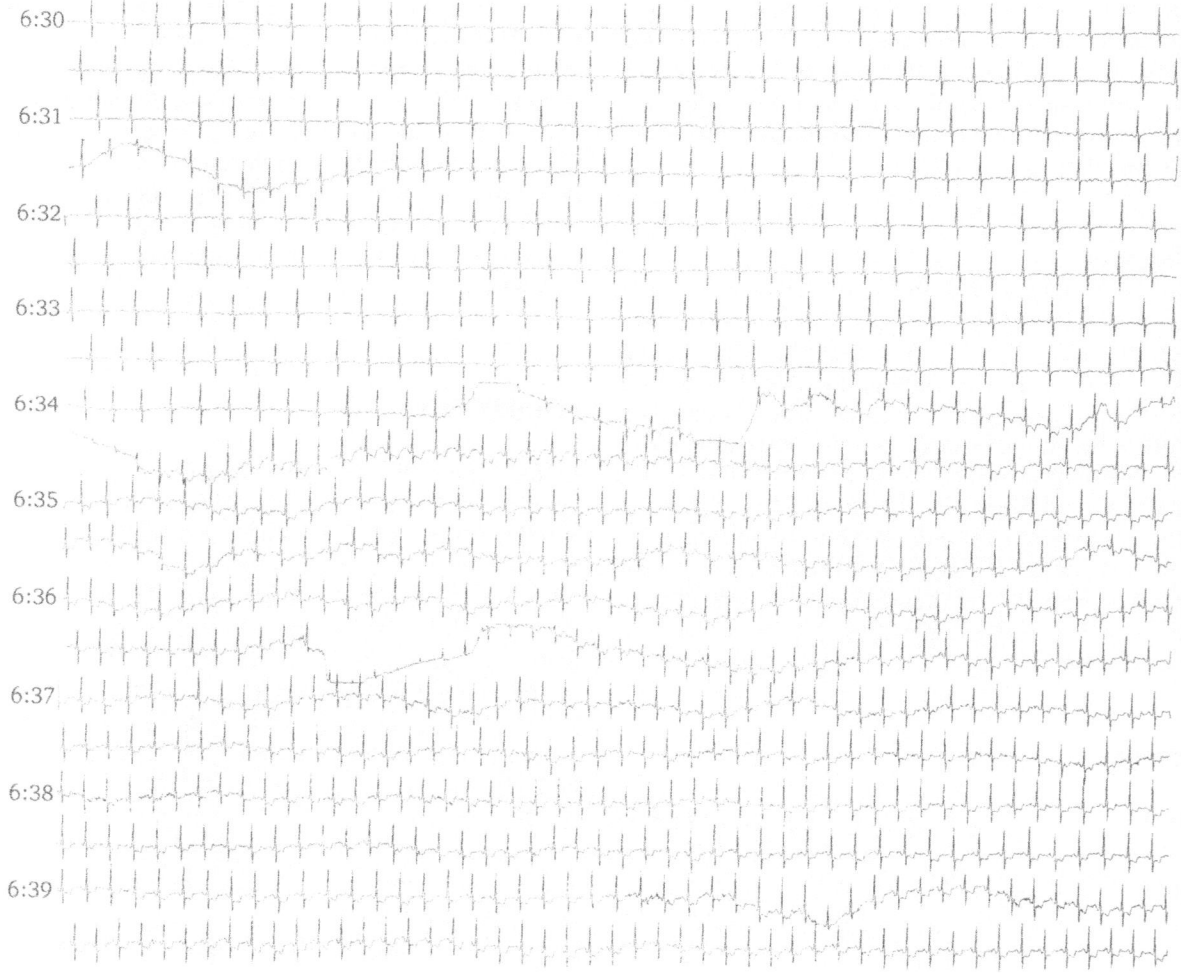

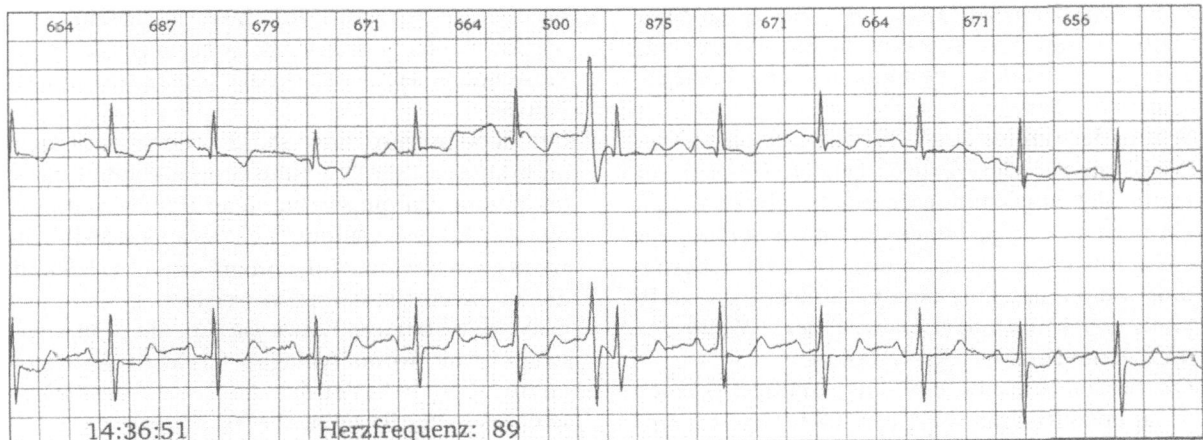

Abb. 4. *Artefakt und Refraktärzeit.* Nach den ersten sechs regelrechten QRS-Komplexen ist ein VES-ähnlicher QRS-Komplex zu erkennen. Kurz darauf erscheint ein sehr früh einfallender QRS-Komplex, welcher dem Sinusrhythmus ähnlich sieht. Mit Hilfe eines Zirkels kann der Sinusrhythmus korrekt durchgezirkelt werden. Eine (interponierte) VES kann nun ausgeschlossen werden, da der Sinusschlag nicht in die absolute Refraktärzeit der VES einfallen kann. Es handelt sich somit um ein Artefakt.

Abb. 5. *EKG mit kompensatorischer Pause.* Der Abstand der Normal-QRS-Komplexe, links und rechts der ventrikulären Extrasystolen, entspricht zwei R-R-Abständen. In den T-Wellen der ventrikulären Extrasystolen sind die P-Wellen des fortlaufenden Sinusrhythmus erkennbar.

musstörungen (▷ Ersatzrhythmus, ▷ SA-Block, ▷ AV-Block 3. Grades) kann sie, gehäuft auftretend, zu symptomatischen Auswirkungen (z.B. Schwindel) führen.

Für die Analyse:

● Die beiden Normal-QRS, links und rechts einer ▷ ventrikulären Extrasystole, liegen *genau* zwei normale R-R Abstände auseinander (echte kompensatorische Pause) (Abb. 5):
Wird durch die VES der AV-Knoten refraktär (▷ Refraktärzeit), ist es möglich, daß nach einer VES eine regelrechte P-Welle erscheint. Diese wird aber nicht übergeleitet und so entsteht das Bild einer kurzen AV-Blockierung (▷ AV-Block).

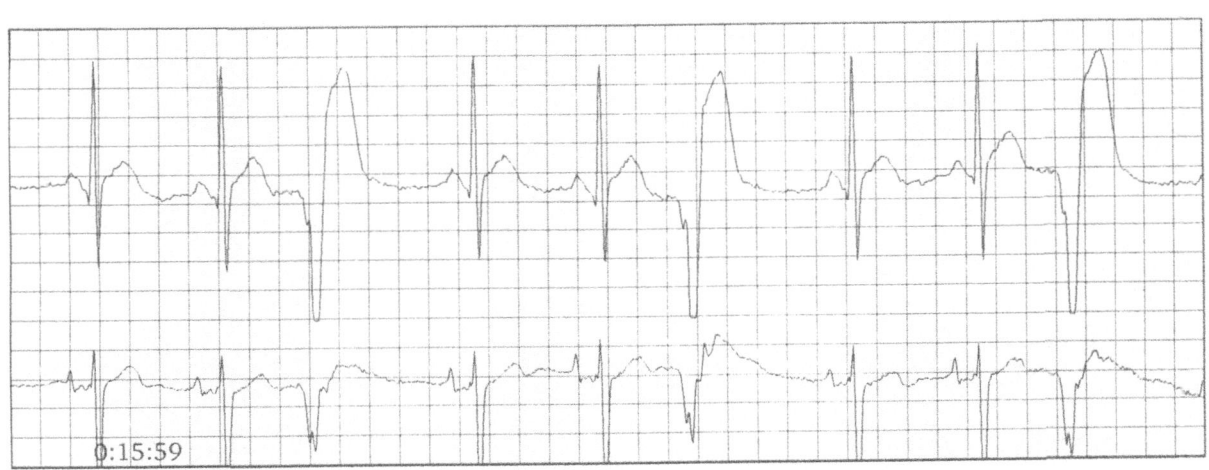

- Die beiden Normal-QRS, links und rechts einer ventrikulären Extrasystole liegen *weniger* als zwei R-R Abstände auseinander (keine kompensatorische Pause):
Wurde der Impuls der VES retrograd durch den AV-Knoten in die Vorhöfe geleitet (selten), so wurde der Sinusknoten ebenfalls refraktär, d.h. ein normaler Folgeimpuls des Sinusknoten kann nicht entstehen (siehe unten). Ist diese Überleitung langsam genug, kann u.U. eine negative P-Welle am Ende oder inmitten der T-Welle der VES beobachtet werden (Abb. 6).

- Die beiden Normal-QRS, links und rechts einer ▷ supraventrikulären Extrasystole, liegen *genau* zwei normale R-R-Abstände auseinander (echte kompensatorische Pause):
Bei supraventrikulären Extrasystolen ergibt sich die kompensatorische Pause durch einen refraktär gewordenen Vorhof. Der normale Sinusimpuls wird nicht fortgeleitet, erst der nächste Sinusimpuls kann die Vorhöfe wieder erregen.

Abb. 6. *EKG mit nicht kompensatorischer Pause.* Der Abstand der Normal-QRS-Komplexe, links und rechts der ventrikulären Extrasystolen, entspricht *nicht* zwei R-R-Abständen. Die ventrikulären Extrasystolen werden retrograd (rückwärts) auf die Vorhöfe und den Sinusknoten geleitet (P-Welle in T-Welle). Der Sinusknoten wird „gelöscht" und beginnt ab dem Zeitpunkt eine neue Repolarisationsphase. Somit entspricht der Abstand der P-Welle (in der T-Welle der VES) und der darauf folgenden P-Welle des Normalschlages genau einem R-R-Abstand.

- Die beiden Normal-QRS, links und rechts der SVES, liegen *weniger* als zwei normale R-R-Abstände auseinander (keine kompensatorische Pause):
Oft depolarisiert eine SVES jedoch auch den Sinusknoten. Für den Sinusknoten beginnt dann ab diesem Zeitpunkt eine neue Repolarisationsphase. Daraus resultiert ein normaler R-R-Abstand zwischen dem folgenden Normal-QRS und der supraventrikulären Extrasystole.

- Bei ▷ ventrikulären Extrasystolen, die genau zwischen zwei Normalschlägen einfallen (interponierte VES), befindet sich die P-Welle des Folgeschlages in der Regel in der VES.

Proarrhythmischer Effekt

Unter einem *proarrhythmischen Effekt* versteht man die unerwünschten Wirkungen einer antiarrhythmischen Therapie (in der Regel Medikamente). Diese können jedoch sehr vielfältig sein und bedürfen einer genauen Beobachtungsgabe des Auswerters und/oder des Befunders. Der proarrhythmische Effekt ist eng mit dem ▷ Patientenprotokoll, den Vorbefunden und der Verlaufskontrolle gekoppelt und sollte auch stets damit verbunden werden.

Man teilt die medikamentösen Nebenwirkungen von Antiarrhythmika in zwei Gruppen:

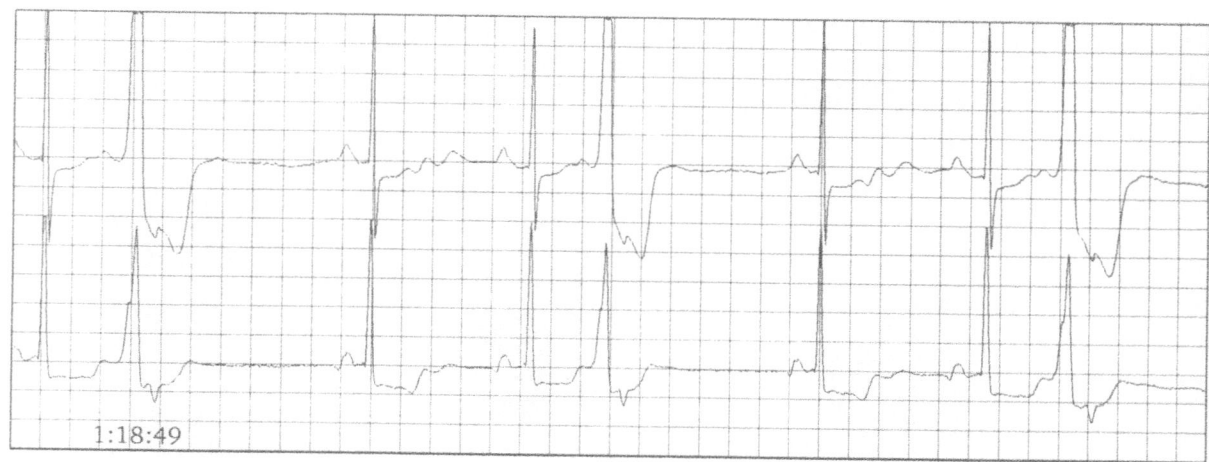

Gruppe I: Kardiovaskuläre Nebenwirkungen:
- kardiale Nebenwirkungen (bei vorbestehender Myokardschädigung) mit
  - Blockierungen der Reizleitung, verlängerten QT-Zeiten, Verbreiterung der QRS-Komplexe, Kammerflimmern
  - negativer Inotropie (Leistungsverlust der Ventrikel)
  - proarrhythmische (paradox arrhythmogene) Nebenwirkungen (Zunahme der Rhythmusstörungen)
- vasoaktive Nebenwirkungen (Veränderungen der Gefäßlumina).

Gruppe II: Extrakardiale Nebenwirkungen:
- am zentralen Nervensystem (Zittern, Tremor).
- gastrointestinale Nebenwirkungen (Übelkeit).
- am vegetativen Nervensystem.
- an Blut, Haut, Lunge, Augen.

Die antiarrhythmische Therapie sollte unbedingt mit einem Langzeit-EKG (oft auch mit einem Belastungs-EKG) auf eventuell auftretende proarrhythmische Effekte hin kontrolliert werden. Auch bei einer antiarrhythmischen Dauertherapie sind regelmäßig solche Kontrollen erforderlich!

Arrhythmie-Klassifikation (Lown)

Die erste Frage beim Erkennen einer Arryhthmie ist die nach der Gefährdung des Patienten durch die Arrhythmie. Dieser Frage sind seit Anfang der 70er Jahre Wissenschaftler auf der Spur, und erst in der heutigen Zeit, so scheint es, findet sich eine befriedigende Antwort.

Unter den Ersten, die sich intensiv mit der Frage nach der Gefährlichkeit von Rhythmusstörungen beschäftigt haben, waren die amerikanischen Ärzte Lown und Wolf. Sie versuchten mit Hilfe einer Vielzahl von analysierten Langzeit-EGKs ein Schema zu finden, welches angibt, mit welcher Prognose ein Patient mit einer bestimmten Arrhythmieform zu rechnen hat.

1971 veröffentlichten sie folgende Arrhyhtmieklassifikation für ▶ ventrikuläre Extrasystolen, die *Lown-Klassifikation:*

- Lown 0:
Ein Langzeit-EKG, in welchem keine VES auftreten.

- Lown I:
Ein Langzeit-EKG, in welchem monomorphe VES $\leq$ 30/h auftreten.

- Lown II:
Ein Langzeit-EKG, in welchem monomorphe VES $\geq$ 30/h auftreten.

- Lown III:
Ein Langzeit-EKG, in welchem polymorphe VES auftreten.

- Lown IVa:
Ein Langzeit-EKG, in welchem ventrikuläre Paare (▶ Couplet) auftreten.

- Lown IVb:
Ein Langzeit-EKG, in welchem ventrikuläre Ketten, auch Salven genannt, ($\geq$ 3 Schläge) auftreten.

- Lown V:
Ein Langzeit-EKG, in welchem ein ▶ R auf T Phänomen auftritt.

Diese Art der Klassifizierung bringt zwar eine gewisse Grundordnung in die Vielfalt der Formen der ventrikulären Extrasystolie, sie gibt aber nur bedingt Auskunft über die Auswirkungen einer Arrhythmie. Man unterscheidet dabei *hämodynamische* Konsequenzen und *prognostische* Konsequenzen einer Arrhythmie.

Die hämodynamischen Konsequenzen ergeben sich aus der Frequenz der Arrhythmie, die natürlich auch die ▶ supraventrikulären Extrasystolen betrifft. Je höher die Arrhythmiefrequenz, desto geringer das Herzminutenvolumen (cardiac output), was z.B. Synkopen (gerade bei älteren Mensch mit Zerebralsklerose) zur Folge haben kann. Auf diesen wichtigen Punkt geht die Lown-Klassifikation nicht ein.

Bei den prognostischen Konsequenzen unterteilt sich die Lown-Klassifikation in einen quantitativen Teil (Lown 0, I und II) und in einen qualitativen Teil

(Lown III, IVa/b und V). Diese Unterteilung sagt aber in dem ersten Teil nichts über die Verteilung der ventrikulären Extrasystolen (ob in ein oder mehreren Stunden auftretend) aus. In dem zweiten Teil sagt sie nichts über die Häufigkeit der Ereignisse aus. Ebenfalls sind dort keine Frequenzangaben der Arrhythmien zu finden, was durchaus von Bedeutung ist, denn schnelle ▶ ventrikuläre Tachykardien (VTAC) sind bedeutend gefährlicher als langsame Salven oder Ketten, was das Ereignis eines plötzlichen Herztodes angeht.

Heute haben sich die prognostischen Konsequenzen grundsätzlicher gegenüber der Lown-Klassifikation herauskristallisiert. Viele Studien ergaben, daß Rhythmusstörungen allein und für sich genommen relativ wenig prognostische Bedeutung haben. Sie stehen vielmehr im Zusammenhang mit einer zu Grunde liegenden Herzerkrankung (z.B. koronare Herzerkrankung, dilative Kardiomyopathie, usw.) und müssen so entsprechend beurteilt werden. Allein der Zustand der Ventrikel und deren Pumpleistung geben Auskunft über die Prognose einer ventrikulären Rhythmusstörung.

Auch die vielerorts genannte CAST-Studie (1989) hat große Dienste geleistet. Sie beschäftigte sich mit dem Nutzen-Risiko-Verhältnis bei der Gabe eines Antiarrhythmikums. Man fand heraus, daß es eben nicht immer sinnvoll ist, ein Antiarrhythmikum beim Auftreten einer Arrhythmie zu geben, da evtl. ▶ proarrhythmische Effekte das Risiko eines plötzlichen Herztodes eher erhöhen als verringern.

Abb. 7. *Die zirkadiane Rhythmik der Herzfrequenz bei einem herzgesunden Patienten.* Deutlich sichtbar ist das höhere Herzfrequenzprofil des Tages und das niedere Herzfrequenzprofil der Nacht. Das Absinken der Herzfrequenz zwischen 14.00 Uhr und 15.00 Uhr geht auf einen Mittagsschlaf des Patienten zurück.

Trotz aller genannten Probleme und der vielen Versuche auch von anderen Wissenschaftlern (z.B. Myerburg), der Klassifikation von Arrhythmien Herr zu werden, hat die *Lown-Klassifikation,* wohl auch durch ihre weltweite Verbreitung, bis heute ihren festen Platz bei der Klassifikation von Arrhythmien.

Zirkadiane Rhythmik

Unter dem Begriff der *zirkadianen Rhythmik* versteht man eine sich periodisch ändernde biologische Funktion. In der Biologie sind Rhythmen weit gefächert. So gibt es jahreszeitliche Zyklen, monatliche Zyklen, Tageszyklen, Sekundenzyklen (z.B. die Herztätigkeit) usw. In der Medizin beschränkt sich die zirkadiane Rhythmik im wesentlichen auf den Zeitraum eines Tages (24 Stunden).

Für den Menschen wurden schon die verschiedensten Funktionen, die sich über den Tag verändern, beschrieben, z.B. Leistung, Verdauung, Atmung, Schlaf- und Wachzeiten, Serumspiegel, Hormonspiegel usw. Aber auch andere Funktionen können der zirkadianen Rhythmik untergeordnet werden, z.B. Herzfrequenzen (Abb. 7), Extrasystolien, Infarktgeschehnisse (Ischämien), kardiovaskuläre Notfälle usw.

Für die Langzeit-EKG-Diagnostik ist die zirkadiane Rhythmik der ischämischen Ereignisse von besonderem Interesse. Das nachweislich häufigste Auftreten einer koronaren Ischämie befindet sich in dem zeitlichen Bereich Morgen/früher Vormittag und später Nachmittag/früher Abend. Auf der Suche nach ischämischen Ereignissen bzw. ST-Strecken-Senkungen im Langzeit-EKG, sollten diese Zeiten besonders genau beobachtet werden (am einfachsten im ST-Trend).

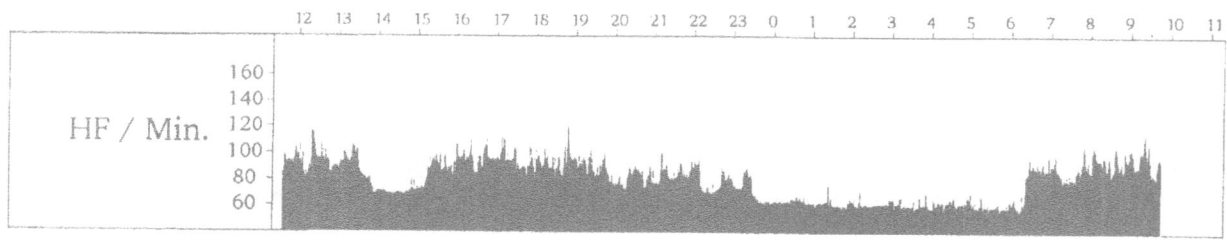

2.2 Rhythmus und Überleitung

Normaler Sinusrhythmus

Beim *Sinusrhythmus* wird das vom Sinusknoten ge-
bildete elektrische Potential über beide Vorhöfe

Abb. 8. *Sinusrhythmus – Bradykardie (HF 38).* Optimale Darstellung eines EKG mit P-Welle, QRS-, T- und U-Welle.

durch den Atrio-Ventrikular-Knoten (AV-Knoten)
auf die Ventrikel geleitet. Die dadurch ausgelöste
Kontraktion der Vorhöfe und Ventrikel bilden den
„normalen" Rhythmus des Herzens.

Gibt der Sinusknoten Impulse mit einer Frequenz zwischen 50 und 100/min ab, so wird dieser
Rhythmus *normaler Sinusrhythmus* genannt.

Liegt die Frequenz über 100/min, liegt ein *tachykarder Rhythmus* (Abb. 9), bei einer Frequenz unter 50/min ein *bradykarder Rhythmus* vor (Abb. 8).

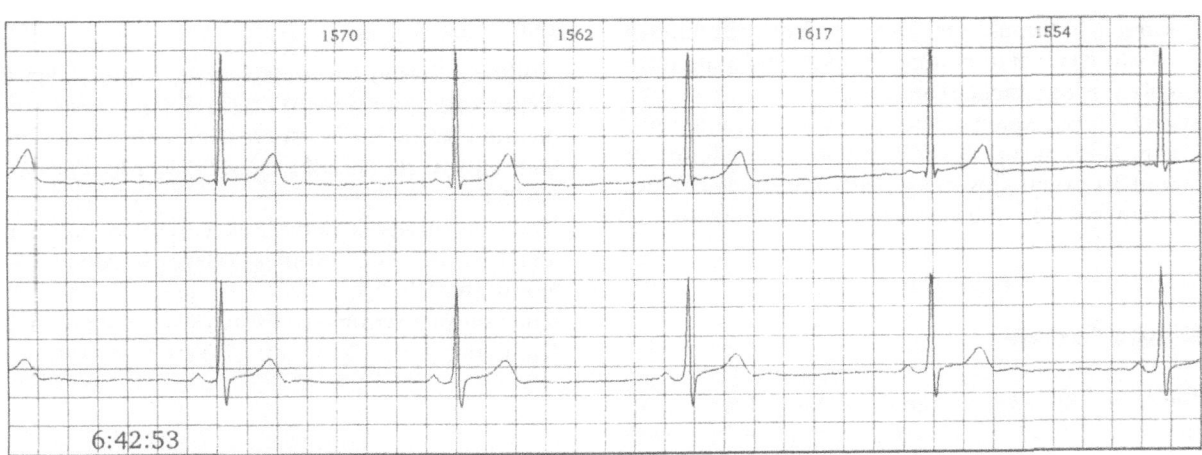

Abb. 9. *Sinusrhythmus – Tachykardie (HF 124).* Normaler
EKG-Kurvenverlauf. Durch die hohe Herzfrequenz schieben
sich die einzelnen EKG-Anteile zusammen, Einzelheiten werden so schlechter erkennbar.

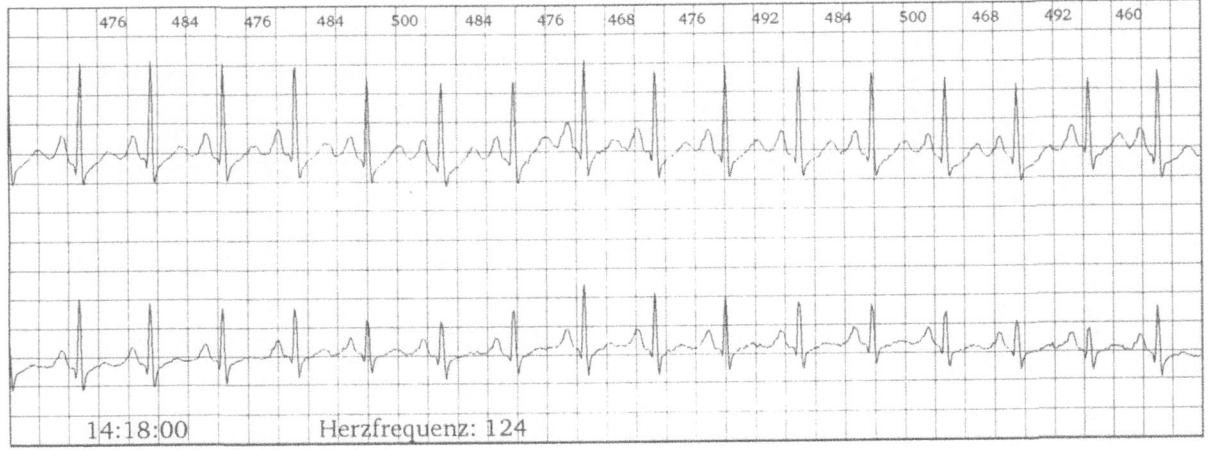

Für die Analyse:

- Die PQ-Zeit liegt, je nach Frequenz (▶ AV-Block 1. Grades), zwischen 0,12 s und 0,20 s.
- Der ▶ QRS-Komplex ist nicht breiter als 0,10 s (▶ Definitionen im EKG).
- Die ▶ QT-Zeit liegt, bei einer Herzfrequenz zwischen 60 und 100 Schläge/min, bei Frauen zwischen 0,44 s und 0,30 s, bei Männern zwischen 0,30 s und 0,40 s.
- Die Frequenz des Herzrhythmus wird in den Darstellungen als Minuten- und/oder als Stundenmittel (Tabelle) angegeben. Das bedeutet, daß sich kurze Rhythmusänderungen (▶ Vorhofflimmern/-flattern) nicht unbedingt in den Herzfrequenzangaben widerspiegeln müssen!
- Der Herzfrequenztrend gibt pro Graphikpunkt (am Bildschirm) das Mittel von einer Minute an und ist somit das beste Instrument, den Herzrhythmus über die gesamte Aufzeichnungszeit zu kontrollieren.

Sinusarrhythmie

Wenn der Sinusknoten unregelmäßig Impulse abgibt und dadurch die Herzfrequenz (R-R-Intervall)

Abb. 10. *Sinusarrhythmie.* Unregelmäßiges Schwanken der R-R-Abstände. Normaler EKG-Kurvenverlauf. Ursache sind physiologische, nervöse Einflüsse auf den Sinusknoten.

geringfügig variiert, wird dies *Sinusarrhythmie* genannt (Abb. 10). In der Regel sind diese variierenden R-R Abstände atmungsbedingt und werden deshalb auch *respiratorische Arrhythmie* genannt (hauptsächlich bei jüngeren Menschen). Während des Einatmens erfolgt eine Frequenzzunahme, während des Ausatmens eine Frequenzabnahme.

Das Fehlen der physiologischen respiratorischen Arrhythmie kann auf eine diabetische Neuropathie und andere Erkrankungen, die das autonome Nervensystem betreffen, hinweisen.

Für die Analyse:

- Sollte das System in einer *Sinusarrhythmie* fälschlicherweise supraventrikuläre Extrasystolen erkennen, kann der Parameter der SVES-Vorzeitigkeit entsprechend höher gestellt werden (30 % – 40 %).
- Bei einer bradykarden Sinusarrhythmie sollte an einen SA-Block 2. Grades gedacht werden (▶ Sinuatrialer Block).
- Die Sinusarrhythmie stellt sich am besten im R-R Trend dar.

Sinuatrialer Block (SA-Block), Pausen, Arrest

Die Blockierung der Reizleitung zwischen Sinusknoten und Vorhof wird *sinuatrialer Block* genannt. Dabei kann es zu kurzen oder auch längeren Ausfäl-

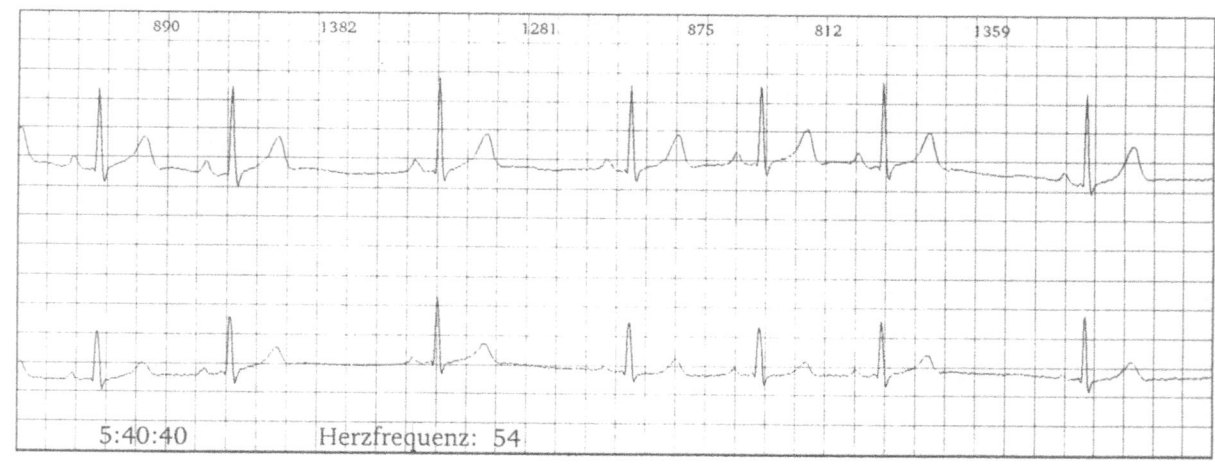

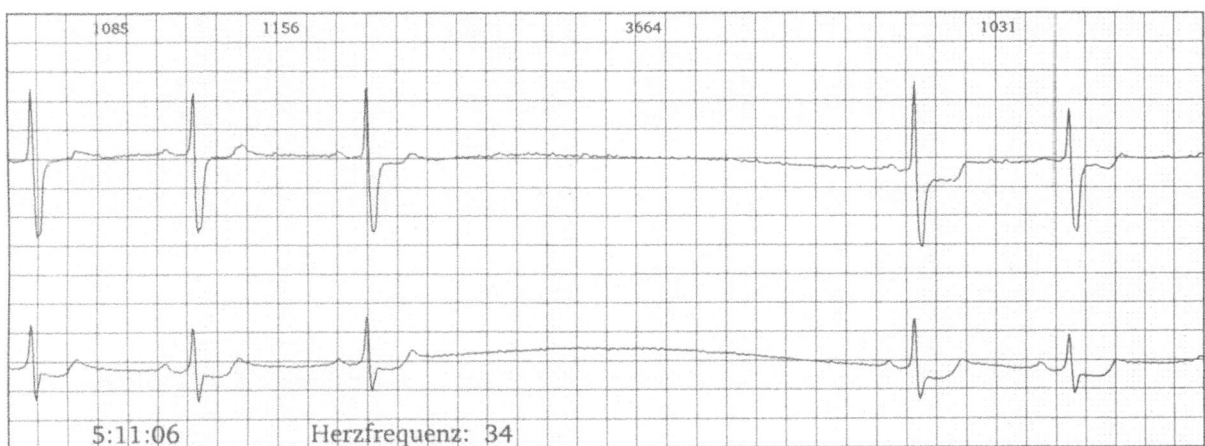

1085   1156   3664   1031

5:11:06   Herzfrequenz: 34

Abb. 11. *Sinuatrialer Block (Pause).* Nach dem dritten QRS-Komplex entsteht eine Pause von 3,66 s. In dieser Pause sind keine P-Wellen sichtbar. Es handelt sich somit um einen SA-Block.

len des Sinusrhythmus kommen (Abb. 11, 12). Da in der Regel der Sinusknoten seine Eigenfrequenz beibehält, ist die Pause ein entsprechend Vielfaches des normalen R-R-Abstandes. Handelt es sich um einen längeren Ausfall, spricht man von einem *Sinusarrest.* Unter Umständen springt ein ▹ Ersatzrhythmus (Nodal, Ventrikulär) ein und hält somit die Aktivität des Herzens aufrecht.

Für die Analyse:

- Die Pausen finden sich unter den Pausenangaben des Analysesystems (Tabelle, Trend) (Abb. 13). Wichtig ist die vorherige Definition der Pausenlänge in den Analyseparametern. Im Normalfall reichen 2 s aus. Stellt man den Parameter zu niedrig ein, werden auftretende ▹ kompensatorische Pausen oder auftretende ▹ Sinusarrhythmien mitgezählt. Stellt man den Parameter zu groß ein, wird das System zu unsensibel für auftretende Pausen bzw. kurzauftretende Blockierungen.
- Bei ▹ Vorhofflimmern/-flattern kann der Pausenparameter auf 3 s erhöht werden, da der AV-Knoten durch die ständigen Reizungen länger refraktär werden kann.

- Beim Auftreten von Pausen müssen auch ▹ AV-Blockierungen und ▹ nicht übergeleitete supraventrikuläre Extrasystolen (SVES) ausgeschlossen werden.
- Sehr wichtig ist der Ausschluß von ▹ Artefakten!
- Pausen stellen sich auch im R-R-Trend dar (lange R-R-Intervalle).

Ventrikuläre Leitungsstörung (Rechts-/Linksschenkelblock)

Ist ein Tawaraschenkel (▹ Reizleitungssystem) blockiert, wird der elektrische Impuls nur über den jeweils anderen Schenkel geleitet. Die Zeit bis zur kompletten Erregung der Ventrikel ist länger, da die Erregung „Umwege" (über das Septum) machen muß. Folglich wird der QRS-Komplex breiter (> 0,12 s) als bei einer korrekten Überleitung (Abb. 14). Diese intraventrikuläre Leitungsstörung wird je nach Art der Blockierung *Links- oder Rechtsschenkelblock* genannt. Die P-Welle und das PQ-Intervall bleiben normal.

Für die Analyse:

- Mit der Diagnose von Rechts-/Linksschenkelblockierungen im Langzeit-EKG sollte man äußerst vorsichtig sein. Nicht nur die fehlende Definition der Ableitungspunkte, sondern auch die Veränderungen des ▹ Lagetyps während einer

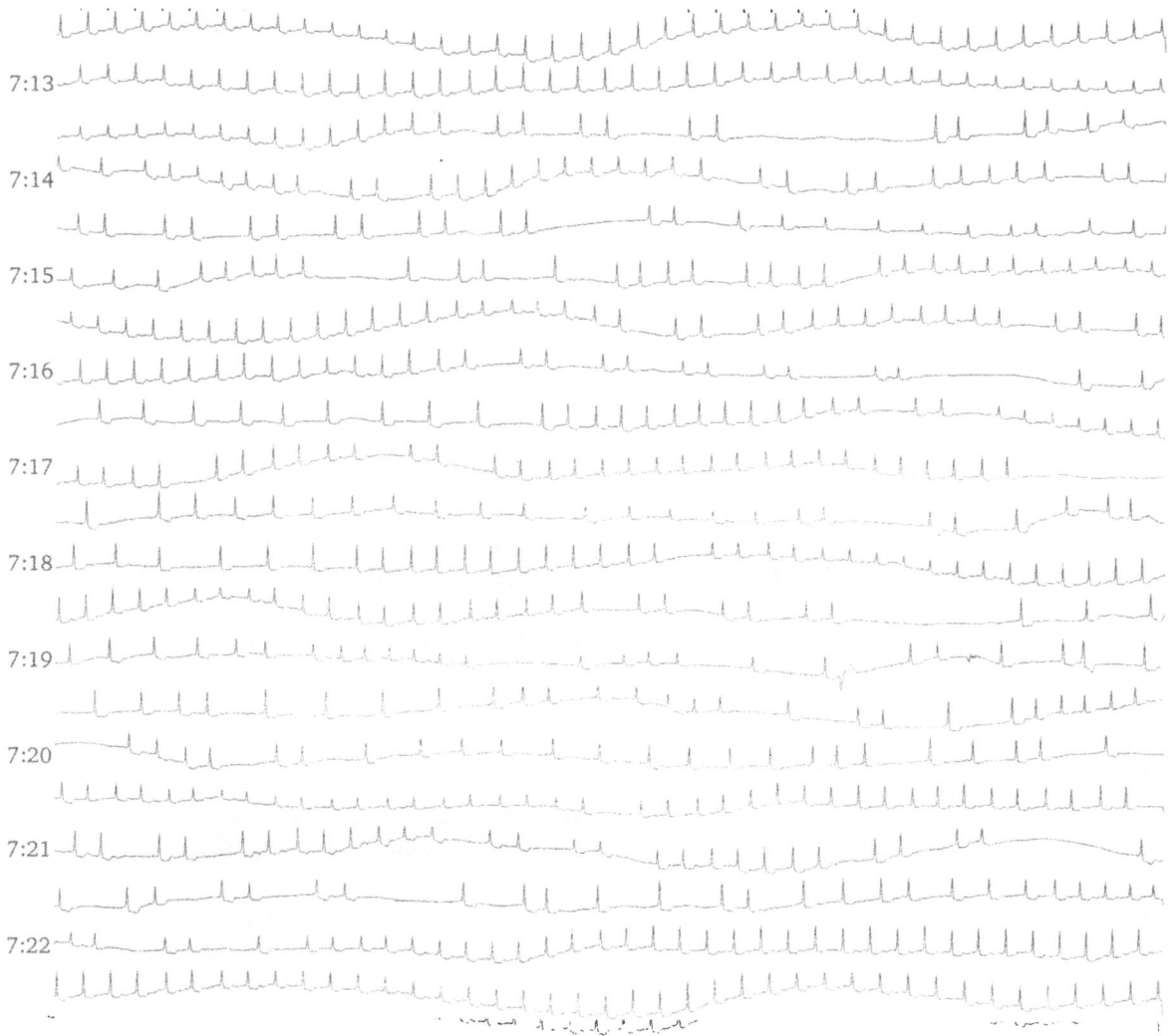

7:13

7:14

7:15

7:16

7:17

7:18

7:19

7:20

7:21

7:22

Abb. 12. *Anhaltende Phase mit SA-Blockierungen.* In dem zehnminütigen Vollausschrieb treten gehäuft längere SA-Blockierungen auf. Da der Patient unter Schwindelattacken litt, wurde ein Schrittmacher implantiert.

Wellen-Analyse vereinfacht sich die QRS-Validierung.
- Auf Präexzitationssyndrome (▷ WPW- oder LGL-Syndrom) achten!

Aufzeichnung können solche Diagnosen unmöglich machen.
- Bei intermittierendem Auftreten eines Schenkelblockes (Abb. 15) muß eine sorgfältigere VES-Validierung bzw. Korrektur vorgenommen werden. Wenn es das Gerät zuläßt, kann die VES-Vorzeitigkeit erhöht werden. Bei Systemen mit einer P-

AV-Block 1. Grades

Wenn der AV-Knoten die elektrischen Impulse der Vorhöfe länger als normal zurückhält aber nicht komplett blockiert, spricht man von einem *AV-Block 1. Grades* (Abb. 16).

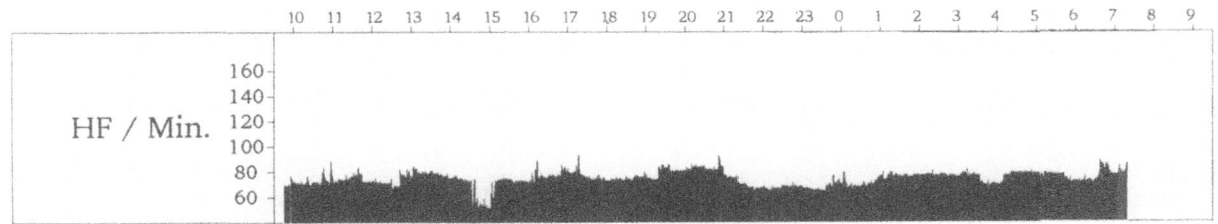

Abb. 13. *Eine SA-Blockierung, dargestellt im HF-Trend.* Zwischen 14.00 Uhr und 15.00 Uhr ist ein deutlicher Abfall der Herzfrequenz zu beobachten. Hierbei handelte es sich um ein plötzliches, gehäuftes Auftreten von SA-Blocks.

Charakteristisch für dieses Phänomen ist eine PQ-Zeit über

- 0,21 s bei einer Herzfrequenz von   50 Schlägen/min.
- 0,20 s bei einer Herzfrequenz von   60 Schlägen/min.
- 0,19 s bei einer Herzfrequenz von   70 Schlägen/min.
- 0,18 s bei einer Herzfrequenz von   80 Schlägen/min.
- 0,17 s bei einer Herzfrequenz von   90 Schlägen/min.
- 0,16 s bei einer Herzfrequenz von 100 Schlägen/min.
- 0,15 s bei einer Herzfrequenz von 110 Schlägen/min.
- 0,14 s bei einer Herzfrequenz von 120 Schlägen/min.
- 0,13 s bei einer Herzfrequenz von 130 Schlägen/min.

Abb. 14. *Intraventrikuläre Leitungsstörung.* Durch die intraventrikuläre Leitungsstörung kommt es zu einer Splitterung des QRS-Komplexes in Ableitung 1 und zu einer QRS-Verbreiterung. Durch einen AV-Block 1. Grades ist zusätzlich die PQ-Zeit deutlich verlängert.

Für die Analyse:

- AV-Blockierungen 1. Grades können von Systemen ohne P-Wellen-Analyse nicht erkannt werden! Dies macht eine routinemäßige Kontrolle des EKG zu verschiedenen Zeiten im Langzeit-EKG unumgänglich (meist im HF-Trend sehr leicht möglich).
- Bei niedrigamplituden P-Wellen besteht leicht die Gefahr, daß die P-Welle mit einer U-Welle verwechselt wird (▶ Definitionen im EKG, ▶ automatische P-Analyse).

AV-Block 2. Grades – Typ Mobitz I und Typ Mobitz II

Bei einer AV-Blockierung Typ *Mobitz I,* auch *Wenckebachblock* genannt, wird jeder Impuls im AV-Knoten länger gehalten als der vorausgehende, bis es schließlich zu einer kompletten Blockierung des

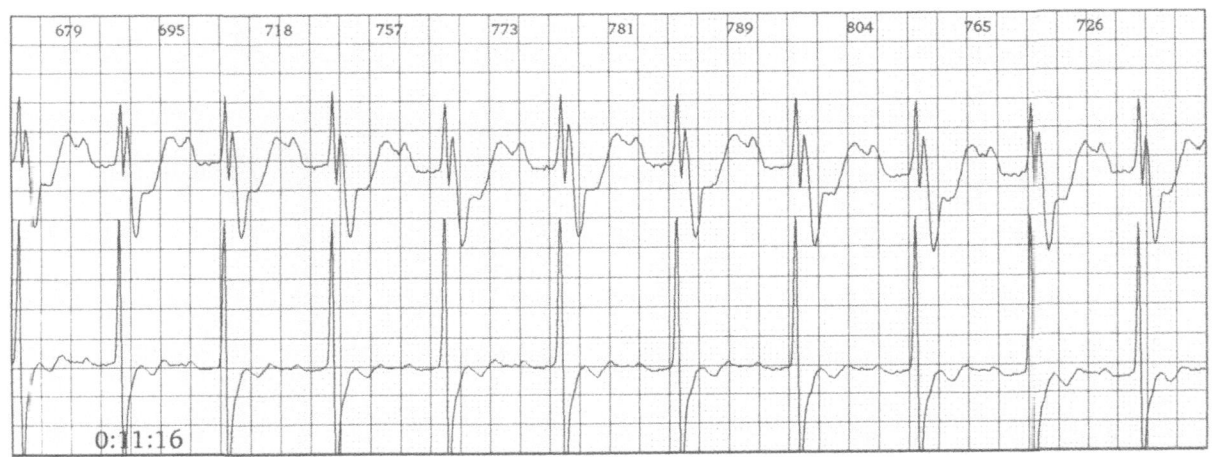

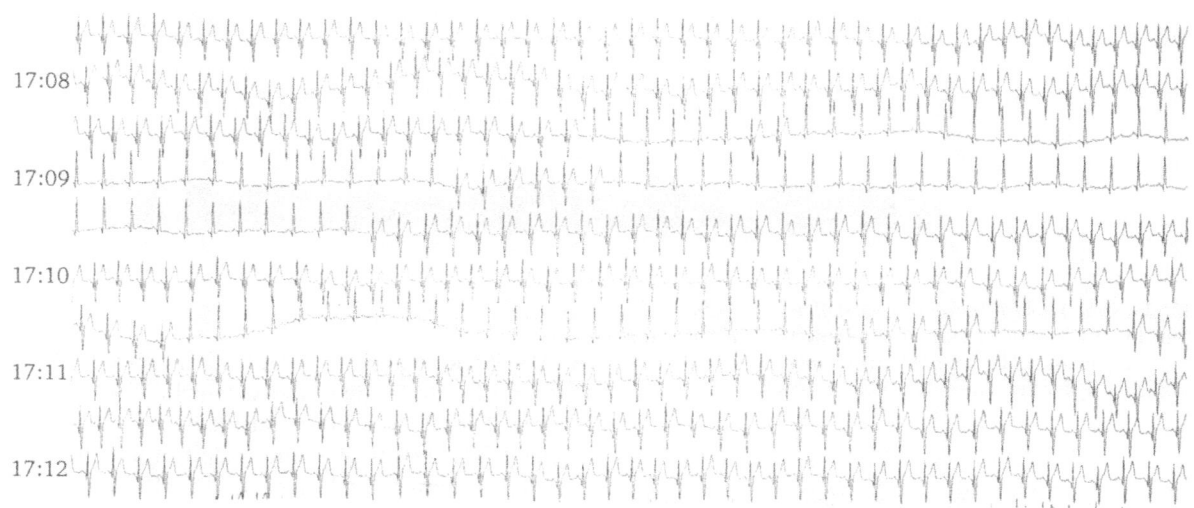

Abb. 15. *Intermittierend auftretende intraventrikuläre Leitungsstörung.* In dem Vollausschrieb über 5 Minuten sind zwei verschiedene QRS-Darstellungen sichtbar. Hierbei handelt es sich um ein intermittierendes Auftreten einer intraventrikulären Leitungsstörung. Die Abstände der P-Wellen und die PQ-Zeit bleiben jedoch konstant.

Abb. 16. *AV-Block I (1. Grades).* Neben einem normalen EKG-Kurvenverlauf findet sich eine deutlich verlängerte PQ-Zeit (vgl. Abb. 14) mit 0,24 s.

AV-Knotens kommt. Dabei fällt eine Überleitung auf die Ventrikel (QRS-Komplex) aus. Charakteristisch ist eine kontinuierliche Verlängerung des PQ Intervalles und eine nicht übergeleitete P-Welle (Abb. 17).

Bei einer AV-Blockierung Typ *Mobitz II* werden die Impulse im His-Bündel blockiert. Charakteristisch für diese Art der Blockierung ist eine Überleitung der Vorhofimpulse vor und nach dem Ereignis mit normalen PQ Zeiten. Bei dem entsprechenden Ereignis wird zwar eine P-Welle gebildet, aber es folgt durch die His-Bündelblockierung kein QRS-Komplex (Abb. 18). Beim AV-Block 2. Grades Typ Mobitz II handelt es sich um eine plötzliche Blockie-

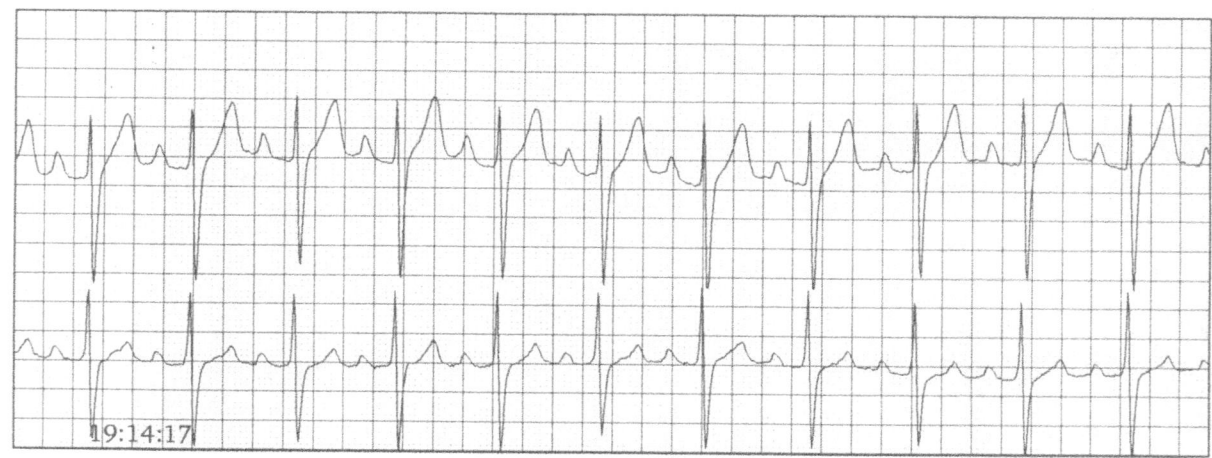

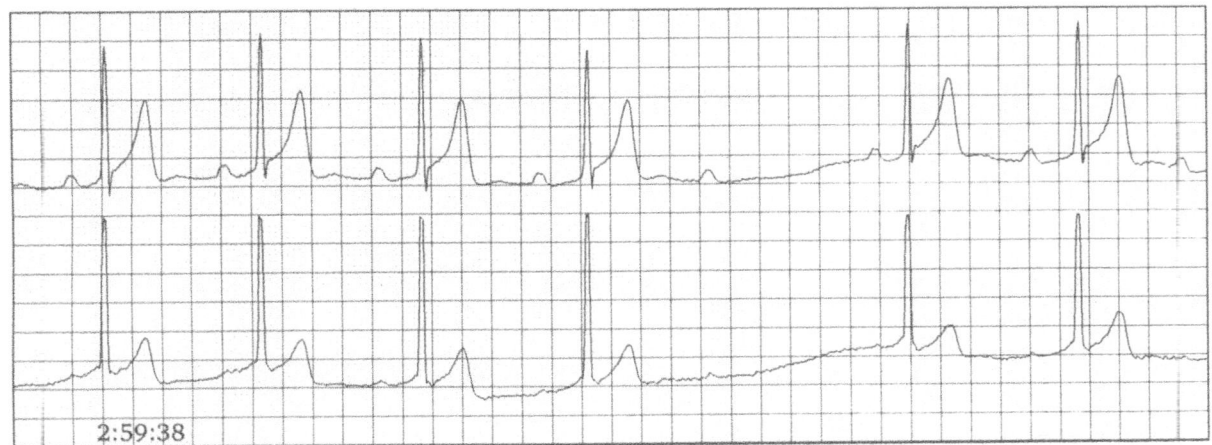

2:59:38

Abb. 17. *AV-Block II. Grades, Typ Mobitz I (Wenckebach).* Vergleicht man die PQ-Zeiten des ersten Schlages im weiteren Verlauf bis zum vierten Schlag, kann ein zunehmender Abstand (Blockierung) registriert werden. Die fünfte P-Welle wird vom AV-Knoten nicht mehr übergeleitet und somit blockiert. Nach der Blockierung hat sich der AV-Knoten wieder soweit erholt, daß er wieder normal überleiten kann. Im weiteren Verlauf kommt es wieder zu einer Verzögerung im AV-Knoten.

rung des His-Bündels (▷ Reizleitungssystem) und nicht um eine AV-Blockierung. Darin liegt auch die Gefährlichkeit dieses Blockes: ist der AV-Knoten in der Lage sich relativ schnell zu erholen, so neigt das His-Bündel durch seine „Trägheit" dazu plötzlich und anhaltend zu blockieren. Diese Art der AV-Blockierung besitzt somit eine ungünstigere Prognose als die Mobitz I-Blockierung.

Abb. 18. *AV-Block 2. Grades, Typ Mobitz II.* Nach fünf regelrechten QRS-Komplexen fogt eine P-Welle aber keine Überleitung, d.h. kein QRS-Komplex. Die PQ-Zeiten in diesem EKG sind stets dieselben, woraus ein AV-Block 2. Grades Typ Mobitz II diagnostiziert werden kann.

Für die Analyse:

- Bei Analysesystemen ohne P-Wellenanalyse können AV-Blockierungen 2. Grades in den Pausenangaben des Analysesystems gefunden werden. Problematisch ist die Einstellung der Pausen-

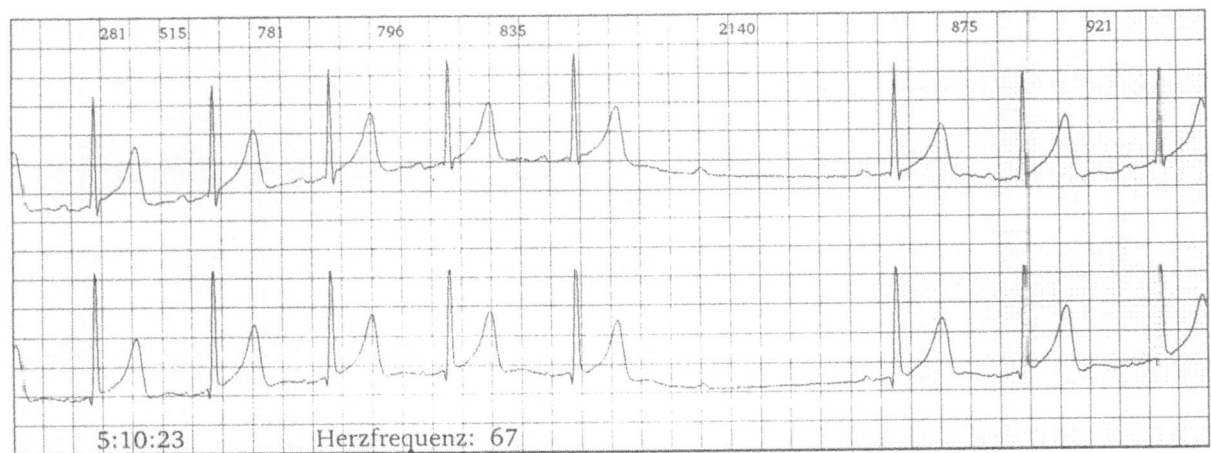

281   515   781   796   835   2140   875   921

5:10:23   Herzfrequenz: 67

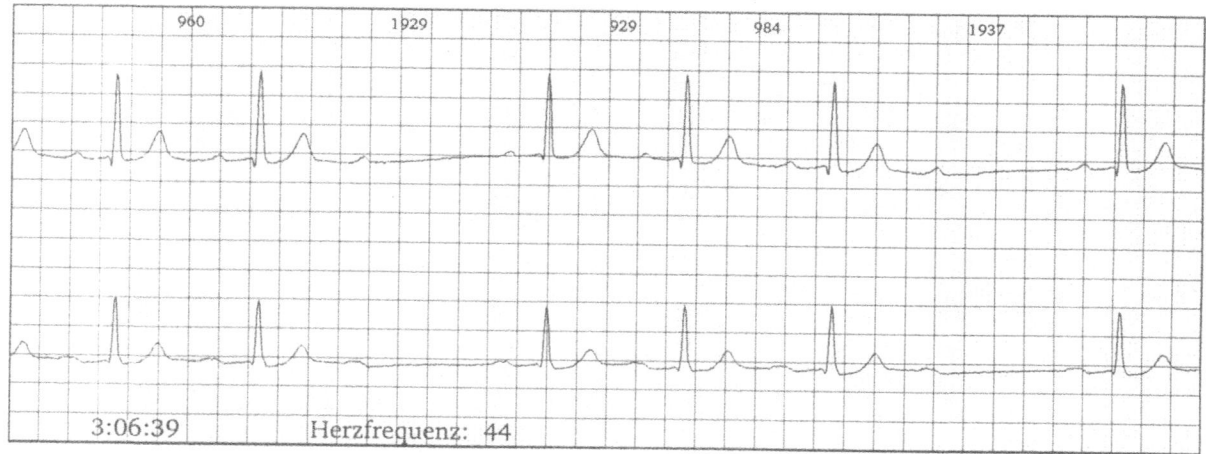

Abb. 19. *Pseudo-Mobitz-Block.* Nach zwei regulären AV-Überleitungen kommt es plötzlich zu einer AV-Blockierung. Darauffolgend erscheinen drei reguläre AV-Überleitungen und eine AV-Blockierung. Auf den ersten Blick möchte man einen AV-Block II-Typ Mobitz II diagnostizieren, da die PQ-Abstände alle gleich scheinen. Der dritte QRS-Komplex weist jedoch eine deutliche PQ-Verkürzung gegenüber den andern PQ-Zeiten auf.

Abb. 20. *Höhergradige AV-Blockierung mit 2:1 Überleitung.* In dieser EKG-Darstellung finden sich die P-Wellen in einem konstantem Abstand (vor dem QRS-Komplex und nach der T-Welle). Dabei fällt auf, daß lediglich jeder zweiten P-Welle ein QRS-Komplex folgt. Es handelt sich hierbei um eine höhergradige AV-Blockierung mit 2:1 Überleitung.

länge im System. Ist die entstandene Pause eines AV-Blockes *kleiner* als die Parameterangabe im System, werden die AV-Blockierungen vom System „übersehen". Wählt man den Pausenparameter im System sehr klein, wird z.B. jede kompensatorische Pause einer SVES/VES mitgezählt und verfälscht das Ausmaß des AV-Blockes. Das erschwert die Suche nach diesen Ereignissen.

- Systeme mit einer automatischen maximal/minimal R-R-Intervall-Analyse sind ebenfalls in der Lage, Ereignisse dieser Art herauszusuchen. Als gute Kontrollmöglichkeit bietet sich, wenn vorhanden, der R-R-Trend an.
- Finden sich nach einem möglichen AV-Block Mobitz II kürzere PQ-Zeiten als vor dem Ereignis, so handelt es sich um einen *Pseudo-Mobitz-Block*

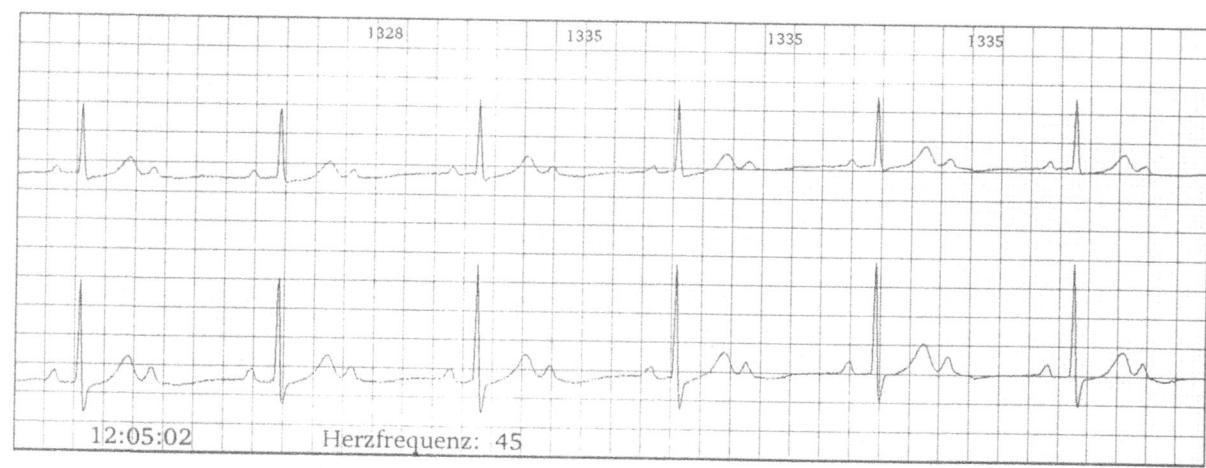

(Abb. 19). Da der AV-Knoten regenerationsfähiger ist als das His-Bündel, kann davon ausgegangen werden, daß in diesem Fall der AV-Knoten blockiert war. Somit handelt es sich um eine AV-Blockierung 2. Grades Typ I.

- Eine besondere Form der AV-Blockierung ist die AV-Blockierung mit 2:1 Überleitung (Abb. 20). Da aus dem EKG nicht eindeutig interpretiert werden kann, um welche AV-Blockierung es sich wirklich handelt (Typ I oder Typ II), wird diese AV-Blockierung gesondert genannt. Man bezeichnet sie als *höhergradige AV-Blockierung mit 2:1 Überleitung.*

AV-Block 3. Grades – Kompletter Block

Werden keine atrialen Impulse mehr auf den AV-Knoten übergeleitet, wird dieses Ereignis *kompletter AV-Block oder AV-Block 3. Grades* genannt (Abb. 21). Typisch ist eine in der Regel gleichmäßige, niedrige Herzfrequenz, welche vom AV-Knoten (His-Bündel) oder dem Ventrikel selbst ausgeht. Das wesentliche ist, daß der Vorhof und der Ventrikel völlig unabhängig voneinander agieren. Die P-

Abb. 21. *AV-Block III.* Nach einem regulären QRS-Komplex treten sechs P-Wellen ohne nachfolgende QRS-Komplexe auf. Diese anhaltende Pause wurde durch einen AV-Block III ausgelöst. Der Sinusknoten behält seinen Rhythmus bei, es findet jedoch keine Überleitung auf die Ventrikel statt.

Wellen können den QRS-Komplexen nicht mehr zugeordnet werden. Durch einen ▶ Ersatzrhythmus (nodal, ventrikulär) sind die QRS-Komplexe deformiert (Abb. 22).

Für die Analyse:

- AV-Blockierungen 3. Grades können in den Pausenangaben (R-R-Intervall) des Analysesystems gefunden werden.
- Da ein Auftreten des AV-Blockes 3. Grades meist mit einem Herzfrequenzabfall verbunden ist, kann dieser Block auch im HF-Trend bzw. R-R Trend gesucht und gefunden werden (Abb. 23).
- Bei Veränderung der QRS-Morphologie in Folge eines AV-nodalen oder idioventrikulären Ersatzrhythmuses auf Korrektur der VES achten (ggfs. Vorzeitigkeitsparameter ändern)!

WPW (Wolf-Parkinson-White)-Syndrom, LGL (Lown-Ganong-Levine)-Syndrom, Beschleunigte Überleitung (Präexzitationssyndrom)

Im Falle einer beschleunigten Überleitung wird der elektrische Impuls schneller über einen Umweg als über den AV-Knoten geleitet. Das *Päexzitationssyndrom* verursacht somit in der Regel eine vorzeitige Stimulation des Ventrikels (kurze PQ-Zeit). Es

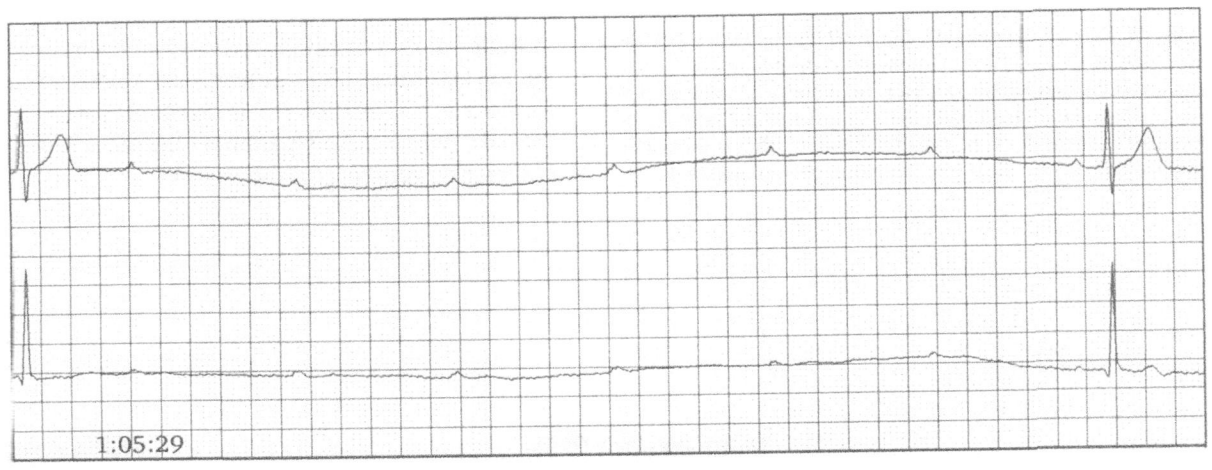
1:05:29

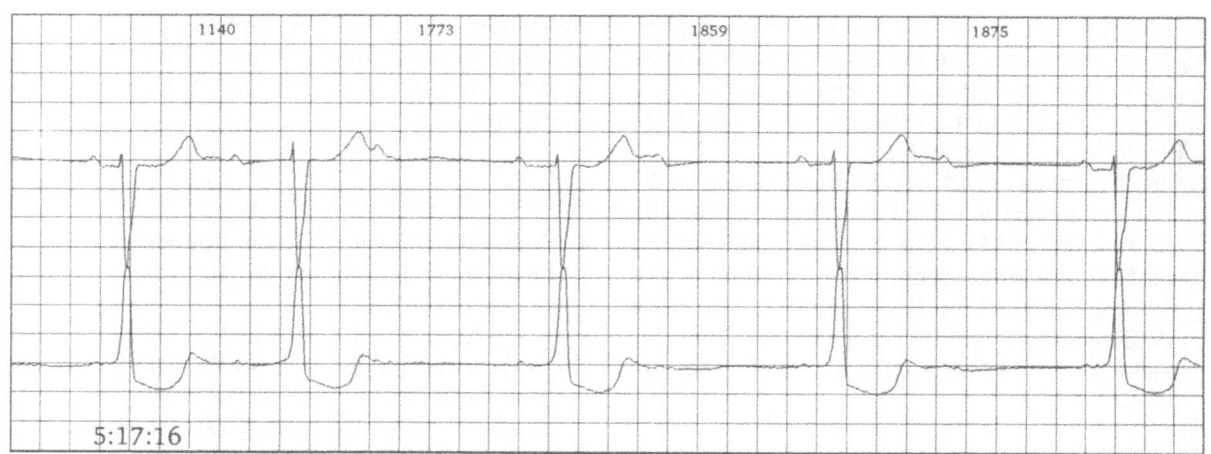

Abb. 22. *AV-Block III mit Ersatzrhythmus.* Besitzen die P-Wellen stets die gleichen Abstände, so weisen die QRS-Komplexe völlig unregelmäßige Abstände auf. Hierbei handelt es sich um einen AV-Block III mit einem unabhängigen Ersatzrhythmus (vermutlich tief nodal). Daß die P-Wellen nichts mit den QRS-Komplexen gemein haben, erkennt man u.a. an den stark schwankenden PQ-Zeiten.

kommt somit zu einer abnormen Reizleitung (Kent-Bündel, James-Bündel, Mahaim-Fasern).

Beim WPW (Wolf-Parkinson-White)-Syndrom findet sich meistens eine verkürzte PQ-Zeit (< 0,12 s) und in der Regel eine Delta-Welle (Abb. 24).

Beim LGL (Lown-Ganong-Levine)-Syndrom handelt es sich um ein Präexzitationssyndrom mit ei-

ner in der Regel verkürzten Überleitung (P-Q-Intervall < 0,12 s), *ohne* Delta-Welle (Abb. 25).

Für die Analyse:

- Systeme ohne P-Wellenanalyse können kein Präexzitationssyndrom identifizieren.
- Da der QRS-Komplex durch die Delta-Welle geringfügig verändert wird, besteht die Möglichkeit einer VES-Erkennung durch das Analysesystem (Kontrolle der QRS-Schablonen).
- Bei diversen Systemen gibt es die Systemklassifikation der Aberranz (▷ Aberrante SVES). Auch hier ist die Suche nach Präexzitationssyndromen möglich.
- Durch die Verkürzung der PQ-Zeit kann es vorkommen, daß das System bei empfindlicher Einstellung eine vorzeitige Extrasystole erkennt. Sollten intermittierend auftretende WPW-/LGL-Syndrome als SVES/VES mißgedeutet werden, kann der Vorzeitigkeitsparameter geändert (20 % und mehr) werden.

Abb. 23. *Darstellung eines AV-Block III im HF-Trend.* Auffallend sind in diesem Herzfrequenztrend die z.T. großen Lükken im Frequenzverlauf. Der Herzfrequenzabfall wärend des AV-Blockes ist so groß, daß die Skala für eine Darstellung nicht mehr ausreicht, d.h., daß der Ersatzrhythmus unter HF 40 liegen muß. Hier liegt eine Schrittmacherindikation vor.

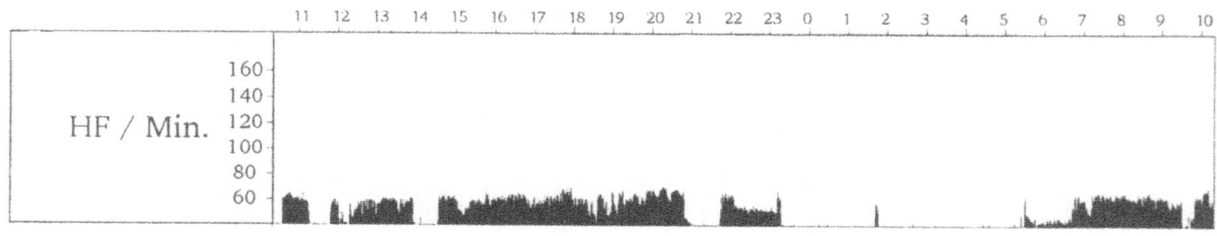

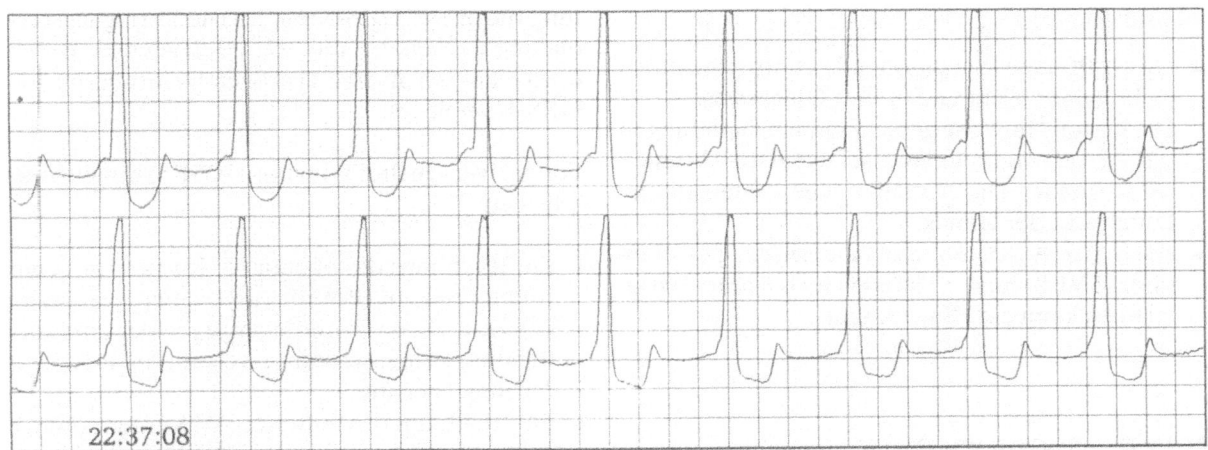

22:37:08

Abb. 24. *WPW-Syndrom.* Deutlich zu sehen sind die Delta-Wellen am Beginn der QRS-Komplexe. Durch die abnorme Erregungsausbreitung in den Ventrikeln kommt es zu einer QRS-Verbreiterung und zu Repolarisationsstörungen (muldenförmige ST-Senkung).

Ektoper Vorhofrhythmus (Wandernder Vorhofschrittmacher)

Liegt das Erregungszentrum nicht im Sinusknoten, sondern in einem der Vorhöfe, wird dies *ektoper*

Abb. 25. *LGL-Syndrom.* Hier liegen keine Delta-Wellen vor. Die PQ-Zeit ist verkürzt. Der QRS-Komplex schließt sofort der P-Welle an.

Vorhofrhythmus genannt. Auffällig ist eine Veränderung der P-Welle (Abb. 26). Sind mehrere Vorhofzentren beteiligt, die sich in der Reizbildung abwechseln, spricht man von einem *wandernden Vorhofrhythmus.* Das PQ-Intervall und die P-Welle können variieren, der QRS-Komplex bleibt normal. In der Regel variiert das R-R-Intervall.

Übernimmt das ektope Zentrum den Rhythmus des Sinusknotens über einen längeren Zeitraum, ist die Herzfrequenz in der Regel niedriger als gewöhnlich. Diese Phänomene finden sich hauptsächlich bei jüngeren Menschen, vor allem in der Nacht. Durch einen physiologisch herabgesetzten Sympathikusreiz wird der SA-Knoten in seiner Funktion eingeschränkt. Schnellere ektope Reizbildungszentren übernehmen dann die Reizbildung.

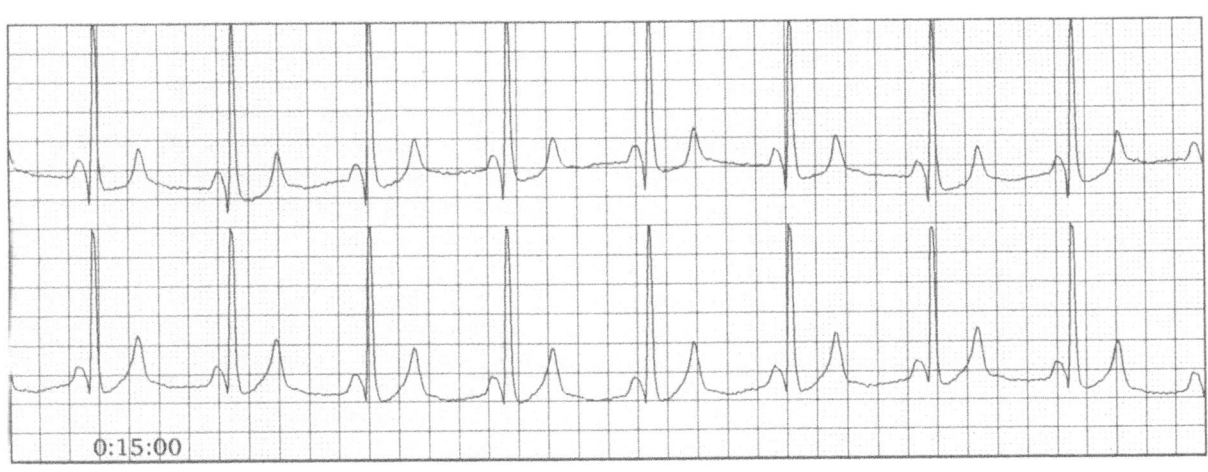

0:15:00

- Das Auffinden von ektopen Vorhofrhythmen ist nicht immer leicht und oft nur Glücksache. Die besten Hinweise geben Frequenzänderungen (HF-Trend) oder ein Wechsel der R-R-Abstände (R-R-Trend). Das verlangt eine systematische Durchsicht der Trends.
- Auch das Auftreten von Aberranzen (▷ Aberrante SVES) und ▷ supraventrikulären Extrasystolen kann ein Hinweis sein.

Atrioventrikulärer Rhythmus (AV-, Nodal-Rhythmus)

Liegt das Erregungszentrum nicht im Sinuatrialen Knoten, sondern im Atrioventrikular-Knoten (▷ Reizleitungssystem), wird dieser Rhythmus *AV-* oder *Nodal-Rhythmus* genannt. Ein *AV-Rhythmus* besitzt in der Regel eine normale Erregungsausbrei-

Abb. 26. *Ektoper Vorhofrhythmus.* Nach fünf regulären EKG-Kurven treten plötzlich drei negative P-Wellen, gefolgt von drei normalen QRS-Komplexen, auf. Hierbei handelt es sich um einen kurzen ektopen Vorhofrhythmus. Das Erregungsbildungszentrum liegt außerhalb des Sinusknotens, irgendwo in der Nähe des AV-Knotens. Durch die atypische Erregung der Vorhöfe kommt es zu einer P-Wellennegativierung.

tung (normaler QRS-Komplex) und Erregungsrückbildung (T-Welle) (Abb. 27). Gelegentlich kommt es zu einer schenkelblockartigen Deformierung des QRS-Komplexes.

Formal werden drei Typen von AV-Rhythmen unterschieden:

- Ein Rhythmus des oberen AV-Knotens mit einer vorangehenden P-Welle und einer verkürzten PQ-Zeit. Da die Vorhöfe entgegen der normalen Richtung erregt werden, erscheint die P-Welle in der Regel negativ.
- Ein Rhythmus des mittleren AV-Knotens ohne P-Welle. Die Erregung der Vorhöfe findet während der Kammererregung (QRS-Komplex) statt. Die P-Wellen sind somit nicht sichtbar.
- Ein Rhythmus des unteren AV-Knotens mit einer retrograden (rückwärts geleiteten) Vorhoferregung. Die Erregung der Vorhöfe wird durch die oberen AV-Knotenteile verzögert. Je nach Dauer der Verzögerung befindet sich die negative P-Welle im QRS-Komplex (nicht sichtbar), oder in der ST-Strecke.
  Der AV-Knoten schlägt mit einer physiologischen Eigenfrequenz von 40–60 Impulsen/min.

- Das Auftreten eines AV-Rhythmus kann verschiedene Ursachen haben:

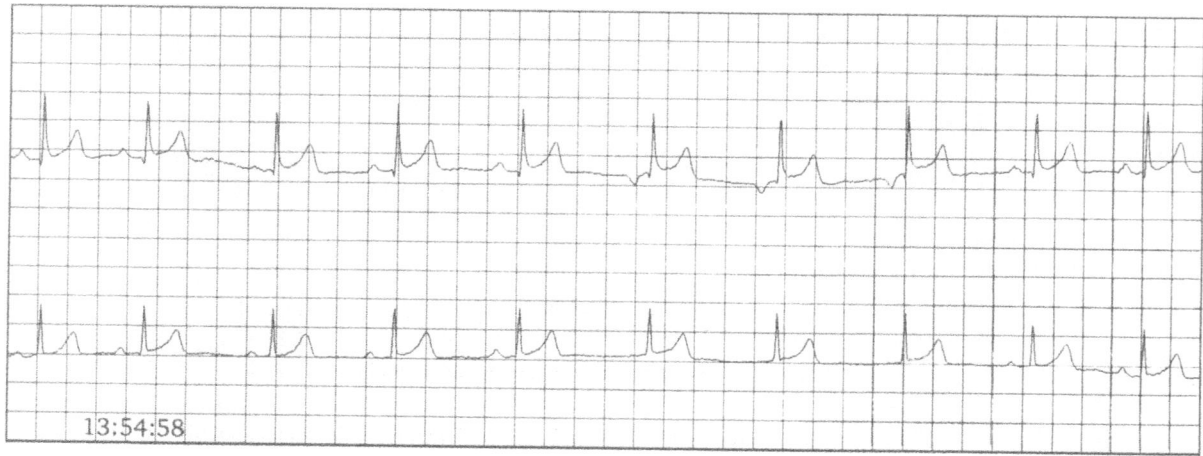

13:54:58

– ▷ AV-Block 3. Grades: Hier sollte eine regelmäßige Zuordnung der P-Wellen zu den QRS-Komplexen nicht möglich sein.
– ▷ SA-Block: keine P-Wellen sichtbar.
– Der AV-Knoten „überholt" den SA-Knoten bei

Abb. 27. *AV-Nodaler Rhythmus.* Nach drei regulären EKG-Kurven erscheint ein längeres R-R-Intervall und in Ableitung 2 eine kleine P-Welle mit einer deutlich verkürzten PQ-Zeit. Durch den plötzlichen Frequenzabfall des Sinusknotens übernimmt der AV-Knoten den Herzrhythmus. Aufgrund der deutlich verkürzten aber *konstanten* PQ-Zeit handelt es sich um ein Zentrum im oberen AV-Knoten. Nach neun AV-Schlägen erhält der Sinus-Knoten wieder die Möglichkeit, den Herzrhythmus zu übernehmen.

einer Sinusbradykardie: bei Frequenzanstieg wird der Sinusrhythmus wieder sichtbar (meistens nachts und bei jüngeren Menschen; physiologische Variante).

● Durch eine veränderte VES-Morphologie ist es möglich, daß AV-Systolen zu den VES gezählt werden (▷ Validierung), bei anhaltendem AV-Rhythmus u.U. auch als „ventrikuläre Tachykardie (wenn möglich VTAC-Frequenzparameter ändern).

● Ansonsten bleibt die Kontrolle des Herzfrequenz-, R-R-Trends oder spezielle Herzfrequenzangaben des Rechners (Minimum/Maximum des Tages oder der Stunde) bzw. die Bradykardieangaben.

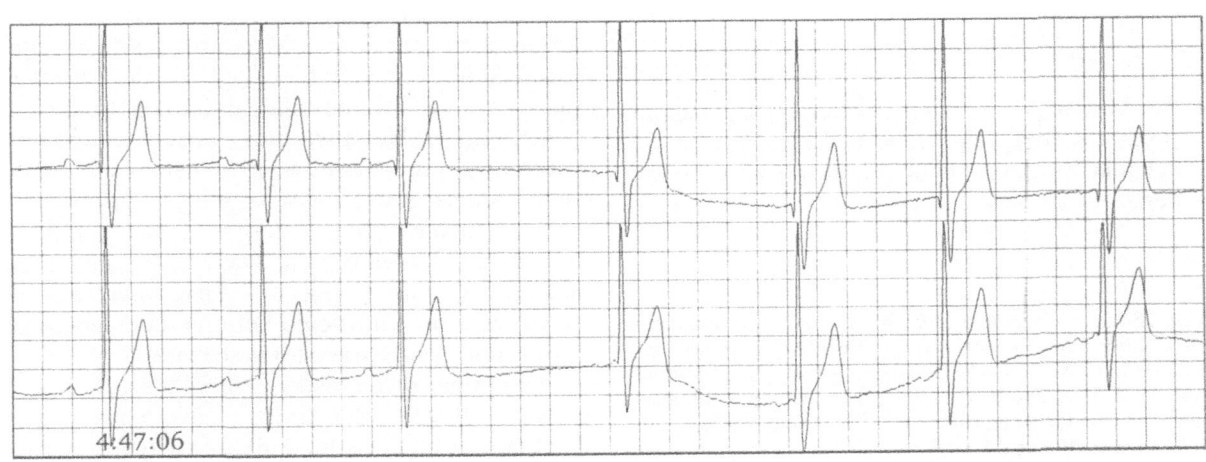

a

b

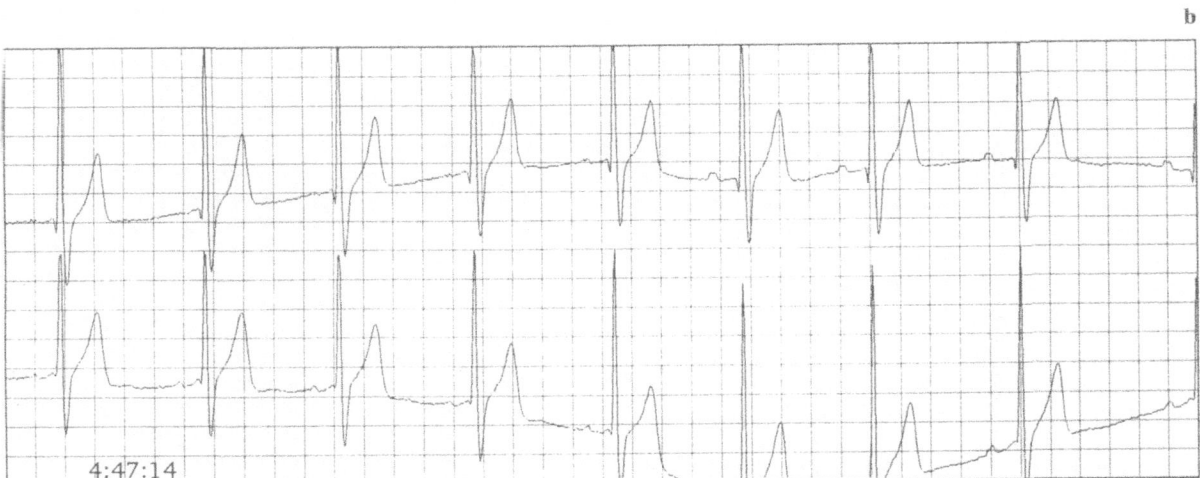

Idioventrikulärer Rhythmus und beschleunigter Kammerrhythmus

Liegt das Erregungszentrum nicht im sinuatrialen Knoten sondern im Ventrikel, handelt es sich um einen *idioventrikulären Rhythmus*. Das Kammermyokard hat in der Regel eine physiologische Eigenfrequenz von unter 40 Impulsen/min. Bei einer Frequenz zwischen 80/min und 120/min wird der Rhythmus *beschleunigter (akzelerierter) idioventrikulärer Rhythmus* genannt. Charakteristisch ist das Fehlen der P-Welle (wenn nicht ein kompletter ▸ AV-Block 3. Grades vorliegt) und ein deutlich verbreiteter QRS-Komplex (> 0,20 s) ventrikulärer Morphologie (Abb. 28).

Für die Analyse:

- Bei Verdacht auf einen akzelerierten Kammerrhythmus sollte ein WPW-Syndrom bzw. ein ▸ Schenkelblock (mit P-Welle!) ausgeschlossen werden.

Abb. 28. *Idioventrikulärer Rhythmus.* Nach drei regulären EKG-Kurven folgen vier verbreiterte QRS-Komplexe mit veränderten T-Wellen. Die Frequenz dieser vier abnormen Schläge, denen keine P-Welle vorangeht, beträgt 89 Impulse/min. Es handelt sich hier um ein idioventrikuläres Zentrum, welches schneller als der Sinusknoten arbeitet und so die „Führung" übernimmt.

- Im Analysesystem finden sich solche Rhythmen bei den ventrikulären Tachykardien, bei einer größeren Aufschlüsselung unter den ventrikulären Ketten (HF < 100).
- WICHTIG: Diese Rhythmen dürfen nicht zu den ventrikulären Tachykardien gezählt werden, da diese eine völlig andere Bedeutung und Prognose haben!

Paraarrhythmie, Parasystolie

Unter einer *Parasystolie* versteht man einen Rhythmus, bei welchem ein zweites gleichberechtigtes Erregungszentrum beteiligt ist.

Trifft eine Erregung des sekundären Zentrums auf ein nicht refraktäres Myokard, erscheint eine Extrasystole (Parasystolieschlag). Ist die Eigenfrequenz dieses Zentrums höher als die des Primärzentrums, wird der Herzrhythmus von dem sekundären Zentrum übernommen. Somit entsteht ein EKG, welches meist phasenweise in seiner Morphologie wechselt (je nach Ort des zweiten Zentrums) (Abb. 29). Beim Übergang von einem Rhythmus zum anderen treten in der Regel ▸ Fusionsschläge auf. Bei kurzen Phasen ist eine Differentialdiagnose zu ▸ ventrikulären Extrasystolen schwierig.

Der Unterschied zwischen einer Parasystolie und einem ▸ Nodal- oder einem ▸ idioventrikulären Rhythmus besteht darin, daß diese Rhythmusarten aufgrund eines Ausfalles oder einer Blockierung ei-

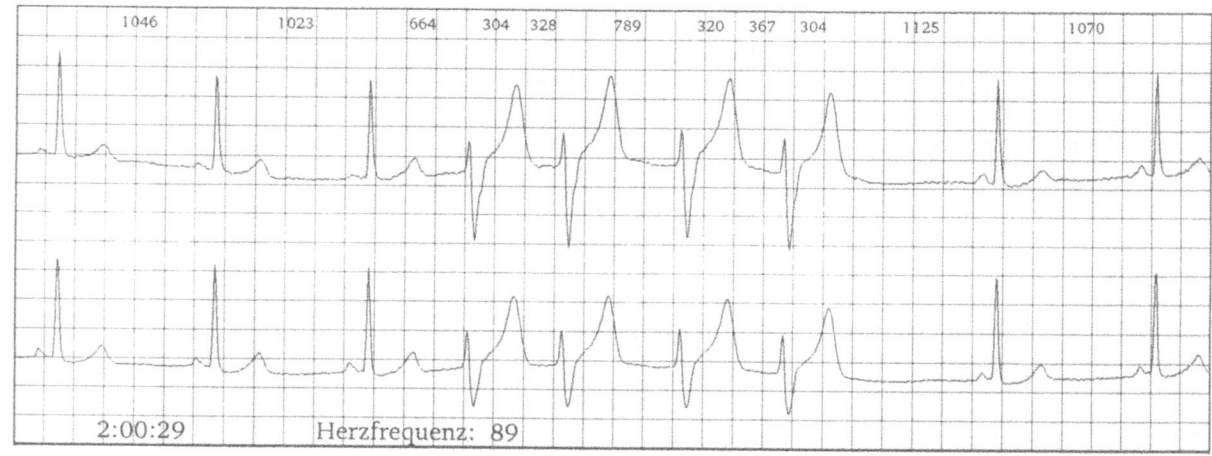

nes ranghöheren Zentrums oder einer Überleitung (AV-Knoten, His-Bündel) zustande kommen. Die Parasystolie ist aber kein Resultat einer bestimmten

Dysfunktion, sondern im Gegenteil, eine gutartige Konkurrenz zweier erregungsbildender Zentren. Es handelt sich somit nicht um eine behandlungsbedürftige „Krankheit".

Abb. 29. *Parasystolie SA-Knoten – Ventrikelzentrum.* Nach den ersten drei regelrechten EKG-Kurven folgt im normalen Abstand eine P-Welle und kurz darauf ein Rhythmus mit veränderten QRS-Komplexen. Vor jedem veränderten QRS-Komplex steht kurz zuvor noch eine P-Welle. Mit Hilfe eines Zirkels, kann ein konstanter P-Wellen Abstand nachgewiesen werden. Am letzten Schlag des abnormen Rhythmus ist kurz vor dem QRS-Komplex wieder eine „verstümmelte" P-Welle sichtbar, worauf anschließend der normale Herzrhythmus wieder einsetzt. Hier handelt es sich um zwei miteinander konkurrierende Zentren. Die P-Welle entsteht durch den Impuls des Sinusknotens, der abnorme Rhythmus durch ein hochliegendes Ventrikelzentrum.

Eine Parasystolie kann durch zwei Faktoren ausgelöst werden:
- eine plötzliche Verlangsamung des Primärzentrums (Sinusknoten) und die Übernahme des inzwischen schnelleren Sekundärzentrums, oder
- ein von vornherein langsames Primärzentrum (Sinusknoten) und eine plötzliche Beschleunigung des Sekundärzentrums.

Man unterscheidet drei Formen einer Parasystolie, die sich je nach beteiligtem Zentrum voneinander unterscheiden:

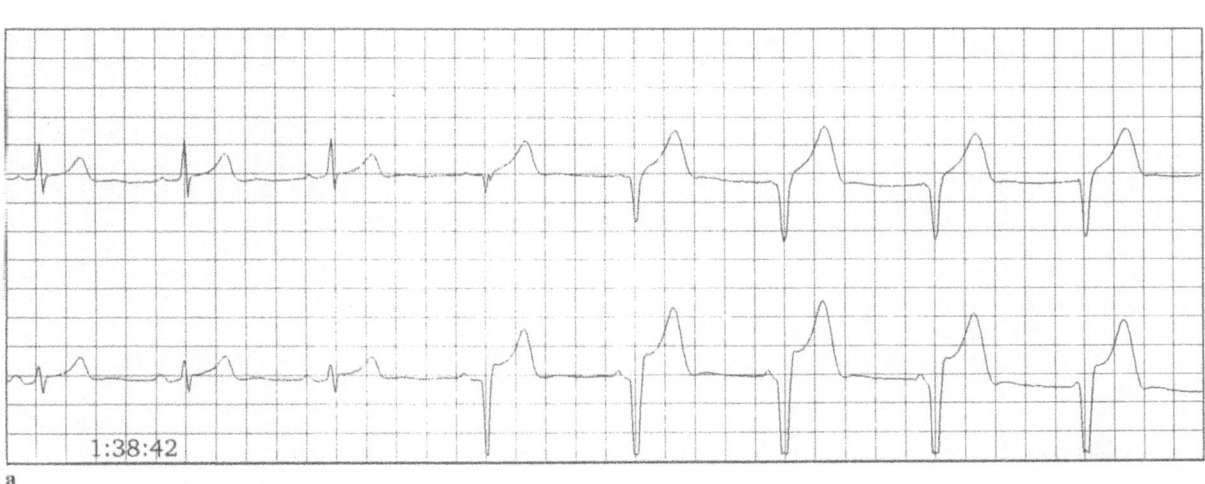

a

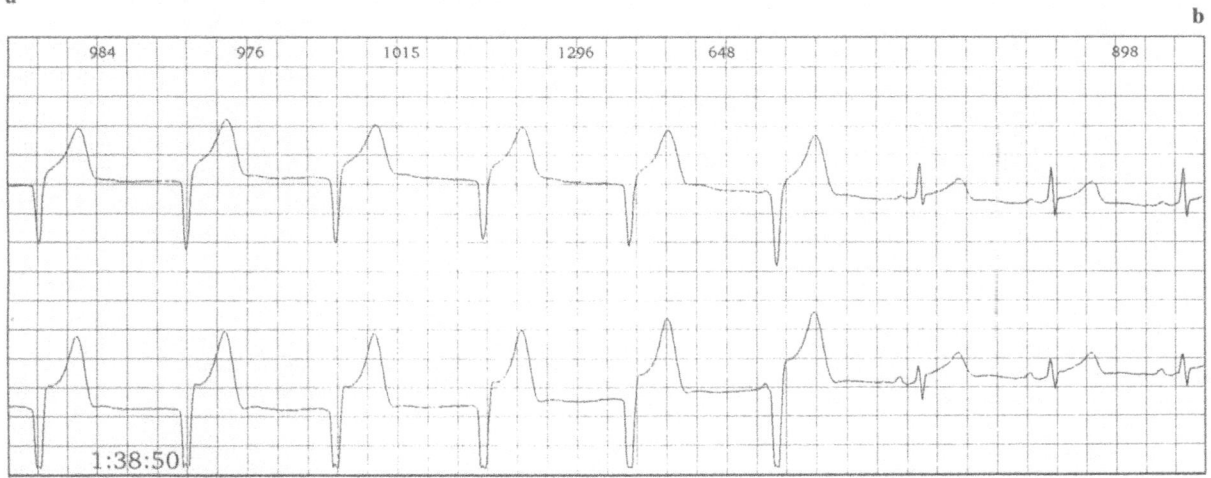

b

● *Sinusknoten – AV-Knoten:*
Übernimmt der AV-Knoten den Herzrhythmus, so bleibt der Vorhofrhythmus, der durch den Sinusknoten bestimmt wird, in der Regel konstant. Daraus ergeben sich durchzirkelbare Vorhofaktionen (P-Wellen), die kurz nach oder im

Abb. 30. *Parasystolie SA-Knoten – AV-Knoten.* Nach den ersten neun QRS-Komplexen kann beobachtet werden, wie die P-Welle zunehmend in den QRS-Komplex wandert. Die QRS-Morphologie jedoch bleibt dieselbe. Hier handelt es sich um einen Sinusrhythmus als Grundrhythmus, der allmählich von einem zweiten Zentrum, dem AV-Knoten, überholt wird. Da der Impuls des AV-Knotens regulär über das Reizleitungssystem der Ventrikel läuft, werden die QRS-Komplexe nicht verändert.

AV-Rhythmus erscheinen. Sobald einer der beiden Zentren schneller oder auch langsamer wird, beginnt das Primärzentrum den Hauptrhythmus zu übernehmen (Abb. 30).

● *Sinusknoten – AV-Knoten mit retrograder Vorhofblockierung (= AV-Dissoziation!):*
Der Unterschied dieser Art der Parasystolie zu der oben genannten Form besteht darin, daß durch das AV-Zentrum die Vorhöfe retrograd (rückwärtig) erregt und dadurch ► refraktär werden. Das blockiert die Überleitung der Impulse des Sinusknotens auf die Vorhöfe. Im EKG kann ein Vorhofrhythmus (P-Wellen), wie oben schon genannt, ausgezirkelt werden – denn der SA-Knoten arbeitet regulär weiter – mit dem Unter-

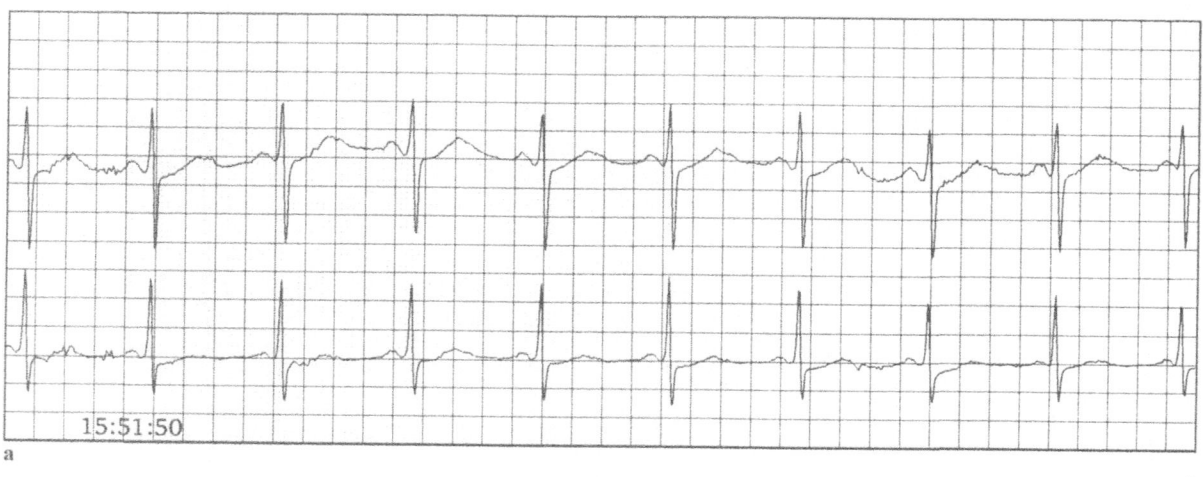

a

b

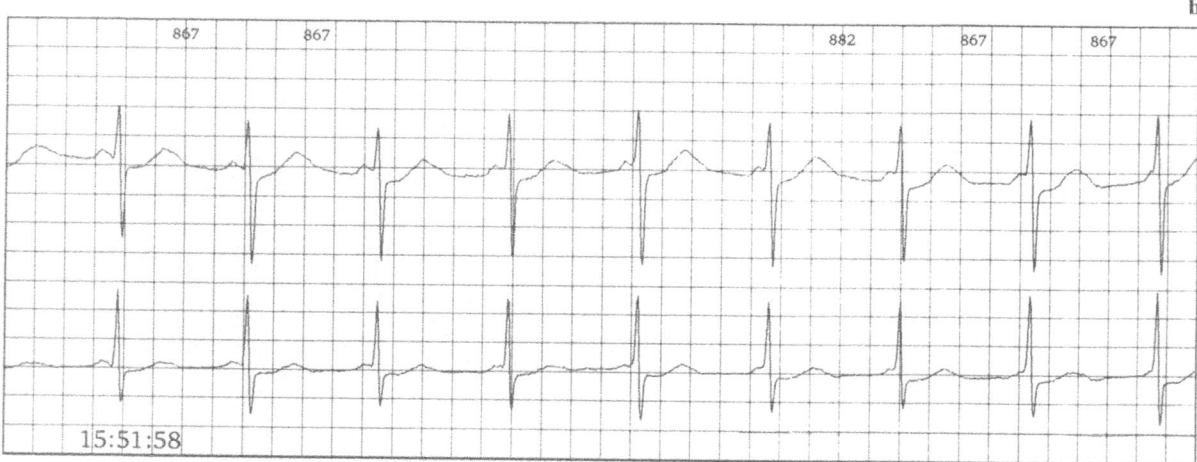

schied, daß dazwischen einzelne P-Wellen durch die refraktären Vorhöfe ausfallen. Ein weiterer Unterschied der beiden SA-AV-Knoten-Parasystolien besteht darin, daß die AV-Knoten-Systolien mit retrograder Vorhofblockierung meist länger anhalten als die einfachen AV-Knoten-Parasystolien, da die SA-Knotenfrequenz deutlich niedriger ist als die Kammerfrequenz.

Für die Analyse:

- SA-AV-Knotenparasystolien können im Langzeit-EKG nicht immer exakt bestimmt werden. Je nach Qualität und Ableitung des EKG sind die P-Wellen mehr oder weniger gut sichtbar. Sind die P-Wellen im Langzeit-EKG insgesamt gut sichtbar, müßten sie es auch bei einer Parasystolie sein (ein Durchzirkeln der P-Wellen ist stets hilfreich)! Sind sie es bei einem entsprechenden Ereignis nicht, muß entweder von einer retrograden ▶ Depolarisation des SA-Knotens oder von einem realen ▶ Sinusatrialen-Block ausgegangen werden.
- Gerade bei jüngeren Menschen kommt es bei abfallenden Frequenzen (nachts) zu SA-AV-Knotenparasystolien.

Abb. 31. *Vorhofflimmern.* Dieser EKG-Ausschnitt zeigt zwei Auffälligkeiten: – sehr unregelmäßige R-R-Abstände; – eine unsaubere, zittrige isoelektrische Linie. Dies ist ein typischer Befund einer absoluten Arrhythmie bei Vorhofflimmern.

- *Sinusknoten – Ventrikel-Zentrum*
  Bei dieser Form der Parasystolie handelt es sich um die gefährlichste, da sie oft fehlinterpretiert wird. Das liegt daran, daß die Vorhofaktionen (P-Wellen) in den einzelnen, meist sehr breiten QRS-Komplexen verschwinden und eine ▶ AV-Blockierung III. Grades vorgetäuscht wird. Desweiteren werden solche Aktionen fälschlicherweise als komplexe Arrhythmien (▶ ventrikuläre Tachykardie) interpretiert.

Für die Analyse:

- Tritt eine solche Parasystolie auf, kann sie mit ein oder mehreren ▶ Fusionsschlägen beginnen und/oder enden.
- Die Vorhofaktionen (P-Wellen) sollten ab und zu sichtbar und durchzirkelbar sein (Parallelrhythmus).

Vorhofflimmern

Wenn die elektrischen Aktivitäten im Vorhof völlig unkontrolliert verlaufen und viele Zentren gleichzeitig Impulse abgeben, dann wird dies *Vorhofflimmern* genannt. In der Regel werden nur vereinzelte Impulse über den AV-Knoten geleitet, um den Ventrikel zu stimulieren. Typisch für diesen Rhythmus ist eine unregelmäßige (flimmernde) Grundlinie, keine exakten P-Wellen und sehr unregelmäßige R-

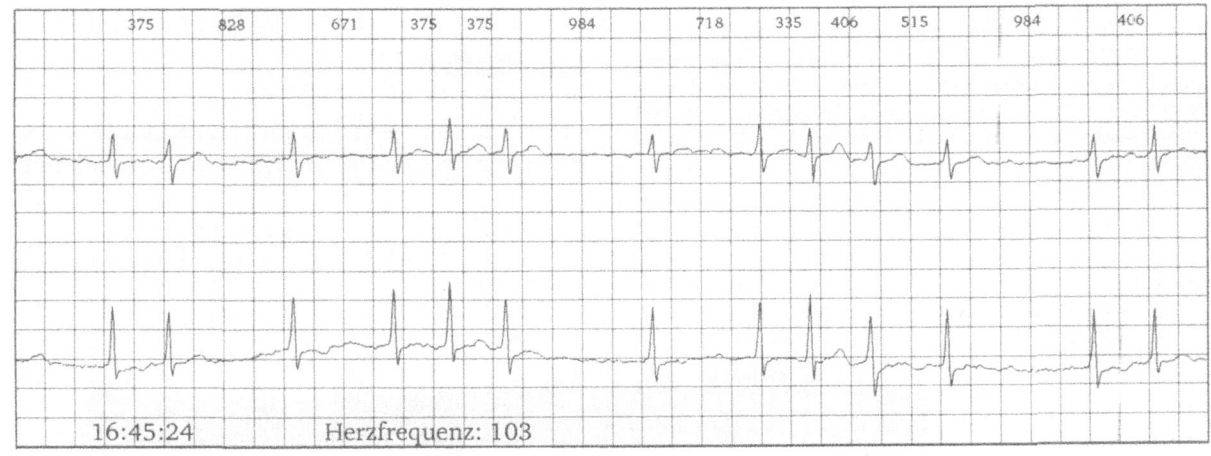

375   828   671   375   375   984   718   335   406   515   984   406

16:45:24   Herzfrequenz: 103

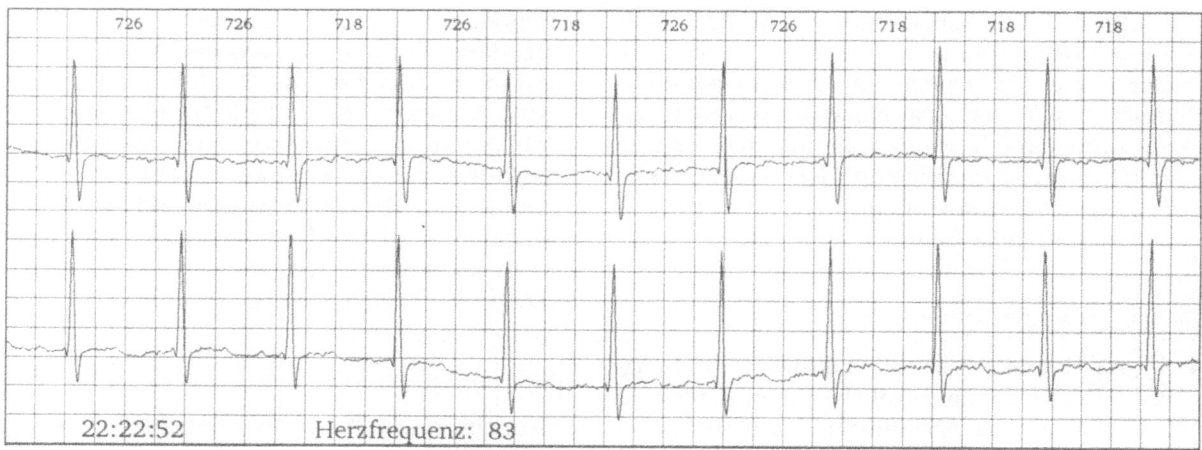

Abb. 32. *Pseudorhythmus.* Im Gegensatz zur absoluten Arrhythmie besitzt ein Pseudorhythmus bei Vorhofflimmern regelmäßige R-R-Abstände. Die zittrige und unsaubere isoelektrische Linie bleibt jedoch bestehen. Die Differentialdiagnose ist die artifizielle Grundlinienschwankung. Oft hilft hier nur ein normales 12-Kanal-EKG zur weiteren Abklärung.

R-Intervalle (absolute Arrhythmie; absolut unregelmäßiger Rhythmus) (Abb. 31).

Für die Analyse:

● Ein Auftreten von Vorhofflimmern macht sich gut im Herzfrequenztrend bemerkbar. Da das Vorhofflimmern in der Regel (nicht immer!) einen

Abb. 33. *Herzfrequenztrend bei Vorhofflimmern.* Typisch für einen HF-Trend einer absoluten Arrhythmie ist das „ausgefranste" Profil, welches durch die ständig wechselnden Herzfrequenzen zustande kommt. Ebenfalls typisch ist der fehlende Herzfrequenzabfall in der Nacht und die hohe Grundfrequenz.

Herzfrequenzanstieg mit sich bringt und nicht selten sprunghaft ansteigt (Abb. 33).

● Am besten zeigt sich das Vorhofflimmern im R-R-Trend, da es bei einer Absoluta keine konstanten R-R-Intervalle gibt.

● Das Auftreten eines Pseudorhythmus während einer Phase von Vorhofflimmern kann nur durch systematische Kontrolle der Trends erkannt werden. Ein Pseudorhythmus täuscht einen stabilen Rhythmus vor, da die R-R-Abstände sehr gleichmäßig sind (Abb. 32).

● Bei Vorhofflimmern sind Aberranzen (aberrante SVES) ein sehr häufig zu beobachtendes Phänomen (Ashman-Phänomen) (Abb. 39)!

● Bei vorher bekanntem Vorhofflimmern kann der SVES-Modus noch vor der Analyse abgeschaltet werden.

Vorhofflattern

Wenn ein Zentrum im Vorhof regelmäßig mit einer Frequenz zwischen 220 und 350 Impulse/min abgibt,

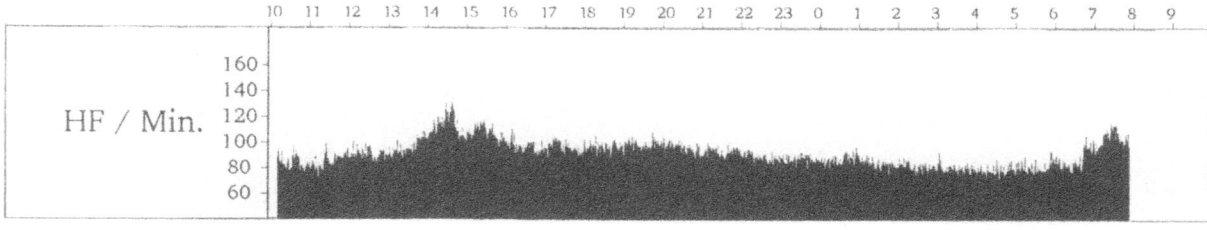

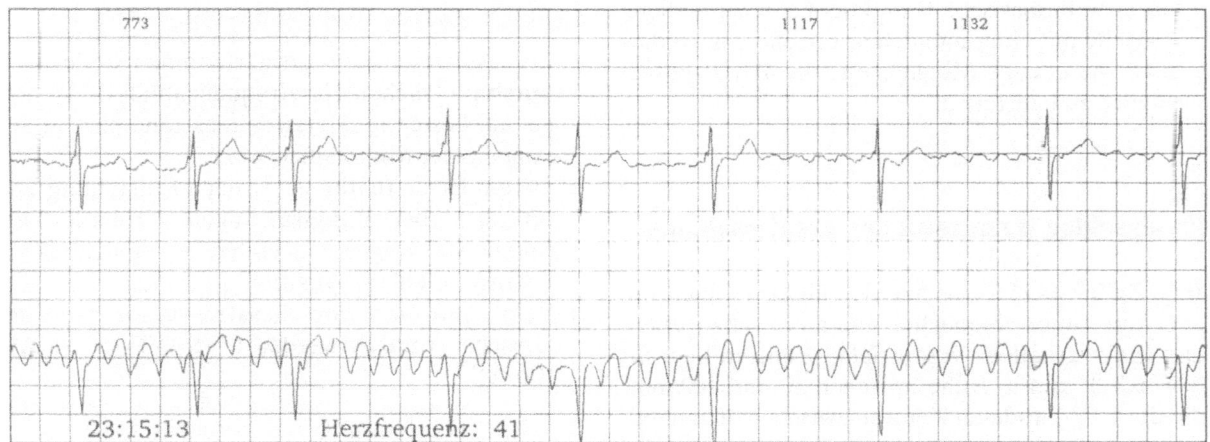

Abb. 34. *Vorhofflattern.* Wie bei der absoluten Arrhythmie bei Vorhofflimmern, treten in diesem EKG sehr unregelmäßige R-R-Abstände auf.

wird dieser Rhythmus *Vorhofflattern* genannt. Da in der Regel nicht alle Impulse übergeleitet werden, ist die ventrikuläre Frequenz wesentlich niedriger. Die Grundlinie sieht „sägezahnförmig" aus und die R-

R-Intervalle können regelmäßig (bei einem konstanten Überleitungsverhältnis z.B. 3:1) oder auch unregelmäßig sein (Abb. 34).

Für die Analyse:

- Es gelten dieselben Kriterien wie für das ▶ Vorhofflimmern.
- Signifikant für das Vorhofflattern sind sehr konstante Trends, wenn die Flatterwellen in einem bestimmten Verhältnis übergeleitet werden. Es entsteht ein fast geradliniger Trendverlauf.
  Besitzt das System keine P-Wellen-Analyse, ist dieser spezielle Trendverlauf oft der einzige Hinweis für das Vorhandensein eines Vorhofflatterns. Liegt ein tachykarder Grundrhythmus, eine fla-

Abb. 35. *Ersatzsystole.* Nach drei normalen EKG-Kurven einer Sinusarrhythmie erscheint nach einem längeren R-R Intervall ein deformierter QRS-Komplex. Hierbei handelt es sich um ein Zentrum ventrikulären Ursprungs, welches durch den längeren Ausfall des Sinusknotens aktiviert wird. Dieser Schlag tritt anstelle des normalen Rhythmuses als Ersatzschlag auf.

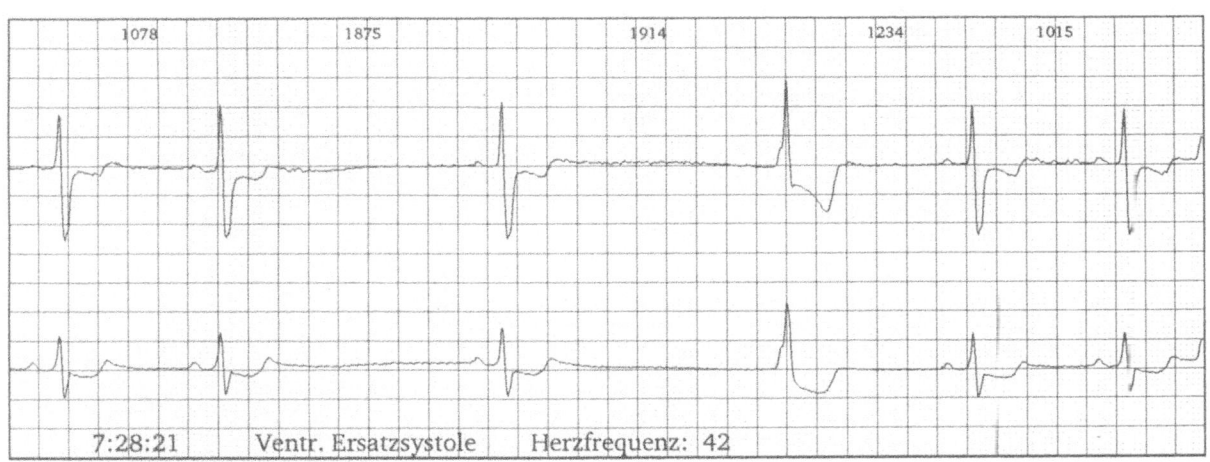

che bzw. biphasische T- und/oder eine zusätzliche U-Welle mit einer möglichen P-Welle vor, ist dies u.U. die einzige Möglichkeit, das EKG diesbezüglich zu beurteilen.

Ersatzschlag (Ersatzsystole), Ersatzrhythmus

Jede Zelle des Herzens hat die Fähigkeit einen Impuls mit unterschiedlicher Frequenz abzugeben. Die Impulsfrequenz von atrialen Zentren liegt im Normalfall und in Ruhe zwischen 50 und 100/min, die der (AV-) nodalen Zentren zwischen 40 und 60/min und die der ventrikulären Zentren unter 40/min. Diese Zentren bilden, je nach Eigenfrequenz, einen *Ersatzrhythmus,* wenn das ranghöhere Zentrum nicht mehr in der Lage ist, den Hauptrhythmus zu übernehmen (Hierarchieprinzip) (Abb. 36). Bei einer Einzelaktion spricht man von einem *Ersatzschlag* bzw. einer *Ersatzsystole* (Abb. 35).

Abb. 36. *Ersatzrhythmus.* In diesem EKG-Streifen fallen zwei Dinge auf: – die niedrige Herzfrequenz mit HF 32; – die fehlenden P-Wellen. Anstelle des Sinusrhythmus springt ein Ersatzrhythmus ein. Nach der Frequenz zu schließen, handelt es sich um ein ventrikuläres Zentrum, vermutlich in der Nähe des Reizleitungssystemes (schlanke QRS-Komplexe).

Für die Analyse:

- Das Auftreten von Ersatzrhythmen findet sich durch plötzlichen Herzfrequenzabfall in der Regel am besten im Herzfrequenztrend bzw. in der Angabe der Minimalfrequenz.
- Da ein Ersatzrhythmus, je nach Entstehungsort, oft mit Überleitungsstörungen verbunden ist, sind diese Ereignisse auch bei den ventrikulären Extrasystolen/Tachykardien zu finden.
- Beim Auftreten eines Ersatzrhythmus muß die Ursache ermittelt werden (▶ SA-Block, ▶ AV-Block)!

2.3 Vorzeitige Schläge

Supraventrikuläre Extrasystole (SVES)

Gibt ein Erregungsbildungszentrum aus dem Vorhof vorzeitig einen Impuls ab, wird der entstehende Schlag *supraventrikuläre Extrasystole* genannt. Der QRS-Komplex entspricht in der Morphologie einem Normalschlag (mit eventuellen Veränderungen der P-Welle). Eine supraventrikuläre Extrasystole fällt *immer* früher (vorzeitig) als ein normales R-R-Intervall ein. In der Regel folgt einer supraventriku-

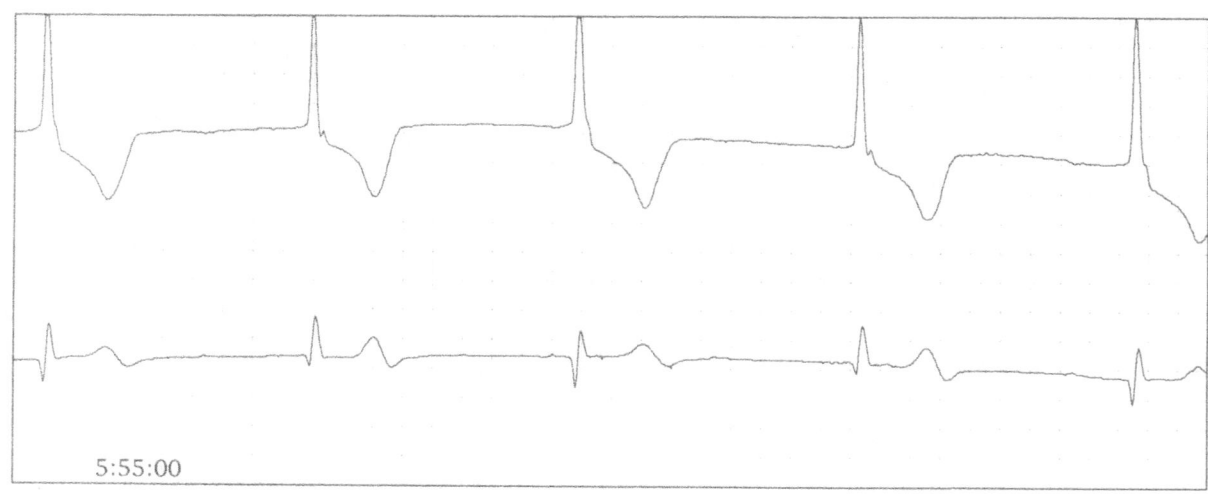

5:55:00

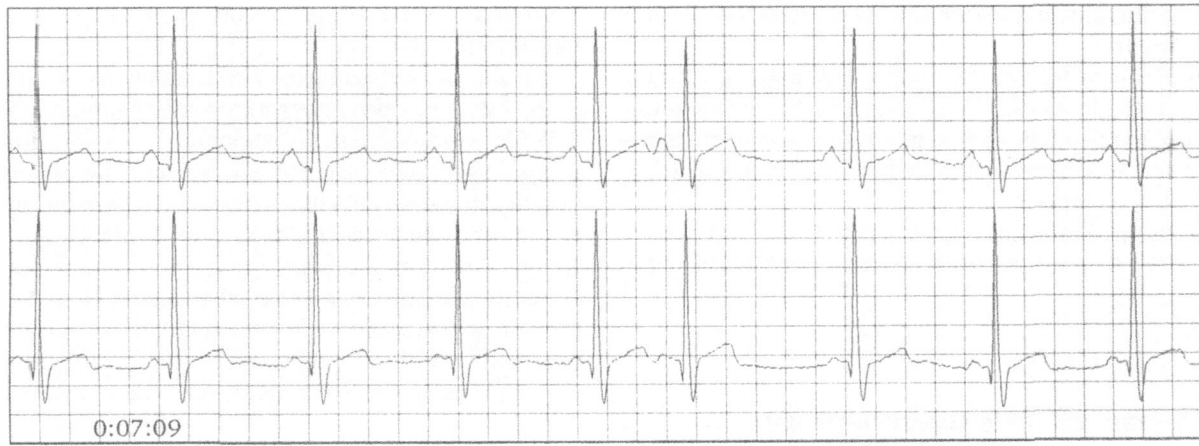

0:07:09

Abb. 37. *Supraventrikuläre Extrasystole.* Nach fünf normalen EKG-Kurven erscheint ein vorzeitiger, normaler QRS-Komplex. Ihm geht eine P-Welle voran.

lären Extrasystole eine ► kompensatorische Pause (Abb. 37).

Für die Analyse:

- In der Regel ist die Computeranalyse der SVES kein Problem. Auftretende Artefakte hingegen erschweren die Analyse erheblich, da es außer der Vorzeitigkeit keine besonderen Merkmale für die Erkennung gibt.
- ► Sinusarrhythmien verfälschen das Resultat ebenfalls. In solchen Fällen kann der SVES-Vorzeitigkeitsparameter erhöht werden (30 % und mehr).
- Geht der SVES eine negative P-Welle (verkürzte PQ-Zeit) voran, handelt es sich in der Regel um eine ► nodale SVES bzw. um eine SVES, die aus den unteren Bereichen der Vorhöfe stammt.
- Bei sehr früh einfallenden SVES liegt die P-Welle in der T-Welle des vorangehenden Schlages. Unter Umständen lassen sich noch kleine „Überreste" von ihr in der T-Welle erkennen.
- Schwierig wird die Abgrenzung einer Aberranz (► Aberrante SVES) zu einer ► ventrikulären Extrasystole (VES). In einem solchen Fall sollte eine P-Welle mit einem normalen PQ-Intervall zu

finden sein. Beim Auftreten von Aberranzen auf Korrektur der VES achten.

Nodale oder junktionale supraventrikuläre Extrasystole (Nodale SVES)

Gibt ein Erregungsbildungszentrum aus dem Atrioventrikular-Knoten vorzeitig einen Impuls ab, wird der entstehende Schlag *nodale (junktionale) Extrasystole* genannt. Der QRS-Komplex besitzt eine normale Morphologie mit einer negativen P-Welle. Die P-Welle hat ein verkürztes PQ-Intervall (in der Regel unter 0,12 s) (Abb. 38).

Geht dem QRS-Komplex eine negative P-Welle voran, liegt das Zentrum *hochnodal*. Folgt die P-Welle dem QRS-Komplex, liegt das Zentrum *niedernodal*. Das Fehlen einer P-Welle zeigt, daß die atriale Depolarisation während dem QRS-Komplex erfolgt ist, es handelt sich um eine *mittelnodale* Extrasystole.

Für die Analyse:

- In der Regel ist die Computeranalyse der junktionalen Extrasystole als SVES kein Problem. Auftretende Artefakte hingegen erschweren die Analyse erheblich, da es außer der Vorzeitigkeit keine besonderen Merkmale für die Erkennung gibt.
- ► Sinus-Arrhythmien verfälschen das Resultat ebenfalls. In solchen Fällen kann der SVES-Vor-

zeitigkeitsparameter erhöht werden (30 % und mehr).

- Bei sehr früh einfallenden junktionalen Extrasystolen kann die P-Welle in der T-Welle des vorangehenden Schlages liegen. Unter Umständen lassen sich noch kleine „Überreste" von ihr in der T-Welle erkennen.
- Beim Auftreten von Aberranzen (▷ Aberrante SVES) muß auf die Korrektur der VES geachtet werden.

Aberrant geleitete supraventrikuläre Extrasystole (Aberrante SVES)

Eine supraventrikuläre Extrasystole läuft über den AV-Knoten und trifft auf einen noch refraktären Tawaraschenkel (▷ Refraktärzeit). Da dieser aber refraktär und somit blockiert ist, findet eine abnormale Erregungsausbreitung im Ventrikel statt, die *aberrant geleitete SVES* bekommt eine verbreiterte QRS-Morphologie. In den meisten Fällen handelt es sich um den rechten Tawaraschenkel, der eine längere Refraktärzeit aufweist als der linke. Die SVES

Abb. 38. *Nodale SVES.* Nach drei normalen EKG-Kurven fällt vorzeitig ein normaler QRS-Komplex ein. Ihm geht eine, vor allem in der Ableitung 2 sichtbare, *negative* P-Welle voraus. Die negative P-Welle und die negative T-Welle in Ableitung 2 deuten auf ein nodales Zentrum hin.

ist deshalb in der Regel rechtsschenkelblockartig deformiert (Abb. 39).

Da nur die Erregungsausbreitung des Ventrikels gestört ist, muß einer aberranten SVES immer eine P-Welle vorausgehen (Ausnahme: ▷ Vorhofflimmern), es sei denn, die P-Welle verbirgt sich in der vorausgehenden T-Welle. Aberranzen können vereinzelt oder auch regelmäßig (intermittierend) auftreten. Auch im Zusammenhang mit ▷ supraventrikulären Tachykardien sind Aberranzen keine Seltenheit und können auch dort regelmäßig und unregelmäßig auftreten. Diverse Systeme zählen die aberrant geleiteten SVES getrennt in einer eigenen Tabelle.

Für die Analyse:

- Da es sich bei Aberranzen in der Regel um deformierte QRS-Komplexe handelt, werden diese im Analysesystem meist unter der Kategorie VES abgelegt und gezählt. Dadurch wird nicht selten eine aufwendige Korrektur nötig.
- Bei tachykardem ▷ Vorhofflimmern/flattern sind Aberranzen ein häufig zu beobachtendes Phänomen. Dies hat seine Ursache in den ständig wechselnden und oft sehr schnellen Depolarisationen, mit denen das Reizleitungssystem überfordert wird. Es kommt dadurch bei vereinzelten, vor allem kurzgekoppelten Schlägen zu Blockierungen im Reizleitungssystem.

Ein besonderes Kriterium bildet das *Ashman-Phänomen.* Hierbei handelt es sich um eine Blok-

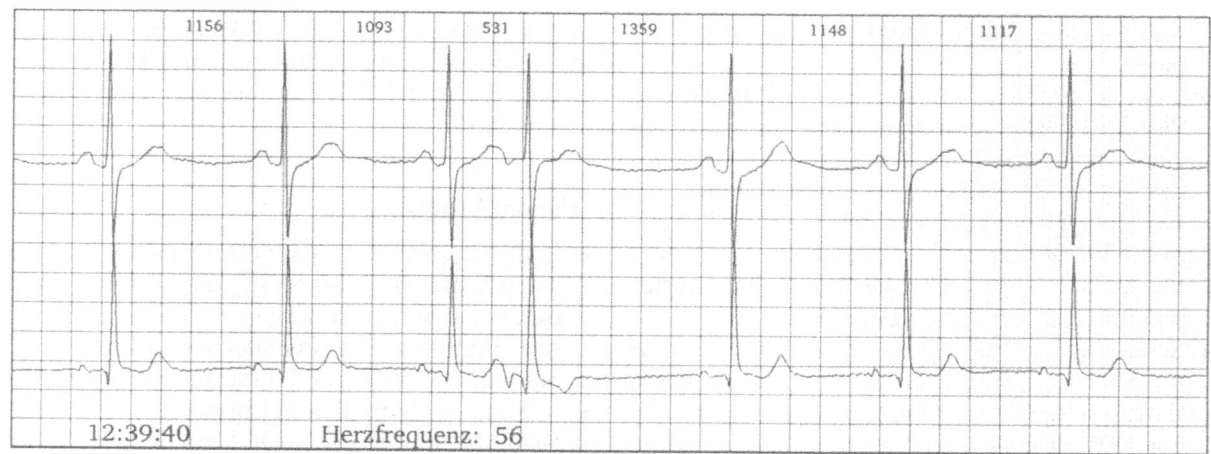

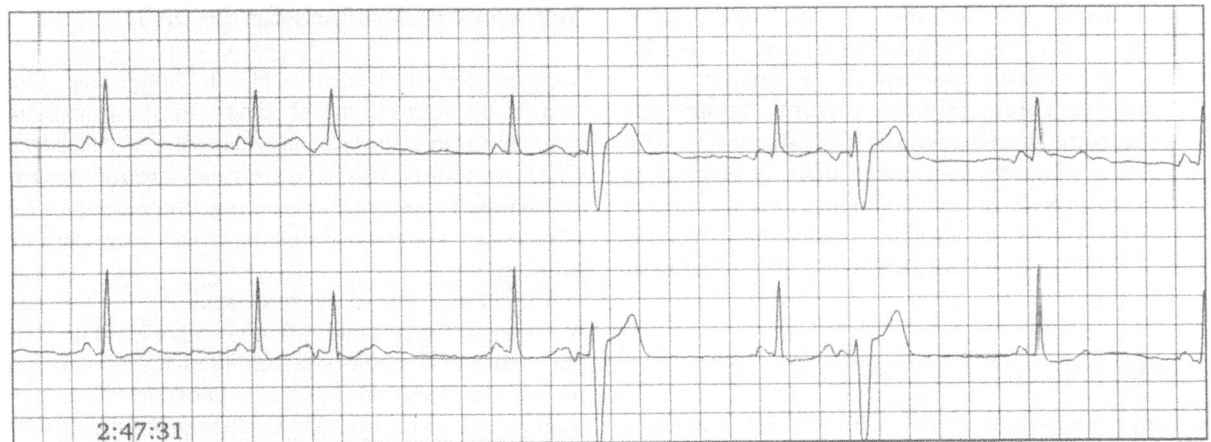

Abb. 39. *Aberrante SVES.* Bei vorherrschendem Sinusrhythmus erkennt man nach dem zweiten QRS-Komplex eine einfallende supraventrikuläre Extrasystole normaler Morphologie. Ihr folgt ein normaler QRS-Komplex und ein vorzeitig deformierter QRS-Komplex, der sich nach dem nächsten regulären QRS-Komplex wiederholt. Aufgrund der vorangehenden P-Welle handelt es sich um SVES, welche aberrant geleitet worden sind. Die deutlich ausgeprägte S-Zacke läßt auf einen Rechtsschenkelblock schließen (kein Beweis!).

Abb. 40. *Ashman-Phänomen.* Nach fünf Schlägen mit hoher Frequenz einer absoluten Arrhythmie bei Vorhofflimmern folgt ein längeres R-R-Intervall. Diesem folgt ein normal-QRS und ein deformierter QRS-Komplex. Diese Konstellation ist typisch für ein Ashman-Phänomen. Der deformierte QRS-Komplex stellt *keine* ventrikuläre Extrasystole, sondern eine im Tawaraschenkel blockierte, normale Überleitung dar. Die ausgeprägte S-Zacke in Ableitung 2 ist ein Hinweis für eine rechtsschenkelblockartige Überleitung.

kierung nach einem längeren R-R-Intervall (Abb. 40).

- Der Unterschied zwischen einer VES und einer Abberranz zu Beginn einer ▶ supraventrikulären Tachykardie liegt u.a. im Fehlen einer kompensatorischen Pause. Finden sich Aberranzen am Ende einer SVT, liegt das daran, daß einer der Tawaraschenkel vorzeitig erschöpft ist.

Nicht übergeleitete supraventrikuläre Extrasystole

Eine supraventrikuläre Extrasystole trifft auf einen noch refraktären AV-Knoten (▶ Refraktärzeit). Der

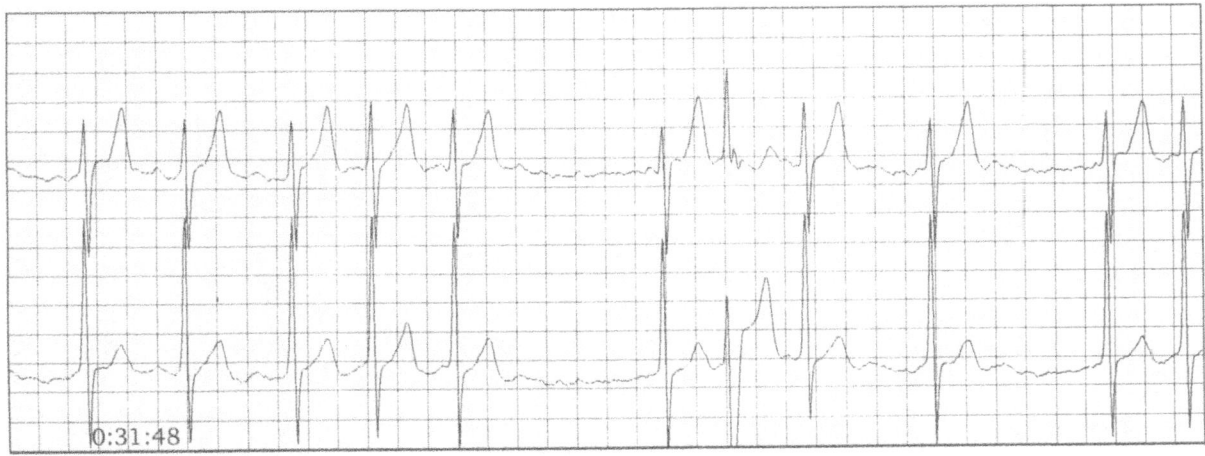

Impuls kann nicht auf die Ventrikel übergeleitet werden, es fällt ein QRS-Komplex aus. Dieses Ereignis wird *nicht übergeleitete SVES* genannt.

Charakteristisch ist eine vorzeitig kommende P-Welle ohne nachfolgenden QRS-Komplex. Ein deutlicher Hinweis auf eine nicht übergeleitete SVES ist ein R-R-Intervall, welches plötzlich länger als normal ist. Es ist möglich, daß sich die P-Welle in der T-Welle des Vor-QRS-Komplexes befindet (Abb. 41).

Für die Analyse:

- Nicht übergeleitete SVES finden sich entweder (bei entsprechend großem R-R-Abstand) bei den Pausen, oder im R-R-Intervall-Trend.
- Beim Auftreten von nicht übergeleiteten SVES sollten andere Blockierungen ausgeschlossen werden. Mit Hilfe eines Zirkels *muß* eine Vorzeitigkeit zu finden sein.

Abb. 41. *Nicht übergeleitete SVES.* Nach den ersten fünf normalen EKG-Kurven ist ein längeres R-R-Intervall zu erkennen. In der Ableitung 2 befindet sich in der T-Welle des fünften Schlages eine ausgeprägte, vorzeitig einfallende P-Welle. Sie gehört zu einer supraventrikulären Extrasystole, welche aufgrund eines noch refraktären AV-Knotens nicht übergeleitet worden ist. Im Zusammenhang mit dem bestehenden AV-Block I ist das ein nicht selten auftretendes Ereignis.

Supraventrikuläre Tachykardie (SVT)

Werden drei oder mehr SVES in Folge ausgelöst, wird diese Arrhythmie ab einer Frequenz von 100 Schlägen/min eine *supraventrikuläre Tachykardie (SVT)* genannt (Abb. 42). Bei einer Frequenz unter 100 handelt es sich um einen *beschleunigten SVES-Rhythmus.* Vor jeder SVES ist in der Regel eine P-Welle sichtbar.

Eine Form der supraventrikulären Tachykardie hat nur ein Erregungszentrum (unifokal). Die R-R-Intervalle sind regelmäßig und die Ereignisse selten anhaltend (1 min und länger). Die Vorhoffrequenz liegt zwischen 100 und 250 Schlägen/min. Die P-Wellen sehen in ihrer Morphologie gleich aus.

Eine andere Form bilden die *Reentry-Tachykardien.* Hier herrschen kreisende Erregungsbildungen in einem Erregungszentrum vor. Am häufigsten ist der AV-Knoten, in seltenen Fällen der SA-Knoten betroffen. Akzessorische Bündel bei einem ▶ WPW-Syndrom können ebenfalls kreisende Erregungen auslösen. Diese Ereignisse können anhaltend sein (u.U. über Stunden). Die R-R-Intervalle sind sehr gleichmäßig und in der Regel sehr hochfrequent (140–250 Schläge/min) (Abb. 43). Diese Tachykardien werden vom Patienten oft als sehr unangenehm empfunden. P-Wellen sind wegen der hohen Frequenz selten sichtbar (Abb. 43).

Um eine *multifokale Vorhoftachykardie* handelt es sich, wenn mehr als ein Zentrum betroffen ist und die R-R-Intervalle unregelmäßig sind (Herzfre-

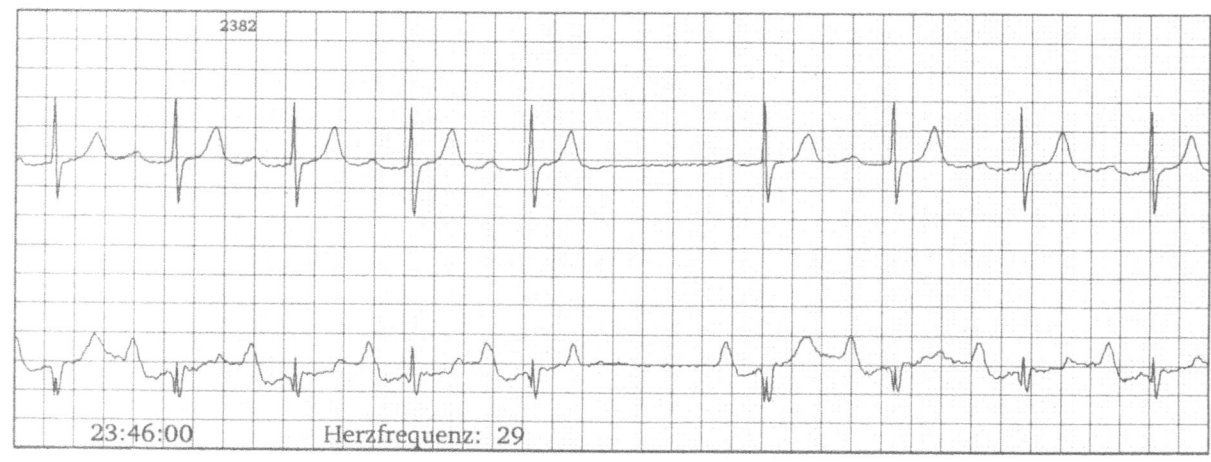

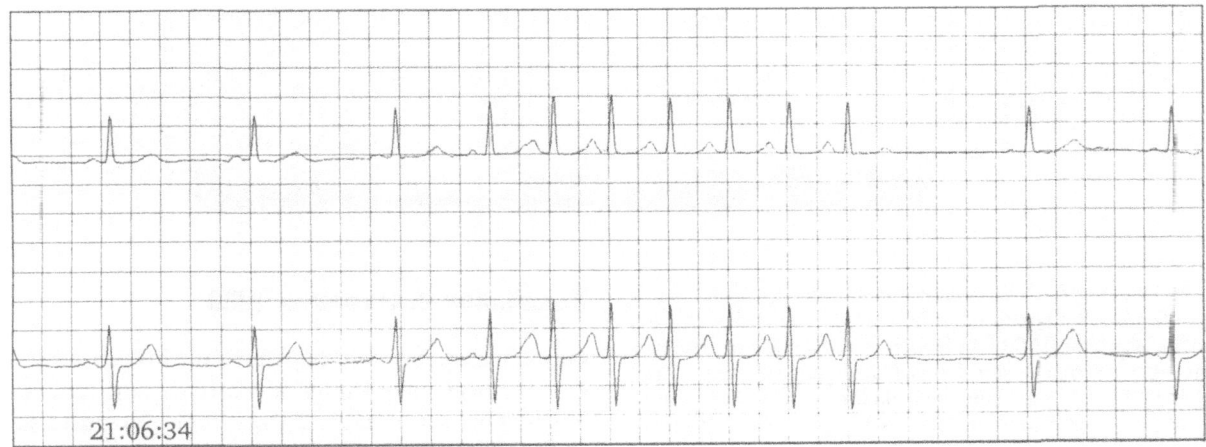

Abb. 42. *Supraventrikuläre Tachykardie.* Nach drei normalen EKG-Kurven fallen eine Reihe (sieben) supraventrikulärer Extrasystolen ein. Die Frequenz der in Folge einfallenden SVES beträgt 150 Schläge/min. Dieser supraventrikulären Tachykardie folgt am Ende eine kompensatorische Pause.

quenz 100–200 Impulse/min). Die P-Wellen variieren in ihrer Morphologie (selten).

Bei einem labilen AV-Knoten kann es zu Überleitungsstörungen kommen (▶ AV-Block). Hierbei finden sich SVT-bedingte P-Wellen, die nur vereinzelt übergeleitet werden (in der Regel in einem bestimmten Verhältnis, z.B. 3:1).

Abb. 43. *Anhaltende Reentry-SVT.* In diesem zehnminütigen Vollausschrieb ist ab der dritten Minute eine plötzlich auftretende supraventrikuläre Tachykardie zu erkennen. Diese hält fast fünf Minuten an und endet mit einer kompensatorischen Pause. Die R-R-Abstände in der SVT sind exakt gleich. Nicht selten halten solche supraventrikulären Reentry-Tachykardien über lange Zeit an.

Bei Auftreten einer SVT kann es zu aberrierenden Leitungen (▶ Aberrante SVES) kommen. In der Regel finden sich die Aberranzen gegen Ende der SVT, da einer der Tawaraschenkel (meist der rechte) zu ermüden beginnt. Gelegentlich finden sich Aberranzen auch am Anfang einer SVT (sehr früh einfallend). Der entsprechende Tawaraschenkel befand sich vom vorhergehenden Schlag noch in der refraktären Phase.

Für die Analyse:

- SVTs finden sich in den entsprechenden Tabellen oder Trends (SVES-, SVT-, HF-Trend) (Abb. 44).
- Bessere Analysesysteme unterscheiden die „längste SVT" und die „schnellste SVT".
- Die Ananlyse einer supraventrikulären Tachykardie bedeutet für ein Analysesystem keine Schwierigkeit. Fehler treten häufig bei Artefakten auf (immer überprüfen!).

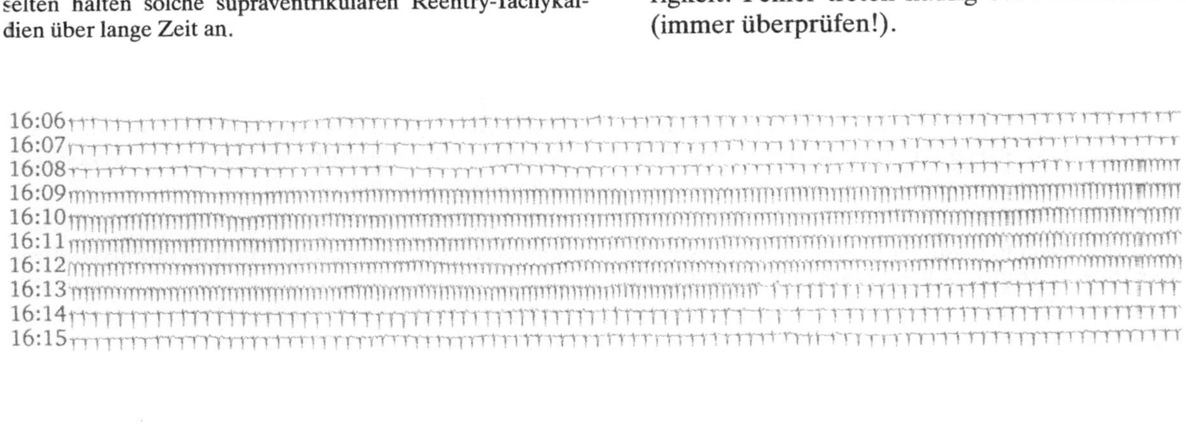

16:06
16:07
16:08
16:09
16:10
16:11
16:12
16:13
16:14
16:15

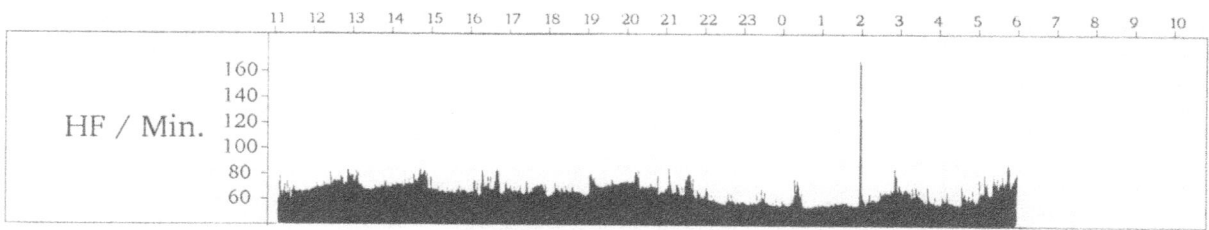

Abb. 44. *Herzfrequenztrend mit markierter SVT.* Der vorliegende Herzfrequenztrend ist in seiner Gesamtheit wenig auffällig. Kurz vor 02.00 Uhr jedoch ist ein markanter Spike bis zu einer Frequenz von 160 Schlägen/min sichtbar. Dieser Spike läßt sich einer supraventrikulären Tachykardie zuordnen. Hier findet sich ein schönes Beispiel, wie auftretende SVTs in einem HF-Trend sichtbar werden.

- Bei sehr schnellen Tachykardien werden vereinzelte Schläge vom System gerne übersehen. Oft sind auch überhöhte T-Wellen, die durch eine schnelle Frequenz entstehen können, an einer Fehlinterpretation schuld.
- Beim Auftreten von anhaltenden SVTs sollte eine Rhythmusänderung im Sinne eines ▶ Vorhofflimmerns/-flatterns ausgeschlossen werden.
- Auch das Auftreten von Aberranzen ist für die meisten Systeme ein unüberwindliches Hindernis. Dabei werden die SVTs entprechend zerteilt und falsche Quantitäten ausgedruckt.
- Wenn Aberranzen auftreten, werden diese meist als VES gezählt und machen bei häufigem Auftreten eine Korrektur der VES nötig.
- Der Beginn einer SVT ist von großer Bedeutung, da ein *allmählicher* Anstieg der Frequenz eher auf eine ▶ Sinustachykardie, der *plötzliche* Anstieg der Frequenz aber auf eine SVT hinweist. Am Ende einer SVT ist eine ▶ kompensatorische Pause die Regel. Dabei wird die SVT nicht selten durch eine ventrikuläre Extrasystole unterbrochen.
- Sollte die Tachykardie deformierte QRS-Komplexe aufweisen, sollte an eine ▶ ventrikuläre Tachykardie (beim Fehlen einer vorangehenden P-Welle) oder an ein ▶ Präexzitationssyndrom gedacht werden.

Ventrikuläre Extrasystole (VES)

Gibt ein Erregungsbildungszentrum aus dem Ventrikel vorzeitig einen Impuls ab, wird der entstehende Schlag eine *ventrikuläre Extrasystole* genannt. Charakteristisch ist eine fehlende P-Welle bzw. bei Auftreten einer P-Welle eine stark verkürzte PQ-Zeit. Der QRS-Komplex ist mehr oder weniger stark verändert und breiter (> 0,12 s) als ein normaler QRS-Komplex. Typisch ist auch eine ▶ kompensatorische Pause (Abb. 45).

Ist das R-R-Intervall zwischen dem Normalschlag und dem deformierten QRS-Komplex länger als beim normalen Grundrhythmus, so spricht man von einer ▶ ventrikulären Ersatzsystole, da diese einen normalen Schlag „ersetzt" (Abb. 35).

Sitzen mehrere Reizbildungszentren in den Ventrikeln, so kommt es zu verschiedenen Morphologien der ventrikulären Extrasystolen (polymorph) in mindestens einer der Ableitungen. Polymorphe VES werden in die Lown-Klasse III eingeteilt (früher Lown IIIa, heute nicht mehr gebräuchlich).

Für die Analyse:

- Analysesysteme erkennen eine VES anhand ihrer veränderten Morphologie. Bei diversen Analysesystemen können auch Kopplungsintervalle definiert werden (Vorzeitigkeit).
- Wichtig ist der Grund einer Ersatzsystole. Es ist zu ermitteln, ob beim Vorhandensein einer P-Welle ein ▶ AV-Block aufgetreten ist. Beim Fehlen einer P-Welle sollte auf einen ▶ SA-Block geachtet werden.
- Ein regelmäßiges Vorhandensein von P-Wellen kann ein Hinweis auf ein ▶ Präexzitationssyndrom (kurze PQ-Zeit) oder eine Aberranz (normale PQ-Zeit) sein (▶ Schenkelblock, ▶ aberrante SVES).

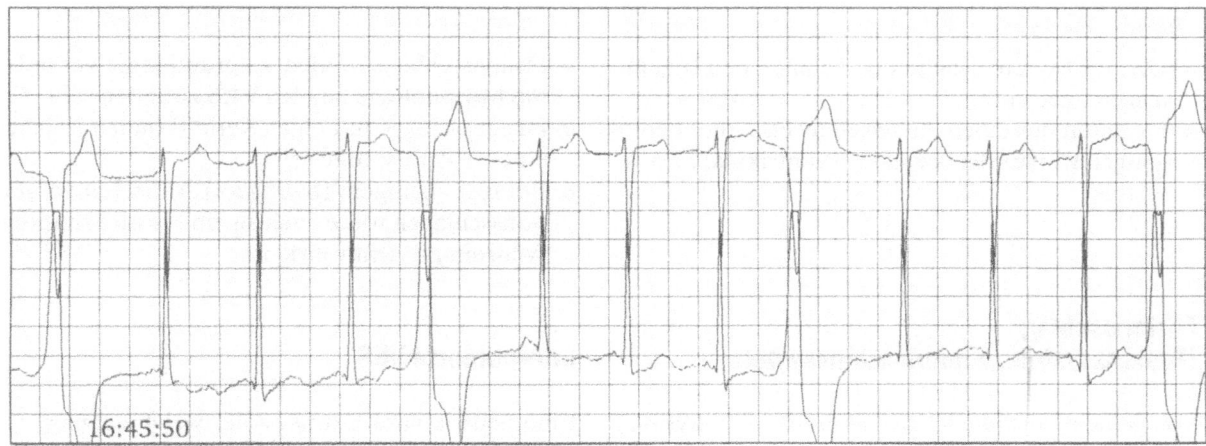

16:45:50

Abb. 45. *Ventrikuläre Extrasystole.* Beginnend mit einem breiten QRS-Komplex wechseln sich jeweils drei schlanke (normale) QRS-Komplexe mit einem breiten ab. Die breiten QRS-Komplexe stellen dabei vorzeitig einfallende, ventrikuläre Extrasystolen dar. Ihnen folgt jeweils eine ▷ kompensatorische Pause. Die Abfolge dreier Normalschläge und einer VES entspricht dem „deutschen" ▷ Quadrigeminus.

- Schrittmacherinduzierte Aktionen (Spikes) müssen ausgeschlossen werden.
- Bei Auftreten von VES auf die richtige Lown-Klassifikation achten (▷ Arrhythmie-Klassifikation).

Abb. 46. *Bigeminus.* Die Normalschläge (-QRS) und die ventrikulären Extrasystolen wechseln sich 1:1 ab.

Bigeminus, Trigeminus, Quadrigeminus
(deutsche Definition!)

Wechseln sich ein Normalschlag und eine ▷ ventrikuläre Extrasystole im Verhältnis 1:1 ab, wird dies *Bigeminus* genannt (Abb. 46).

Wechseln sich zwei Normalschläge und eine VES im Verhältnis 2:1 ab, so wird dies *Trigeminus* genannt (= deutsche Definition, nach der amerikanischen Definition wechseln sich 2 VES und ein Normalschlag ab).

Wechseln sich drei Normalschläge mit einer VES ab 3:1, wird dies *Quadrigeminus* genannt (Abb. 45).

Die Lown-Klassifikation IIIb für den Bigeminus ist eine heute nicht mehr gebräuchliche Definition.

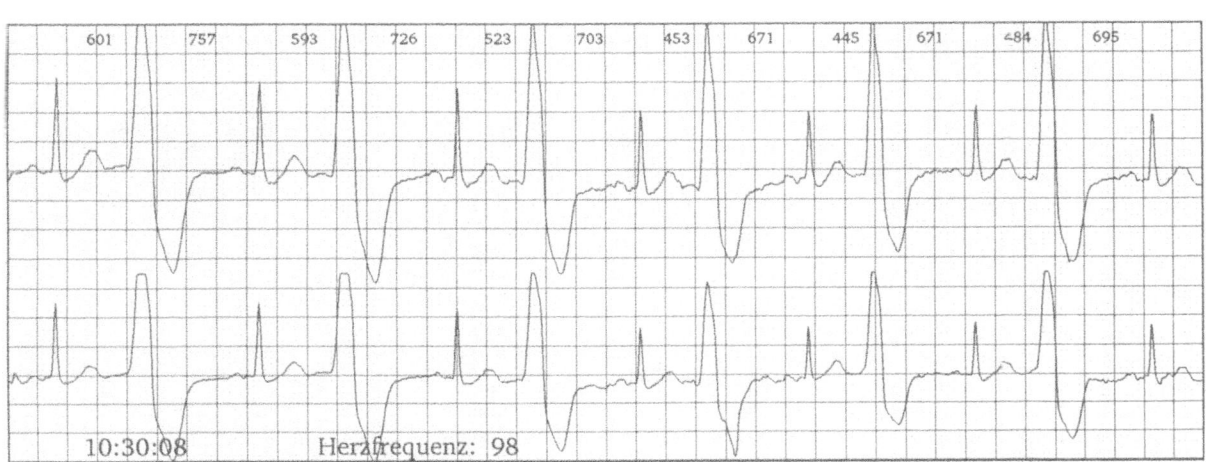

601 757 593 726 523 703 453 671 445 671 484 695

10:30:08   Herzfrequenz: 98

- Diverse Systeme suchen und zählen den Bigeminus etc. getrennt.
- Es gelten dieselben Analysehinweise und -bedingungen wie für die normale ▷ ventrikuläre Extrasystole.

Fusionsschlag (Fusionssystole, Kombinationssystole)

Von einem *Fusionsschlag (Kombinationssystole)* wird gesprochen, wenn eine ▷ ventrikuläre Extrasystole mit einem „Normalschlag" (▷ Sinusrhythmus) zeitlich im Ventrikel zusammenfällt. Die Form des entstandenen QRS-Komplexes besteht aus der Kombination einer „normalen-" und einer „VES-Morphologie". In der Regel ist die P-Welle des Sinusschlages sichtbar. Die PQ-Zeit ist u.U. deutlich verkürzt (Abb. 47).

Abb. 47. *Fusionsschlag.* Nach fünf normalen QRS-Komplexen ist ein leicht verbreiterter QRS-Komplex mit einer deutlich veränderten Erregungsrückbildung (T-Welle) zu erkennen. Hierbei handelt es sich um eine Fusionssystole. Die verkürzte PQ-Zeit deutet auf ein ventrikuläres Ereignis hin, der nur leicht verbreiterte QRS-Komplex auf eine normale Überleitung.

- Fusionsschläge werden aufgrund ihrer veränderten Morphologie bei den VES zufinden sein.
- Fusionsschläge in Folge (Kette) können Zeichen einer ▷ Parasystolie sein.
- Bei regelmäßigem (häufigem) Auftreten von Fusionsschlägen sollte auch an ein ▷ Präexzitationssyndrom gedacht werden.

Interponierte VES

Eine ventrikuläre Extrasystole, welche genau zwischen zwei Sinusschlägen fällt, wird *interponierte VES* genannt. Diese VES hat *keine* ▷ kompensatorische Pause (Abb. 48).

- Die interponierte VES findet sich bei den VES.
- Ist die Grundfrequenz sehr schnell (tachykard), sollte auf ▷ R auf T- Phänomene geachtet werden.

R auf T-Phänomen

Eine VES, die so früh einfällt, daß sie auf die T-Welle des vorhergehenden Normalschlages trifft, wird *R auf T-Phänomen* genannt. Die Gefährlichkeit dieses Ereignisses liegt in der vulnerablen Phase (▷ Refraktärzeit) des Vorschlages. Durch die

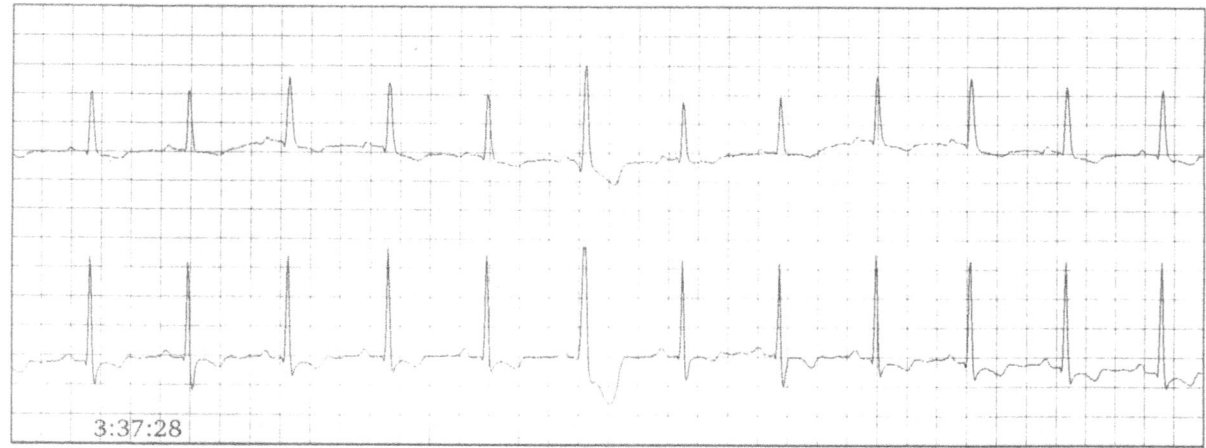

3:37:28

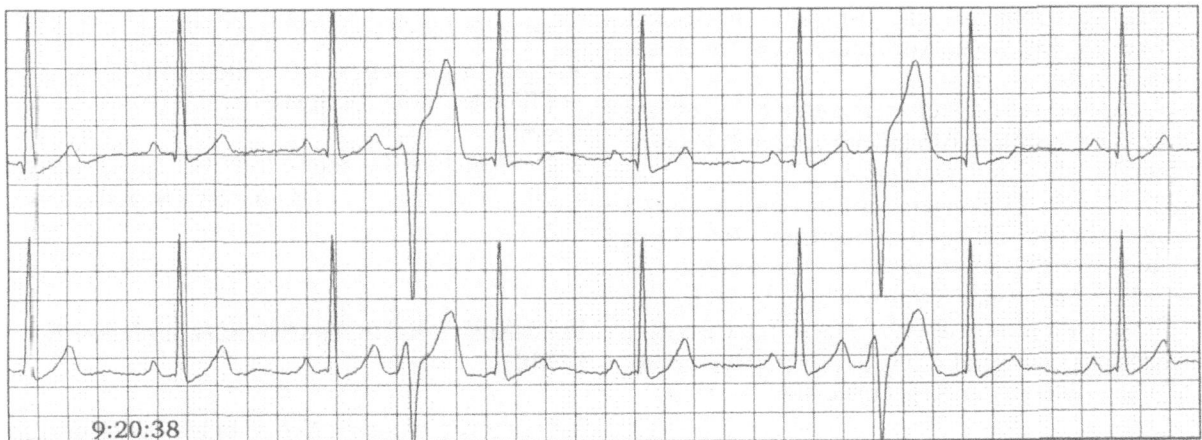

Abb. 48. *Interponierte VES.* Zwischen den dritten und vierten normalen Schlag fällt ein abnormaler QRS-Komplex ein. Hierbei handelt es sich um eine interponierte, ventrikuläre Extrasystole. Das etwas verlängerte R-R-Intervall des dritten und vierten Normal-QRS entsteht durch eine PQ-Verlängerung des vierten Schlages. Durch die schnell aufeinanderfolgende Reizung des AV-Knotens kommt es zu einer leichten Überleitungsverzögerung. Zirkelt man die P-Wellen aus, so ist eine normale, ungestörte Abfolge zu erkennen.

allzu frühe Einwirkung der ventrikulären Extrasystole kann es zu einem „Zusammenbruch" der elektrophysiologischen Verhältnisse in den Ventrikeln kommen. Diese chaotischen Verhältnisse können zu einem ▸ Kammerflattern/-flimmern und schließlich zu einem Herzsekundentod führen. Da die vulnerable Phase gegen Ende der T-Welle liegt, sollte die VES so vorzeitig sein, daß sie mindestens in den absteigenden Schenkel der T-Welle liegt (Abb. 49).

Für die Analyse:

- Das R auf T-Phänomen findet sich unter den VES. Nur wenige Systeme sind in der Lage, aufgrund spezieller Analyseparameter das R auf T automatisch herauszusuchen. Eine stichproben-

Abb. 49. *R auf T-Phänomen.* Nach vier normalen QRS-Komplexen ist eine sehr früh einfallende ventrikuläre Extrasystole zu erkennen. Diese fällt mitten in die T-Welle des Vorschlages ein. Die R auf T-Phänomene können, wie in dieser Abbildung sichtbar, auch gehäuft auftreten.

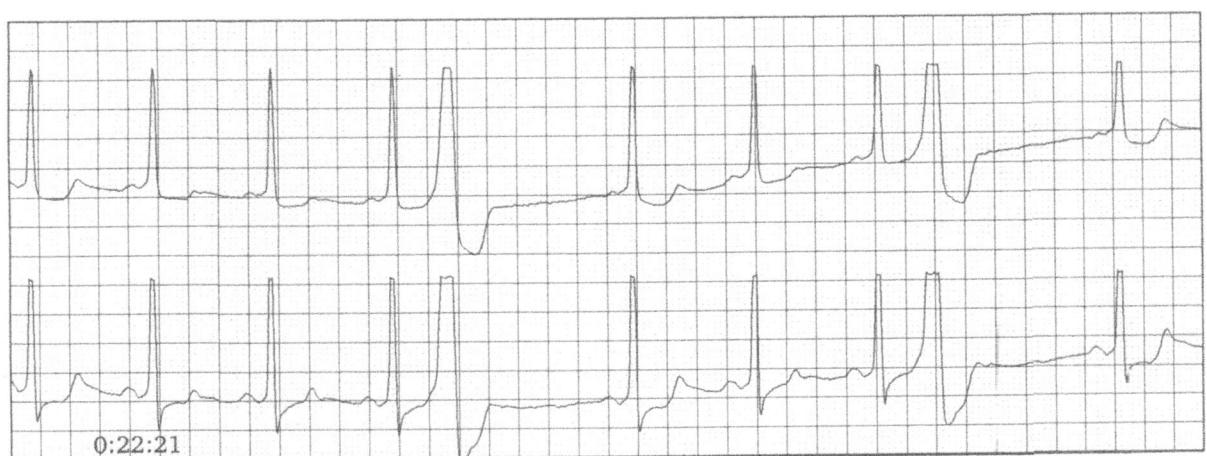

artige Kontrolle des EKG ist somit unerläßlich. Hilfreich ist, wenn vorhanden, ein spezieller VES-Trend.

- Wenn ein Vorzeitigkeitsparameter für ventrikuläre Extrasystolen vorhanden ist, kann er entsprechend hoch gestellt werden.
- Das R auf T-Phänomen wird in Lown V (▶ Arrhythmie-Klassifikation) klassifiziert. Bei einem Langzeit-EKG, in welchem nur vereinzelt R auf T-VES vorkommen (Normalbefund), sollte die Klassifikation mit Bedacht angewendet werden. Eine spezielle Gefährdung bei einem Herzgesunden liegt hier in der Regel nicht vor.

Couplet (ventrikuläres Paar)

Bei einem *Couplet* handelt es sich um zwei aufeinanderfolgende ventrikuläre Extrasystolen. Diese können entweder aus einem (monotopen ≙ monomorph) oder aus zwei (polytopen ≙ polymorph) ventrikulären Zentren stammen. Für die Bezeichnung *Couplet* sollte ein Kopplungsintervall (R-R-Abstand) von höchstens 600 ms bestehen. Couplets weisen in der Regel eine mehr oder weniger lange ▶ kompensatorische Pause auf (Abb. 50).

Abb. 50. *Couplet.* Nach zwei normalen QRS-Komplexen folgen zwei kurz aufeinanderfolgende, ventrikuläre Extrasystolen. In diesem Fall treten die Couplets sogar gehäuft auf.

Für die Analyse:

- Couplets finden sich bei den Coupletangaben (Tabelle, Trend, Ereignisausschrieb) des Analysesystems.
- Bei fehlender kompensatorischer Pause sollte an eine Aberranz (▶ Aberrante SVES) gedacht werden.

Ventrikuläre Kette, Ventrikuläre Tachykardie (VTAC)

Bei einer *ventrikulären Kette* handelt es sich um drei und mehr aufeinanderfolgende ventrikuläre Extrasystolen. Diese können entweder aus einem (monotopen ≙ monomorphen) oder aus mehreren (polytopen ≙ polymorph) ventrikulären Zentren stammen. Für die Bezeichnung *ventrikuläre Tachykardie* sollte ein Kopplungsintervall (R-R-Abstand) von höchstens 600 ms bestehen (Herzfrequenz > 100 Schläge/min) (Abb. 51). Ist das Kopplungsintervall länger als 600 ms (Herzfrequenz <100 Schläge/min), wird die Kette als akzelerierter ventrikulärer Rhythmus (▶ Idioventrikulärer Rhythmus) bezeichnet. Ventrikuläre Ketten weisen in der Regel eine mehr oder weniger lange ▶ kompensatorische Pause auf.

Schnelle (Herzfrequenz > 150 Schläge/min), monomorphe ventrikuläre Tachykardien mit einem fixen Kopplungsintervall sind ein Hinweis auf Reentry-Tachykardien eines Zentrums.

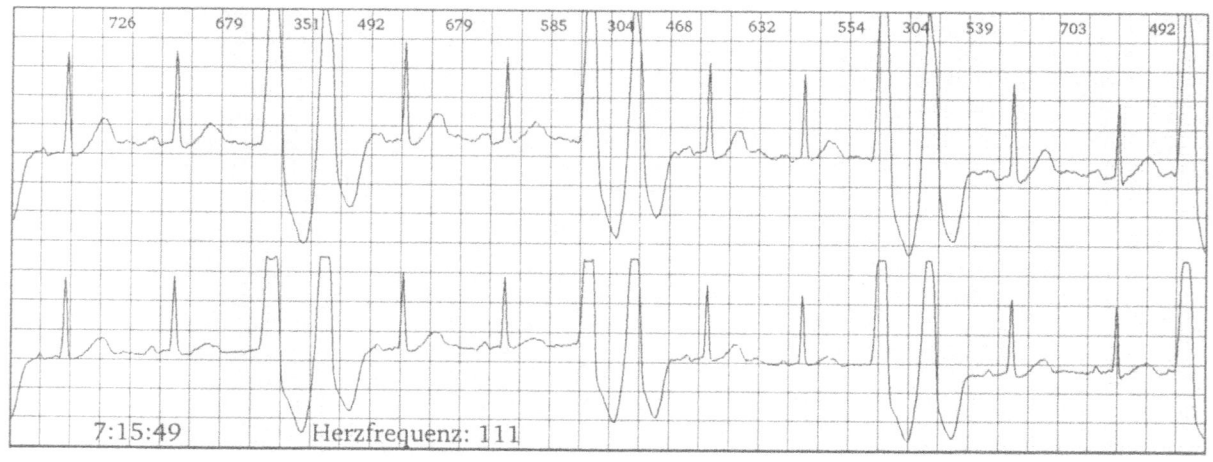

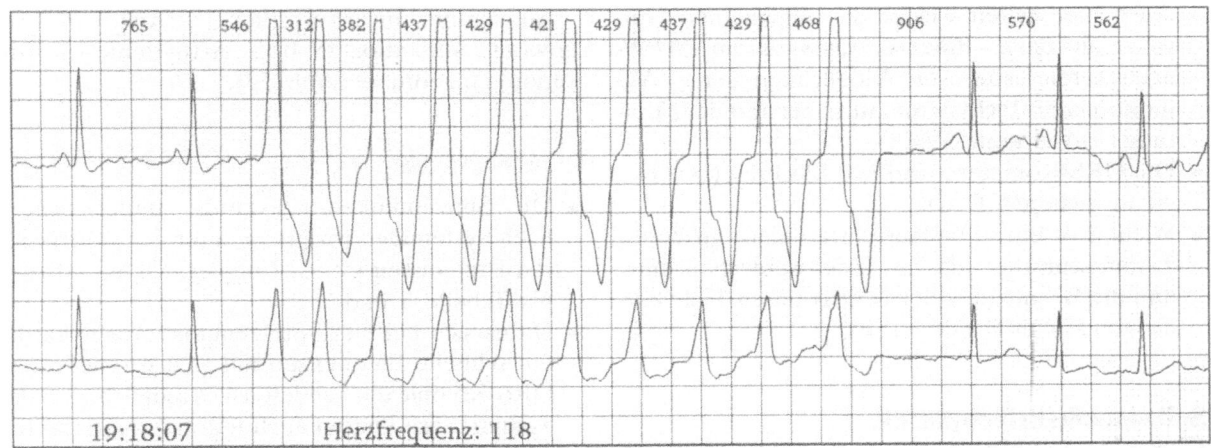

Abb. 51. *Ventrikuläre Tachykardie.* Nach zwei normalen Kurvenverläufen ist eine Kette von zehn abnormen, monomorphen QRS-Komplexen zu erkennen. Hierbei handelt es sich um eine ventrikuläre Tachykardie über zehn Schläge eines Erregungszentrums. Wichtig ist, daß der erste Schlag einwandfrei als VES definiert werden kann (▶ SVES aberrant geleitet).

Es werden nicht anhaltende ventrikuläre Tachykardien (< 30 s) und anhaltende ventrikuläre Tachykardien (> 30 s) unterschieden (Abb. 52). Anhaltende VTACs (evtl. mit ▶ R auf T-Phänomen) können sehr gefährlich werden, da diese nicht selten in ein ▶ Kammerflattern/-flimmern übergehen.

Aufgrund der schnellen Abfolge der einzelnen Aktionen und der fehlenden Vorhofaktionen ist die Hämodynamik des Ventrikels stark herabgesetzt. Dies führt schnell zu einer Minderversorgung des Gehirns. Schwindelattacken sind daher oft die Folge (gerade bei älteren Menschen mit einer Zerebralsklerose).

Ventrikuläre Tachykardien werden in die Lown-Klassifikation IV b (▶ Arrhythmie-Klassifikation) eingeordnet.

Abb. 52. *Anhaltende ventrikuläre Tachykardie.* Auf diesem vierminütigen Vollausschrieb ist in der Mitte eine anhaltende, monomorphe ventrikuläre Tachykardie über 1,5 min zu sehen. Benachbart finden sich weitere, zahlreiche ventrikuläre Tachykardien.

Für die Analyse:

- Die ventrikuläre Tachykardie findet sich bei den Systemangaben der ventrikulären Tachykardien (Tabelle, Trend, Ereignisausschrieb).

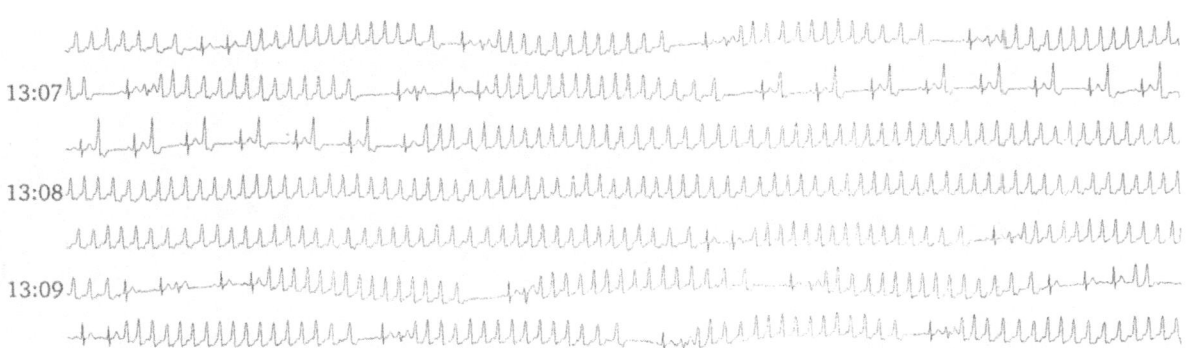

- Auch hier gelten wieder die allgemeinen Hinweise auf das ▷ Präexzitationssyndrom (WPW-Tachykardie) sowie die Möglichkeit der ▷ AV-junktionalen Tachykardie mit aberrierender Leitung (▷ Aberrante SVES).
- Die QRS-Komplexe sind > 0,12 s breit (> 0,14 s gilt als sichere VTAC).
- Wichtig ist ein ▷ Vollausschrieb eines größeren Zeitausschnittes, da der Auslösemechanismus und die Beendigung der ventrikulären Tachykardie von großer Bedeutung ist.

Spitzenumkehrtachykardie (Torsades de pointes)

Hierbei handelt es sich um eine Sonderform der ▷ ventrikulären Tachykardie bei der sich der QRS-Hauptvektor periodisch um seine eigene Achse dreht. Sie kann zu einem plötzlichen Herztod (Herzsekundentod) führen.

Oft sind Spitzenumkehrtachykardien Folgen eines ▷ proarrhythmischen Effektes durch Antiarrhythmika.

Abb. 53. *Spitzenumkehrtachykardie.* Am linken Bildrand ist noch ein normaler QRS-Komplex zu erkennen. Ihm folgt ein R auf T-Phänomen und eine Spitzenumkehrtachykardie. Es ist deutlich zu erkennen, wie die QRS-Komplexe spindelförmig in der Größe variieren. Dabei ändert sich regelmäßig die Richtung der QRS-Komplexe.

Spitzenumkehrtachykardien werden in die Lown-Klassifikation IV b (▷ Arrhythmie-Klassifikation) eingeordnet (Abb. 53).

Für die Analyse:

- Die Spitzenumkehrtachykardie findet sich je nach Systemidentifizierung unter den ventrikulären Ereignissen (VES, Couplet, VTAC – Ereignis, Tabelle, Trend).
- Da es sich bei einer Spitzenumkehrtachykardie um schnelle Frequenzen mit sich verändernden QRS-Komplexen handelt, ist es möglich, daß das System diese Phasen auch unter den Artefakten einordnet bzw. die einzelnen Komplexe nicht mehr einzeln auflösen kann.
- Wichtig ist ein ▷ Vollausschrieb eines größeren Zeitausschnittes, da der Auslösemechanismus und die Beendigung der Spitzenumkehrtachykardie von großer Bedeutung sind.
- Für die Spitzenumkehrtachykardie gelten dieselben allgemeinen Hinweise wie für die ▷ ventrikuläre Tachykardie.

Kammerflattern

Das *Kammerflattern* ist eine degenerierte Form der ventrikulären Tachykardie. Die Frequenz liegt in der Regel über 230 Schläge/min. Die R-R-Abstände sind sehr gleichmäßig. Im Gegensatz zur VTAC feh-

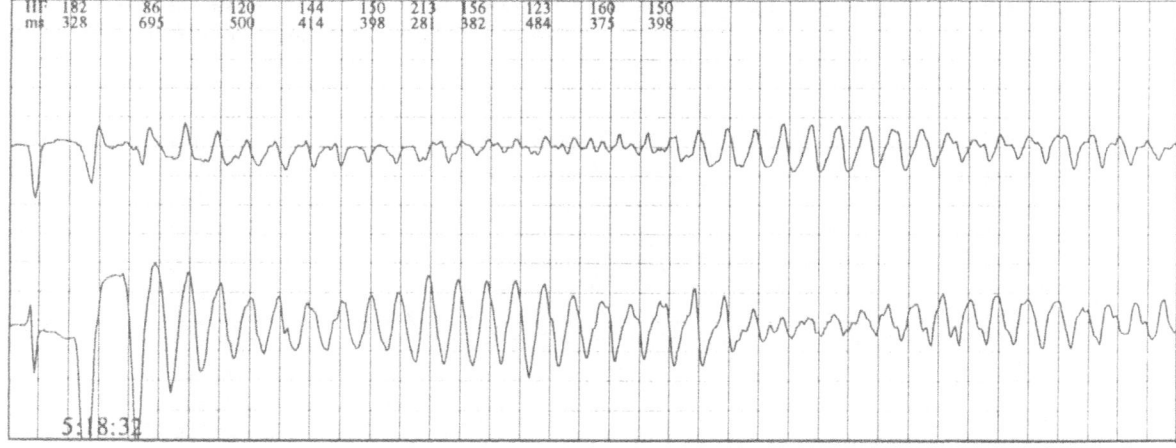

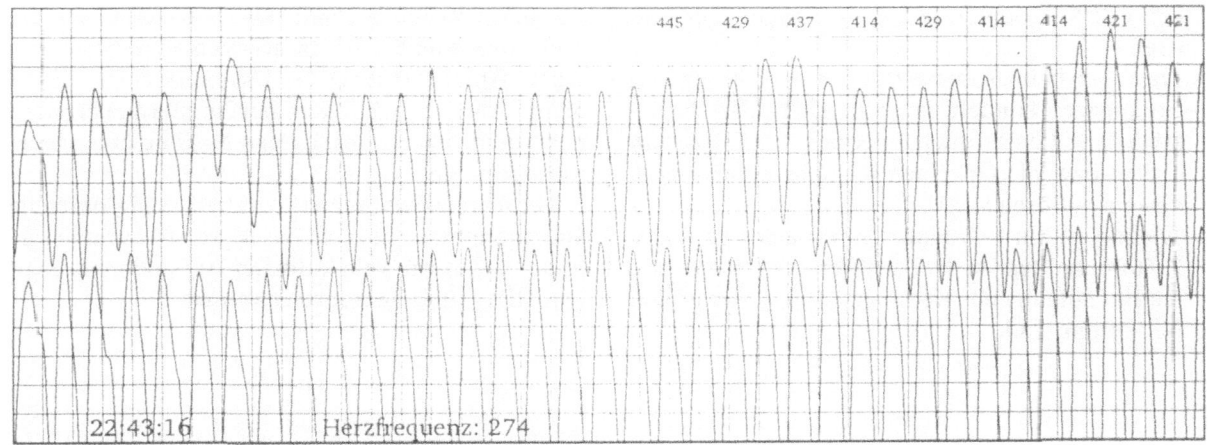

Abb. 54. *Kammerflattern*. Zu sehen ist eine schnelle Abfolge von monomorphen QRS-Komplexen (Herzfrequenz 274 Schläge/min). Beim Kammerflattern entsteht eine gleichmäßige Struktur, die isoelektrischen Anteile sind vollständig verschwunden.

len dem Kammerflattern die isoelektrischen Anteile (Linie) (▶ Definitionen im EKG). Die QRS-Komplexe laufen spitz zu, der QRS-Komplex ist > 0,14 s breit (Abb. 54).

Abb. 55. *Kammerflimmern*. Das Kammerflimmern hat mit dem normalen EKG nicht mehr viel gemeinsam. Der Kurvenverlauf ist ungeordnet, QRS-Komplexe sind kaum noch zu erkennen.

Die größte Bedeutung liegt in der Degeneration des Kammerflatterns zu einem plötzlichen ▶ Kammerflimmern, was den Herztod zur Folge hat.

Aufgrund der schnellen Abfolge der einzelnen Aktionen und der fehlenden Vorhofaktionen ist die Hämodynamik des Ventrikels stark herabgesetzt. Dies führt schnell zu einer Minderversorgung des Gehirns. Schwindelattacken sind daher oft die Folge (gerade bei älteren Menschen mit einer Zerebralsklerose).

Für die Analyse:

● Das Kammerflattern findet sich je nach System-identifikation unter den ventrikulären Ereignis-

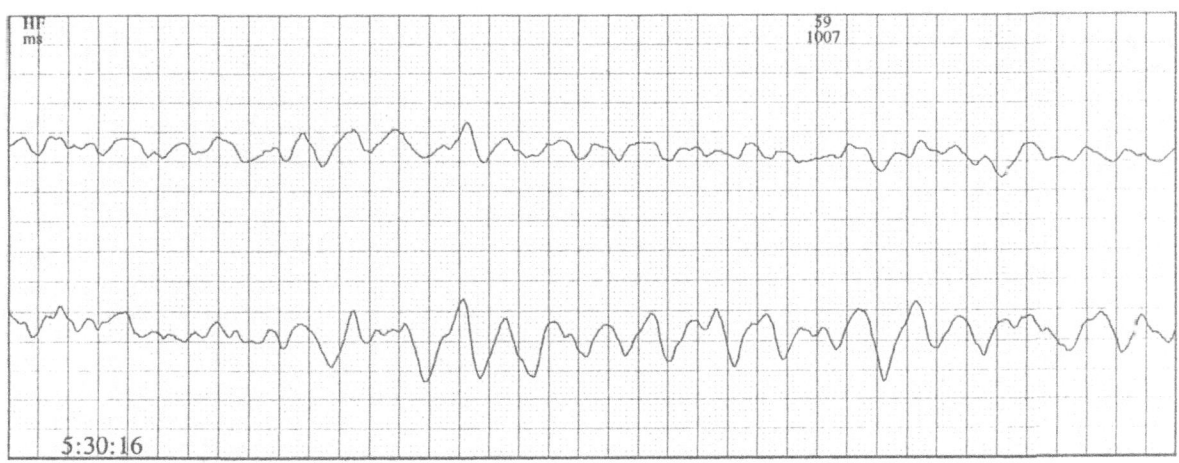

sen (VES, Couplet, VTAC – Ereignis, Tabelle, Trend).

● Da es sich beim Kammerflattern um sehr schnelle Frequenzen handelt, ist es möglich, daß das System diese Phasen auch unter den Artefakten einordnet bzw. die einzelnen Komplexe nicht mehr einzeln auflösen kann!

● Wichtig ist ein ▶ Vollausschrieb eines größeren Zeitabschnittes, da der Auslösemechanismus und die Beendigung des Kammerflatterns von großer Bedeutung sind.

gel über 250 Schläge/min. Die R-R-Abstände sind sehr unregelmäßig. Es finden sich keine isoelektrischen Anteile (Linie) (▶ Definitionen im EKG) mehr (Abb. 55). Das Kammerflimmern geht, wenn nicht defibrilliert wird, in eine Nullinie über (Herztod) (Abb. 56).

Da die elektrischen Aktivitäten völlig durcheinandergeraten sind, zuckt das Myokard nur noch. Es findet so gut wie kein kardialer Ausstoß mehr statt. Das EKG wirkt geradezu chaotisch.

Kammerflimmern

Das *Kammerflimmern* ist eine degenerierte Form des Kammerflatterns. Die Frequenz liegt in der Re-

● Das Kammerflimmern findet sich je nach Systemidentifikation unter den ventrikulären Ereignissen (VES, Couplet, VTAC – Ereignis, Tabelle, Trend).

● Da das Kammerflimmern keine QRS-Komplexe mehr aufweist, ist es möglich, daß das System diese Phasen auch unter die Artefakte einordnet!

● Wichtig ist ein ▶ Vollausschrieb eines größeren Zeitabschnittes, da der Auslösemechanismus und die Beendigung des Kammerflimmerns von großer Bedeutung sind.

Abb. 56. *Herztod im Langzeit-EKG.* Am oberen Bildrand ist eine letzte Phase mit absoluter Arrhythmie zu erkennen. Nach einem R auf T-Phänomen tritt sofort ein Kammerflattern in Form einer Spitzenumkehrtachykardie auf. Im weiteren Verlauf degeneriert das Kammerflattern zu einem Kammerflimmern, bis das EKG in einer Nullinie endet.

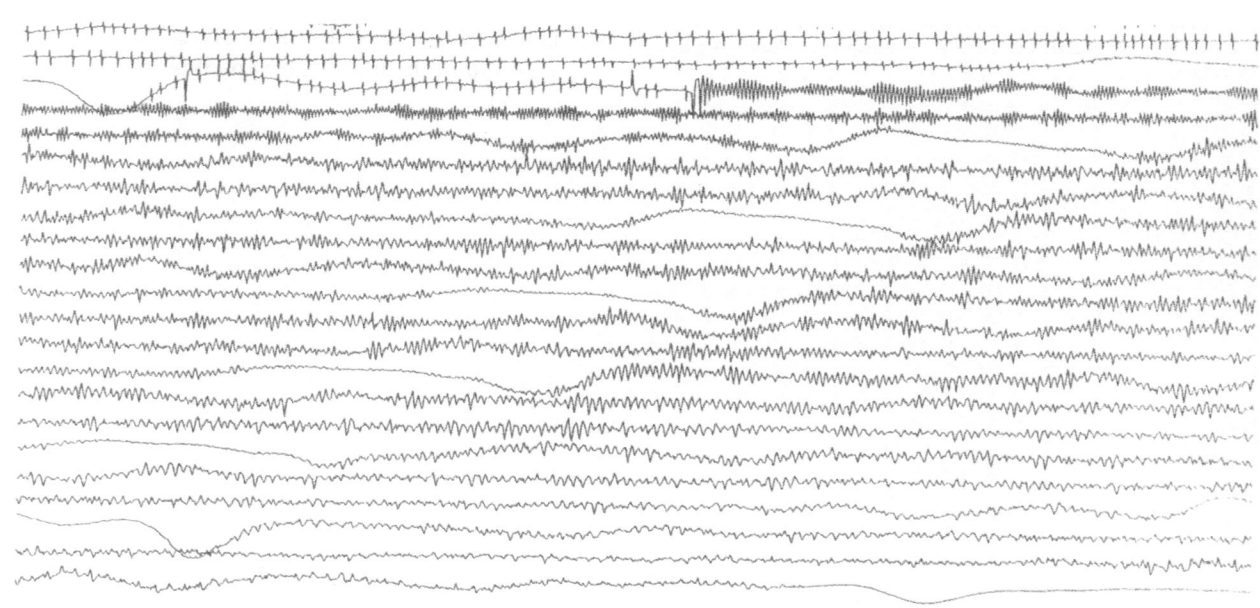

2.4 ST-Streckenanalyse (ST-Segmentanalyse)

Indikation

Die ST-Streckenanalyse im Langzeit-EKG findet im klinischen Alltag neben dem Belastungs-EKG, der Myokardszintigraphie oder den invasiven Diagnoseverfahren (z.B. Koronarangiographie) zunehmend an Bedeutung. Obwohl der Wert einer ST-Senkung im Langzeit-EKG sehr kritisch betrachtet werden muß, hat dieses Diagnoseverfahren seinen festen Stellenwert.

Folgende Indikationen sind für den klinischen Einsatz relevant:

- Erfassung von Ischämieereignissen bei allgemeiner Gebrechlichkeit des Patienten (u.a. periphere Verschlußkrankheiten, Beinamputation, usw.), wenn Ergometrie nicht möglich ist.
- Erfassung von „stummen Ischämien" (Ischämien ohne bemerkbare Beschwerden).
- Erfassung von Ischämien durch Koronarspasmen (Prinzmetal-Angina). Koronarspasmen treten spontan und nur sehr selten über den Tag (24 h) verteilt auf.
- Erfassung von Rhythmusstörungen während der Ischämiephasen.
- Kontrolle untypischer Angina pectoris-Beschwerden über längere Zeit hinweg.

Die Methodik und ihre Handhabung ist relativ einfach und unkompliziert. Da kein zusätzlicher materieller und technischer Aufwand nötig ist, kann die Ischämieerfassung im Langzeit-EKG auch in anderen klinischen Bereichen (z.B. Chirurgie) angewendet werden. Für die Aufnahme muß nur ein geeigneter Rekorder eingesetzt werden, die aufwendigere Analyse kann dem Kardiologen überlassen werden.

Vor einer Überbewertung der ST-Streckenanalyse im Langzeit-EKG muß aber dringend gewarnt werden. Die Möglichkeiten einer Fehlinterpretation von ▶ ST-Streckenhebungen/-senkungen sind sehr groß (▶ Artifizielle ST-Streckenveränderung). Deshalb eignet sich dieses Verfahren nicht dazu, die Diagnose „koronare Herzkrankheit (KHK)" zu sichern!

Die Hauptprobleme bei der Erfassung von ST-Streckenveränderungen im Langzeit-EKG lassen sich in zwei Bereiche einordnen. Ein Bereich erfaßt die Elektrodenanlage für die ST-Strecke. Der andere Bereich befaßt sich mit der technischen Problematik der Aufzeichnungsmethoden.

Computerunterstützte ST-Streckenanalyse

Eine computerunterstützte ST-Streckenanalyse kann mit jedem digital arbeitenden System durchgeführt werden, das mit einem entsprechenden Programm (▶ Technische Daten und Optionen (Analysesysteme)) ausgestattet ist. Um die Größe der ST-Streckenhebung/-senkung ermitteln zu können, muß ein ▶ Kalibrierungssignal in der Langzeit-EKG-Aufnahme vorhanden sein. Eine Vermessung der schwankenden ST-Strecke in mm bzw. mV ist dann möglich. Eine Änderung der ST-Strecke wird relativ zur normalen isoelektrischen Grundlinie gesehen. Als normal gilt die stabile isoelektrische Linie *vor* dem Ereignis einer möglichen Ischämie (ST-Streckenhebung/-senkung).

Um für den Analysecomputer die ST-Strecke erkennbar zu machen, werden in der Regel im EKG drei ▶ ST-Streckenmarkierungen definiert. Diese drei Meßpunkte werden dann vom Analysesystem in einem ▶ Algorithmus für jeden einzelnen Kanal verrechnet und über die Zeit hinweg in einem Trend aufgezeichnet.

Diese sehr effektive Methode der ST-Streckenberechnung kann auch Nachteile haben:

- Die Grundeinstellung (▶ ST-Streckenmarkierungspunkte) für die ST-Analyse sollte in einem stabilen EKG-Abschnitt gewählt werden. Liegt schon eine ST-Streckenveränderung vor, ist es u.U. möglich, daß das System diese ST-Streckenverhältnisse als normal betrachtet und somit die gesamte ST-Analyse verfälscht.
- Die ST-Streckenmarkierungspunkte, am Anfang der Analyse einmal eingestellt, sind *feste* Markierungen, die auch dann noch bestehenbleiben, wenn sich das EKG im Laufe der Aufzeichnung verändert (z.B. ▶ Schenkelblockierungen).
- Ein grundsätzliches Problem bei der ST-Streckenanalyse ist die QRS-Erkennung (Triggerung) des

Analysesystems. Die Markierungspunkte beziehen sich *immer* auf den QRS-Komplex. Somit ist eine exakte QRS-Erkennung Voraussetzung für eine ordentliche ST-Streckenvermessung. Liegt von vornherein ein EKG-Signal vor, welches klein oder artefaktüberlagert ist, muß überlegt werden, ob eine ST-Streckenanalyse überhaupt sinnvoll ist. Bei solchen EKGs ist eine Kontrolle des ST-Trends, am Monitor und auf Papier, unbedingt erforderlich.

Wie gut das Analysesystem mit den genannten Bedingungen umgeht, hängt im wesentlichen von der Qualität des ST-Streckenprogrammes ab. Da die entsprechenden Algorithmen z.T. sehr aufwendig sind (z.B. Verrechnung von bis zu sechs ST-Vermessungspunkten pro QRS-Komplex), bringt das Ausschalten der ST-Streckenvermessung u.U. eine Beschleunigung der Arrhythmieanalyse.

Problematik der Aufzeichnungsmethoden

Das Frequenzspektrum für die ST-Streckenaufzeichnung liegt zwischen 0,05 Hz und 10 Hz für die ST-Strecke und bis zu 100 Hz für den J-Punkt. Da manche Analysesysteme dazu neigen, die unteren Frequenzen zu verstärken, kann es zu einer Verzer-

rung der Signale und damit auch zur Verzerrung der ST-Strecke des EKG kommen. Dazu kommen die fehlende Linearität des Signales und Phasenverschiebungen bei der rekorderinternen Signalverarbeitung. Abhilfe schaffen aufwendige Filtereinheiten in Analysesystem und Rekorder.

Das ▷ Magnetband hat die Eigenschaft, hohe Frequenzen besser aufzunehmen als niedrige Frequenzen. Das führt dazu, daß die niederfrequenten Signale zusätzlich verzerrt werden können. Rekorder der neueren Generation arbeiten deshalb mit einer hochfrequenten Vormagnetisierung, um die niedrigen Frequenzen getreuer aufnehmen zu können. Digitale Aufzeichnungsmethoden (ob auf Festspeicher oder auf Band) haben deshalb einen Vorteil bezüglich der Aufzeichnung von ST-Streckenveränderungen.

Kalibrierung, Kalibrierungssignal

Um ein EKG, gleich welcher Art, in seiner vertikalen Größe messen zu können, muß es vorher geeicht worden sein. Diese Eichung übernimmt die *Eichzacke* bzw. das *Kalibrierungssignal*. Dieses Signal gibt an, wie hoch ein Ausschlag ist, der durch eine Spannung von 1 mV hervorgerufen wird. Die Eichung muß simultan für alle Kanäle durchgeführt werden und sollte im Idealfall 1 mV/cm betragen (Abb. 57).

Die Rekorder kalibrieren automatisch in der Regel etwa 8–15 min lang mit einer Frequenz von 60

Abb. 57. *Kalibrierungssignal.* Ein Kalibrierungssignal mit einer Größe von 1 mV/cm, einer Frequenz von 60 Impulsen/min und einer Impulsbreite von 0,06 s.

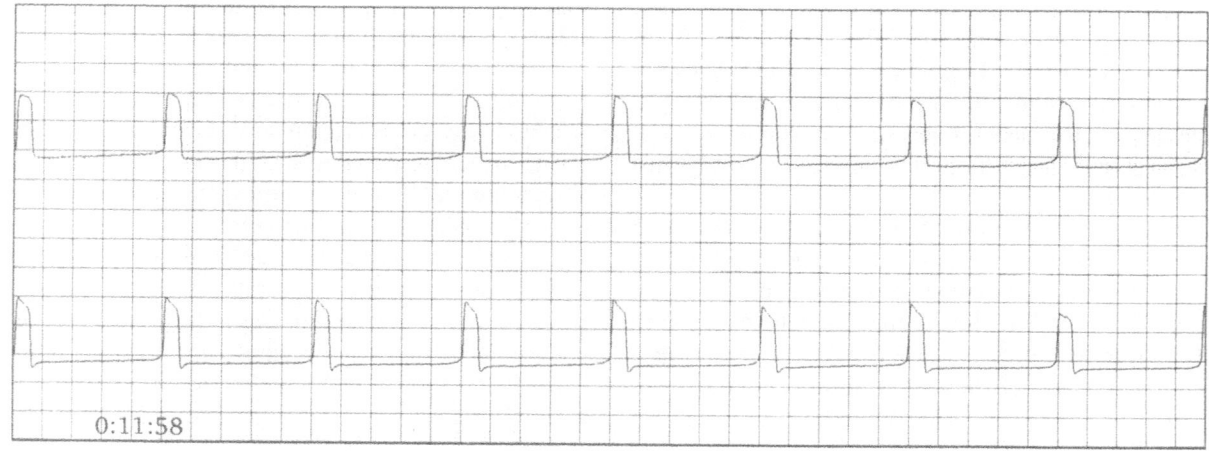

Signalen/min beim Einschalten oder beim Einlegen der Batterie. Nur bei älteren Modellen muß manuell, d.h. durch Drücken der Kalibrierungstaste kalibriert werden.

Achtung:

Bei Bändern, bei denen zunächst ein Vorspann abläuft, verkürzt sich die Kalibrierungszeit entsprechend der Länge des Vorspannes. Der Vorspann besitzt nicht die Fähigkeit, Signale aufzunehmen. Dies ist vor allem bei Analysesystemen von Bedeutung, die automatisch kalibrieren. Diese benötigen eine bestimmte Mindestkalibrierungszeit, um das Kalibrierungssignal zu übernehmen. Es muß deshalb darauf geachtet werden, daß die Kalibrierungsphase des Rekorders nicht zu kurz ist, und die Kalibrierung in dem Augenblick aufhört, in dem der Vorspann zu Ende ist. In einem solchen Fall sollte der Vorspann entsprechend von Hand vorgespult werden, damit der Rekorder direkt auf das Trägerband kalibrieren kann.

Unter Umständen ist es möglich, daß die Größe des Kalibrierungssignales in den verschiedenen Kanälen unterschiedlich ist (Abb. 106). Bei diversen Analysesystemen ist dies normal, da die Amplitudeneinstellung über das EKG-Signal und nicht über das Eichsignal erfolgt.

Es kann aber auch ein Hinweis dafür sein, daß die Kanäle des Rekorders unterschiedlich eingestellt sind bzw. sich verstellt haben.

Variiert die Größe der Kalibrierungssignale *innerhalb eines Kanales* über die gesamte Kalibrierungszeit hinweg, so kann davon ausgegangen werden, daß die Kalibrierungseinheit defekt ist.

Die *Kalibrierung im Analysesystem* erfolgt je nach Art des Systemes und nach Art des verwendeten Rekorders.

Eine *automatische* Kalibrierung erfolgt nur, wenn
- das Analysesystem diese Option besitzt, und
- ein Rekorder verwendet wird, der vom Hersteller des Analysesystems konzipiert worden ist. Die einzelnen Systeme reagieren nur auf die Kalibrierungssignale, die der Hersteller in „seinem" Rekorder installiert hat, und
- das Kalibrierungssignal eine konstante Größe aufweist, d.h. keinen Schwankungen unterworfen ist.

Sollte das Analysesystem nicht in der Lage sein, das Kalibrierungssignal automatisch zu übernehmen, so muß die Systemkalibrierung nachträglich *manuell* durchgeführt werden. Auf die einzelnen Verfahrensschritte kann hier nicht eingegangen werden, da sie in jedem System unterschiedlich sind. Grundsätzlich werden zwei Methoden unterschieden:
- die Kalibrierungssignale werden auf ein bestimmtes Maß vergrößert oder verkleinert, oder
- es müssen Markierungen gesetzt werden, die die Größe des Kalibrierungssignals definieren.

Dies gilt auch dann, wenn ein normalerweise automatisch kalibrierendes System, aus irgendeinem Grund nicht automatisch kalibriert.

Für die Analyse:

Wenn manuell kalibriert werden muß, sollten folgende Hinweise beachtet werden:
- Bei diversen Rekordern schwankt die Höhe der Eichsignale eine Zeit lang, bis der Rekorder in einer konstanten Größe kalibriert werden.
In einem solchen Fall – im Grunde eigentlich immer – sollte die Systemkalibrierung dort stattfinden, wo das Signal in Größe und Länge am stabilsten ist (in der Regel gegen Ende einer Kalibrierungsphase).
- Wenn in der Kalibrierungsphase des Rekorders ▶ Grundlinienschwankungen vorherrschen, sollte die Kalibrierung entweder auf einem „Wellengipfel" oder in einem „Wellental" gemacht werden, da dort das Signal den geringsten Schwankungen ausgesetzt ist.
- Das Kalibrierungssignal des Rekorders hat eine Signalbreite von 0,5 cm (bei 25 mm/s Ausschrieb) und eine Frequenz von 60 Impulsen/min. Sollte dies nicht der Fall sein, so kann das drei Gründe haben:
  - Die Rekordereichung ist falsch eingestellt (selten).
  - Das Band hat blockiert (entweder bei der Aufnahme des Eichsignales oder beim Abspulen des Bandes in der Einleseeinheit).
  - Es wurde beim Einlesen des Bandes eine verkehrte Ablaufgeschwindigkeit gewählt (falscher Rekorder oder falsche Geschwindigkeit am Laufwerk eingestellt (siehe Abb. 80, 100).

Auf jeden Fall sollte die Systemkalibrierung nochmals wiederholt werden, um auszuschließen, daß der Fehler nur bei einer kurzfristigen Blockierung des Bandes lag.

● Wenn schwankende Kalibrierungssignale innerhalb eines Kanales vorliegen, sollte die Einstellung nicht an einer Zacke mit Maximal- oder Minimalausschlag durchgeführt werden. In einem solchen Fall sollte ein Signal mittleren Maßes gesucht werden.

ST-Streckenmarkierung, Referenzpunkt

Damit ein Analysesystem in der Lage ist, eine ST-Streckenvermessung durchzuführen, muß es ihm möglich sein, die isoelektrische Grundlinie *vor* dem QRS-Komplex (▶ Definitionen im EKG) mit der ST-Strecke *nach* dem QRS-Komplex zu vergleichen. Die Definitionspunkte werden durch drei Markierungen (bei aufwendigeren Systemen u.U. auch mehr) definiert (Abb. 58), die in der Regel der Auswerter vor der Analyse für alle Kanäle einstellen muß:

● *Der erste Punkt* definiert die isoelektrische Grundlinie *vor* dem QRS-Komplex. Dieser Punkt sollte so nah wie möglich am QRS-Kom-

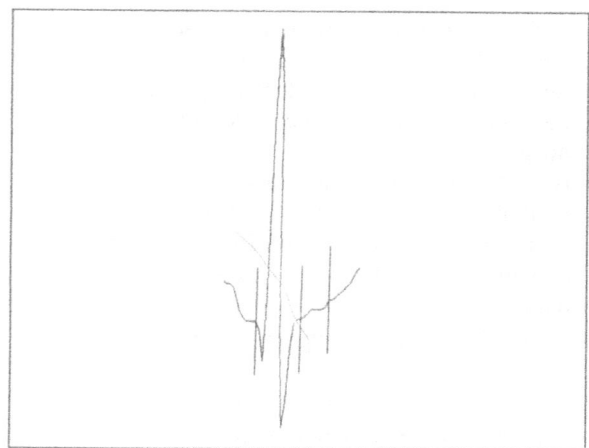

Abb. 58. *ST-Streckenmarkierungen.* Die Standardeinstellung für die ST-Streckenvermessung: der erste Meßpunkt auf der isoelektrischen Linie, kurz vor der S-Zacke; der zweite Meßpunkt kurz nach dem J-Punkt (S-Zacke); der dritte Meßpunkt 70 ms nach dem zweiten Meßpunkt.

plex, zwischen der P-Welle und der Q-Zacke, liegen, um mögliche Grundlinienveränderungen (z.B. durch Artefakte) zu minimieren. Dabei ist zu beachten, daß dieser Referenzpunkt nicht in der Q-Zacke liegt! Bei EKGs, bei denen die PQ Strecke sehr kurz oder durchhängend ist, sollte dieser Punkt so gewählt werden, daß er etwa in der Höhe der isoelektrischen Linie vor der P-Welle liegt.

● *Der zweite Punkt* definiert den J-Punkt (▶ Definitionen im EKG). Dieser Wert ist sehr bedeutend, da für die meisten Systeme die Veränderung des J-Punktes das Ausmaß der ST-Streckenveränderungen darstellt. Verschiedene Analysesysteme geben in ihren ST-Trends nur die Lage des J-Punktes an. Eine Absenkung/Hebung des J-Punktes *allein* entspricht aber noch keiner ST-Streckensenkung/-hebung! Anderseits gibt es keine ST-Senkung *ohne* J-Punkt-Senkung!

● *Der dritte Punkt* definiert den Verlauf der ST-Strecke (aszendierend, horizontal oder deszendierend). Dieser Vermessungspunkt sollte einen Abstand von 60–80 ms zur J-Punkt-Markierung haben. Wird der Abstand zu kurz gewählt, wird das System zu unempfindlich, ist der Abstand zu groß, so besteht die Gefahr, daß die Makierung in die T-Welle hineinfällt, was ebenfalls zu falschen Berechnungen führt.

Die grundlegenden Probleme für die Einstellung der ST-Streckenmarkierungen wurden in dem Absatz ▶ Computerunterstützte Streckenanalyse abgehandelt und sollten entsprechend beachtet werden.

Die gemessenen und verrechneten Abweichungen der ST-Strecke werden anschließend in einem ▶Trend festgehalten. Spezielle Algorithmen ermöglichen bestimmten Analysesystemen ein automatisches Heraussuchen von EKG-Beispielen mit signifikanten ST-Streckenereignissen. Diverse Analyseparameter für die ST-Strecke erlauben dem Auswerter eine gezielte Suche nach ischämischen Ereignissen.

ST-Streckensenkung/-hebung

Die Beurteilung der ST-Streckensenkung/-hebung (Abb. 59–61) im Langzeit-EKG wird üblicherweise in zwei Kategorien eingeteilt:

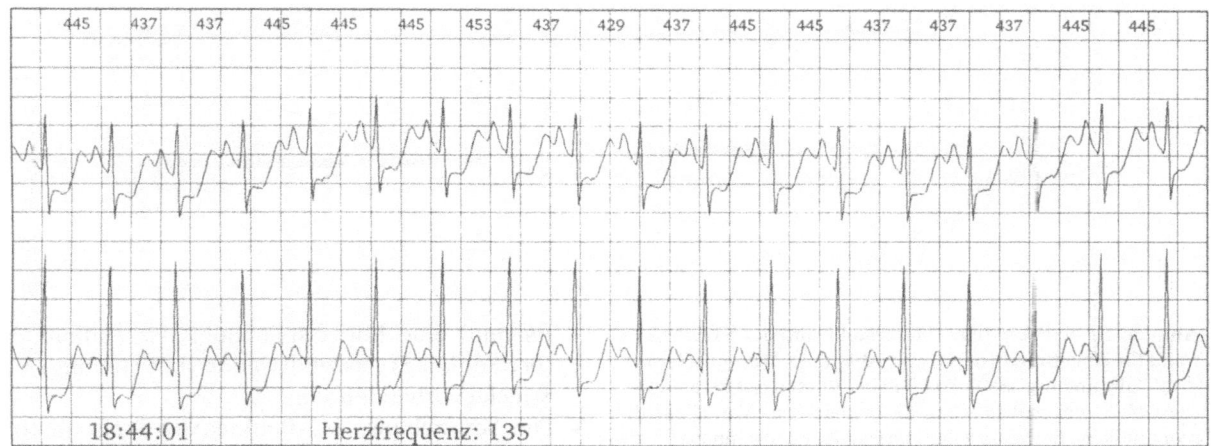

Abb. 59. *ST-Streckensenkung*. Es zeigt sich ein tachykarder Sinusrhythmus (HF 135) mit einer ausgeprägten ST-Strecken-senkung auf beiden Ableitungen. Das EKG wurde vorher kalibriert (1 cm = 1 mV) und weist eine ST-Senkung von −0,40 mV in Ableitung 1 und 2 auf.

Abb. 60. *Phase ST-Strecken-Senkung*. Dasselbe ST-Strecken-ereignis wie in Abb. 59 in einer Vollausschriebdarstellung. Hier ist das ischämische Ereignis von Anfang bis Ende zu sehen. Mit dem Frequenzanstieg ist eine ST-Streckensenkung zu beobachten, die Dauer des Ereignisses beträgt etwa 2 min. Der Vollausschrieb ist in diesem Fall von besonderer Bedeutung. Mit seiner Hilfe kann nicht nur die Entstehung der ST-Senkung beurteilt werden (Tachykardie), es kann so auch eine Lagetypänderung ausgeschlossen werden.

● Die Parameter im Langzeit-EKG selbst (▶ zirkadiane Rhythmik) und

● Das Verhältnis von ▶ Patientenprotokoll und EKG.

Für die Analyse:

Parameter für das EKG:

● Das Langzeit-EKG-Signal *muß* vorher kalibriert worden sein, so daß 1 mV ≙ 1 mm.

   Achtung: Bei Langzeit-EKG-Aufnahmen, die unkalibriert vom Analysesystem eingelesen wurden, darf auf keinen Fall eine ST-Streckenanalyse durchgeführt werden! Das Analysesystem wählt eine Signalverstärkung nach eigenem Ermessen, was dazu führt, daß auch Veränderungen der ST-Strecke verstärkt bzw. vermindert werden!

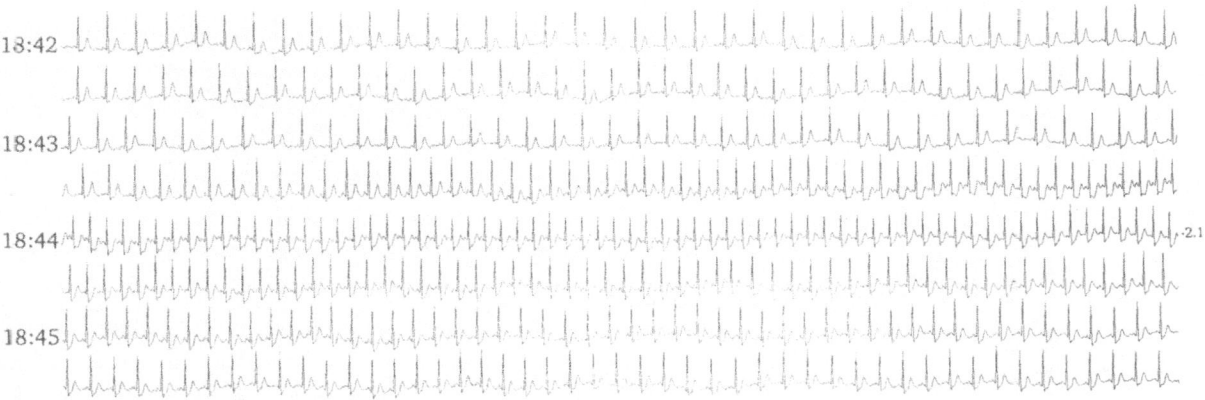

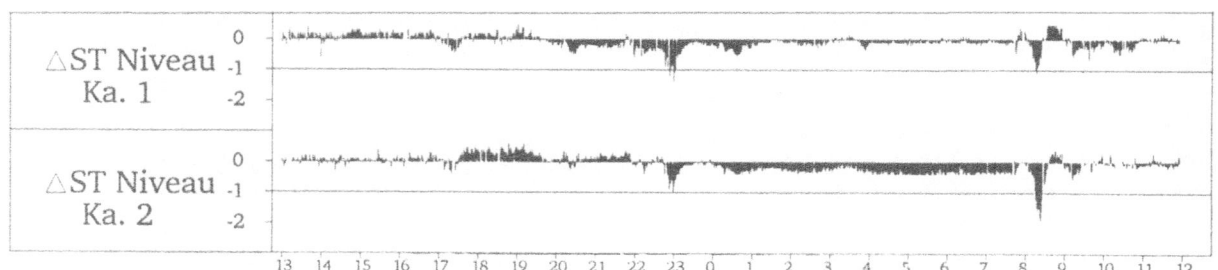

Abb. 61. *ST-Streckentrend.* Dargestellt sind der ST-Strecken-trend für Ableitung 1 (oben) und Ableitung 2 (unten). Um ca. 22.45 Uhr und um ca. 08.30 Uhr sind Phasen mit einer deutlichen ST-Streckenabsenkung zu beobachten. Vor allem die morgendliche Senkung geht deutlich über 1 mV hinaus (▷ zirkadiane Rhythmik). Der 24 Stunden-Trend zeigt hier sehr übersichtlich die Verteilung der einzelnen ST-Streckenepisoden.

- Es muß von vornherein ein normales EKG ohne ST-Streckenveränderung in Ruhe vorliegen!
- Es darf kein Blockbild, kein Schrittmacher-EKG, kein WPW-Syndrom und keine linksventrikuläre Hypertrophie (negatives T) vorliegen.

Abb. 62. *Artifizielle ST-Streckenhebung.* In der oberen Ableitung ist eine ausgeprägte ST-Streckenhebung und in der unteren Ableitung ein terminal negatives T zu beobachten. Formal könnte hier ein akut ischämisches Ereignis vermutet werden. In einem Vollauschrieb konnte jedoch festgestellt werden, daß diese EKG-Veränderungen die gesamte Nacht hindurch vorhanden waren. Es handelt sich somit um eine artifizielle ST-Streckenveränderung.

- Es muß eine horizontale oder deszendierende (bei Senkung) / aszendierende (bei Hebung) ST-Strecke vorhanden sein.
- Die Abweichung des J-Punktes von der isoelektrischen Linie (▷ Definitionen im EKG) muß mindestens 10 % der R-Amplitude aber mind. 0,1 mV* betragen und mindestens 1 min* anhalten.
- Der Wert des 2. ST-Strecken-Meßpunktes sollte nicht über (bei Senkung)/unter (bei Hebung) dem des J-Punktes liegen.
- Die einzelnen Episoden müssen mindestens 1 min* Abstand von einander haben.
- Ein Einfluß von Medikamenten muß ausgeschlossen werden.
- Es darf keine ST-Streckenveränderung bei Lagewechsel (vgl. Abb. 3) auftreten.

Das Verhältnis zum ▷ Patientenprotokoll:
- Der Autor vertritt die Auffassung, daß bei Angaben großer körperlicher Belastung, Angina pec-

---

* = 1-1-1 Regel

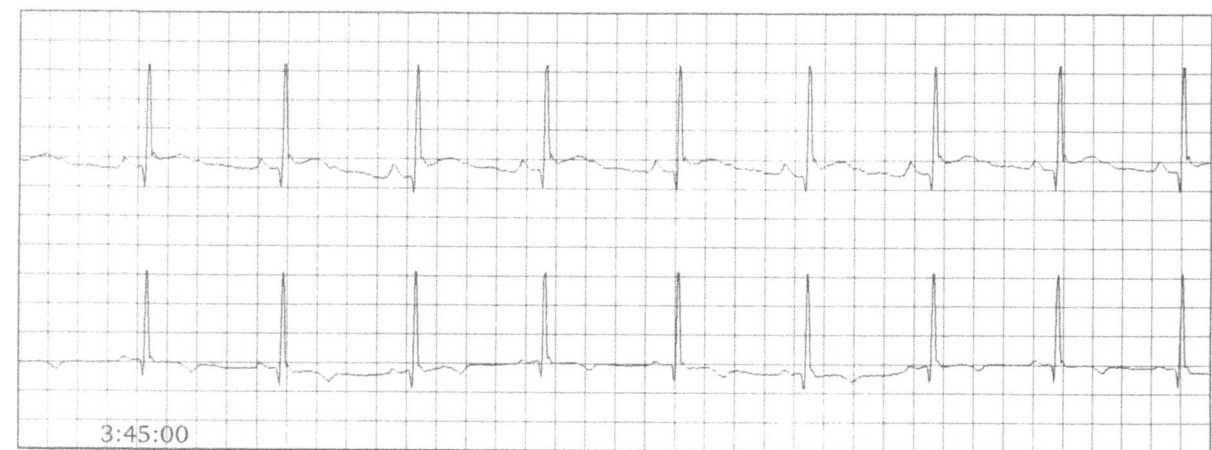

3:45:00

toris oder ähnlichen Beschwerden im Protokoll, die zeitgleich mit dem ischämieverdächtigen EKG verlaufen, die oben genannten Parameter auch mit geringeren Werten akzeptiert werden können.

Artifizielle ST-Streckenveränderungen

Eine besondere Form der ST-Streckenveränderung stellen die *artifiziellen ST-Streckenveränderungen* dar. Sie sind deshalb so gefährlich, weil sie oft im Verlauf eines normalen Langzeit-EKG auftreten und somit als signifikante ST-Streckenveränderungen fehlinterpretiert werden können.

Artifizielle ST-Streckenveränderungen können verschiedene Ursachen haben:

- Eine Lagetypveränderung des EKG (▷ Lagetyp). Besonders häufig nachts zu beobachten, wenn der Patient ins Bett geht oder sich im Bett dreht (Abb. 3).
- Bei einer allmählichen oder plötzlichen Vergrößerung des EKG-Signals. Dies kann mit einer latenten Impedanzzunahme zusammenhängen, die durch eine sich lockernde Elektroden-Haut Ver-

Abb. 63. *Phase artifizieller ST-Streckensenkung.* Ähnlich wie im Vollausschrieb in Abb. 60 kann hier eine ST-Streckensenkung unter einem Frequenzanstieg beobachtet werden (von 19.46 Uhr bis 19.48 Uhr). Auch in diesem EKG kommt es zu einer deutlichen ST-Senkung. Betrachtet man das EKG vor und nach dem Ereignis, so kann man feststellen, daß von vornherein negative T-Wellen vorhanden sind. Die Phase mit der ST-Senkung ist somit nicht verwertbar, es handelt sich um eine artifizielle ST-Streckensenkung.

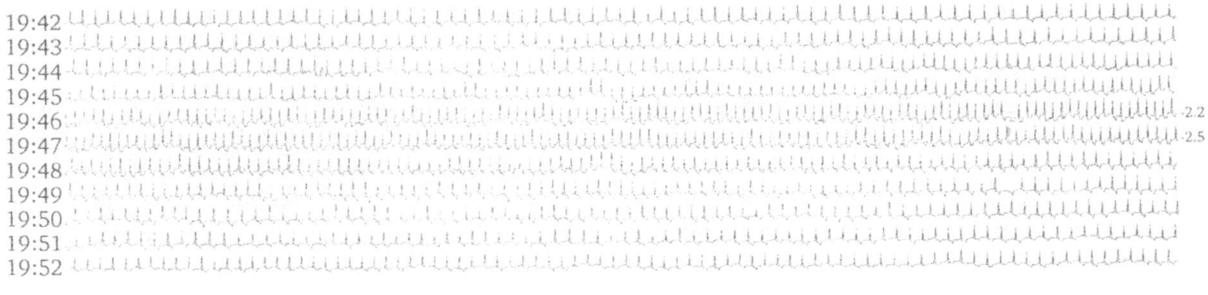

bindung zustande kommt (▷ Artefakte der Elektrode).

- Falsche Amplitudeneinstellung des EKG-Signals. Eine ▷ Kalibrierung des EKG-Signals schafft in der Regel Klarheit.
- Bei ausgeprägten Hypertrophiezeichen (terminal- oder präterminal-negative T-Welle) sind häufig ST-Streckenveränderungen zu beobachten (Abb. 63). Sie gehören zum EKG-Bild dazu.
- Artifizielle ST-Streckenveränderungen können auch ableitungsbedingt sein. Eine Wiederholung des Langzeit-EKG mit anderen ▷ Ableitungen kann u.U. Abhilfe schaffen (Abb. 62).

2.5 Schrittmacher

Computerunterstützte Schrittmacheranalyse

Ein bis heute bestehendes, großes Problem bei der Analyse von Langzeit-EKGs bilden die Schrittmacher-EKGs. Ihre Problematik liegt gleich in mehreren Bereichen, die sich in der Summe noch verstärken. Es gibt verschiedene Problembereiche:

- Die Schrittmachertechnologie als solche. Bei dem immerwährenden Fortschritt der Schrittmacherentwicklung wird es zunehmend schwerer, der schrittmachereigenen Logik während der Aufzeichnung, d.h. während der Funktion im Alltag, zu folgen. Artefakte im EKG erschweren oftmals die Interpretation der Schrittmacherlogik noch zusätzlich.
- Das Langzeit-EKG-Analysesystem bedarf einer oftmals sehr teuren und nicht selten wenig vielver-

sprechenden Zusatzsoftware, ohne die eine effektive Schrittmacheranalyse nicht möglich ist.

● Der Rekorder wiederum ist das Schlüsselelement in der Kette der Schrittmacheranalyse. Er muß:
  – Einen eigenen Schrittmacherkanal beinhalten, der die Schrittmacherimpulse gesondert aufzeichnet und sie für das Analysesystem erst verfügbar macht.
  – Die Fähigkeit besitzen, selbst schwache (bipolare) Impulse zu detektieren.
  – Die z.T. extrem hohen Schrittmacherimpulsfrequenzen (600–800 Hz) auch auflösen können, d.h. die Impulse im EKG sichtbar machen können (oft nur in Verbindung mit dem zusätzlichen Schrittmacherkanal möglich).

Werden die angegebenen technischen Bedingungen nicht erfüllt, so ist eine Schrittmacheranalyse im Langzeit-EKG zwar nicht ausgeschlossen, sie wird aber erheblich erschwert. Da die Analyse- und Definitionsparameter einer Rhythmusanalyse nicht für Schrittmacherereignisse gemacht sind, können nicht alle Fehlfunktionen eines Schrittmachers automatisch erkannt werden (z.B. ▶ nicht übergeleiteter Schrittmacherimpuls).

Wegen der genannten Probleme, können die Hilfestellungen *für die Analyse* nur ein Mindestmaß an Information beinhalten. Es wird davon ausgegangen, daß ein Analysesystem zur Verfügung steht, welches mit keiner der genannten technischen Zusatzbedingungen ausgestattet ist. Eine Hilfestellung zur Analyse eines schrittmachertauglichen Systems kann nicht gegeben werden. Die Verfahrensweisen zur Identifikation und computerisierten Verarbeitung von Schrittmacherschlägen sind von Hersteller zu Hersteller sehr unterschiedlich und komplex.

Pausenparameter

Der einzige und effektivste Weg, eine grobe Schrittmacherfehlfunktion (wie auch bei Überleitungsstörungen! ▶ AV-Block, ▶ SA-Block) im Langzeit-EKG zu entdecken, geht bei schrittmacheruntauglichen Analysesystemen über die Pausenfunktion. Bei der Auswertung einer Schrittmacheraufnahme wird davon ausgegangen, daß das System jedes Ereignis erkennt (z.B. ▶ Nicht übergeleiteter Schrittmacherimpuls, ▶ Stimulationsverzögerung), wel-

ches länger ist als das im Pausenparameter definierte R-R-Intervall (Abb. 64). Somit kann das Analysesystem individuell auf die Arbeitsfrequenz eines jeden Schrittmachers eingestellt werden.

Die Herzfrequenz (HF) wird in folgender Tabelle auf den Abstand der R-R-Intervalle (Schrittmacherspikes) in ms umgerechnet:

HF/min	R-R-Intervall (ms)
20	3000
25	2400
30	2000
35	1714
40	1500
45	1333
50	1200
55	1091
60	1000
65	923
70	857
75	800
80	750
85	706
90	667
95	632
100	600

Das Pausenkriterium funktioniert aber nur so gut, wie das Analysesystem die EKG-Signale verarbeitet. Bei Auftreten von Artefakten während der Pausenereignisse wird das System nicht reagieren. Entweder akzeptiert das System das Artefakt als Normalschlag, oder das Artefakt wird als solches erkannt und aus der Analyse herausgenommen. Ebensolches gilt für Ersatzschläge, Extrasystolen oder die Schrittmacherspikes, die je nachdem als normal oder Extrasystole klassifiziert werden. Auf jeden Fall ist ein schrittmacheruntaugliches System *nicht* in der Lage, Schrittmacherfunktion und Herzfunktion in Beziehung zu setzen!

Ein Problem bei der Verwendung der Pausenfunktion zur Analyse von Schrittmacheraufnahmen produzieren die Hersteller inzwischen selbst. Viele Hersteller von Analysesystemen haben ihre Software in Optionen (▶ technische Daten und Optionen) unterteilt. Um auch möglichst viele dieser Pro-

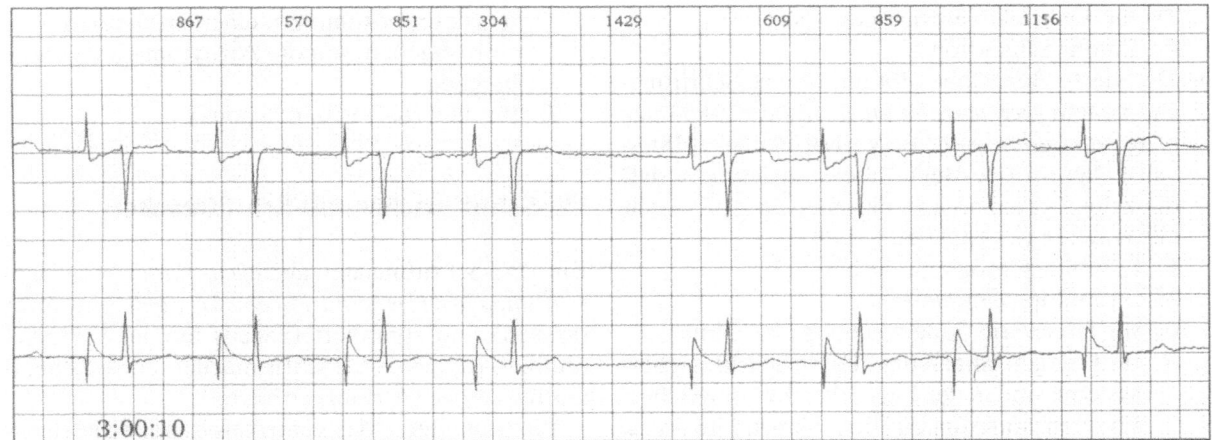

Abb. 64. *Pausenparameter.* Nach vier schrittmacherinduzierten Herzaktionen, ist ein plötzlicher Schrittmacherausfall zu beobachten. Dieser Schrittmacherausfall kann auch ohne ein schrittmachertaugliches Analysesystem erkannt werden. Wird der Pausenparameter z.B. auf 1300 ms eingestellt, wird das System diese Pause mit 1429 ms als pathologisch identifizieren.

grammoptionen verkaufen zu können, wurde die Pausenfunktion absichtlich begrenzt (in der Regel > 1300 ms). Eine Obergrenze von 1300 ms erfaßt jedoch nur noch eine Herzfrequenz von 46 Schlägen/min und kann so nicht mehr für Schrittmacheranalysen genommen werden. Ein Zukauf des Schrittmacherprogrammes wird unerläßlich.

Für die Analyse:

- Bei Schrittmachern, die frequenzadaptiert arbeiten (▶Schrittmacherterminologie) sollte der Pausenparameter auf die niedrigste erlaubte Schrittmacherfrequenz eingestellt werden. Dabei besteht natürlich die Gefahr, daß Fehlfunktionen im höheren Stimulationsfrequenzbereich vom System übersehen werden. Nimmt man aber einen höheren Frequenzbereich, so bekommt man zu viele falsch-positive Ergebnisse, da das System alle R-R-Intervalle des unteren Frequenzspektrums als pathologisch sieht und entsprechend zählt.
- Zu beachten ist, daß auch festfrequentierte Schrittmacher bestimmte Schwankungsbereiche

haben. Auch dadurch kann das Analysesystem zu falsch-positiven Ergebnissen kommen.

Schrittmacherterminologie

Schrittmacher werden nach ihrer Funktionsweise in mehrere Kategorien eingeteilt und mit bis zu fünf Buchstaben gekennzeichnet.

- Der erste Buchstabe beschreibt den Ort der *Schrittmacherstimulationselektrode(n) (Pacing-Elektrode):*
  - *A* für atrial (Vorhof),
  - *V* für ventrikulär (Ventrikel),
  - *D* für dual (Vorhof und Ventikel)
  - *S* für single (Vorhof oder Ventrikel), nur für externe Schrittmacher
  - *0* für ohne Funktion
- Der zweite Buchstabe beschreibt den Ort der *Ortungselektrode(n) (Sensing-Elektrode):*
  - *A* für atrial (Vorhof),
  - *V* für ventrikulär (Ventrikel),
  - *D* für dual (atrial und ventrikulär)
  - *S* für single (Vorhof oder Ventrikel), nur für externe Schrittmacher
  - *0* für ohne Funktion
- Der dritte Buchstabe beschreibt den *Antwortmechanismus* auf ein bestimmtes „Herzereignis":
  - *I* für inhibiert (Auslassen eines Schrittmacherimpulses),
  - *T* für getriggert (R-getriggert)

D für dual (inhibiert und getriggert)

0 für ohne Funktion

● Der vierte Buchstabe gibt an, ob das Schrittmachersystem *frequenzabhängig* arbeitet und/oder *programmierbar* ist (z.B. Vorhof-Ventrikel Intervall). Dieser Code-Buchstabe ist so definiert, daß die zuletzt genannten Funktionen (z.B. R) auch alle anderen (P,M,C) beinhalten.

P für einfach programmierbar

M für multiprogrammierbar

C für Telemetrie (Überwachung über Funk)

R für Frequenzanpassung. Diese Schrittmachersysteme sind in der Lage, die physiologischen Frequenzänderungen des Sinusknotens zu „imitieren".

● Der fünfte Buchstabe wird bei *antitachykarden Schrittmachern* verwendet:

P für pacing. Schrittmacher, die mit hoher Stimulationsfrequenz eine ventrikuläre Tachykardie „überstimulieren" um anschließend eine Normalfrequenz zu erreichen.

S für Schock. Schrittmacher, die als Defibrillatoren fungieren und bei auftretendem Kammerflattern/-flimmern einen größeren Stromstoß abgeben, um die Arrhythmien zu unterbrechen.

D für dual (pacing und Schock)

VVI-Schrittmacher, AAI-Schrittmacher

Ein VVI-Schrittmacher, auch *ventrikulärer Bedarfsschrittmacher (Demand-Pacemaker)* genannt, ortet (sensed) und stimuliert (paced) nur im Ventrikel (Abb. 65), ein AAI-Schrittmacher entsprechend nur im Vorhof (Atrium) (Abb. 66).

Ein Stimulieren des Ventrikels durch den Schrittmacher wird verhindert (inhibiert), wenn der Schrittmacher eine ventrikuläre Aktivität ortet (sensed). Stellt der Schrittmacher keine ventrikulären Aktivitäten fest, wird nach einer vorher definierten Zeit (üblicherweise 0,83 s) ein Impuls abgegeben, um einen Herzschlag auszulösen. Das Ergebnis ist ein Schrittmacher-Ersatzrhythmus, der immer dann einspringt, wenn die Herzfrequenz das vorher festgelegte Limit unterschreitet.

DVI-Schrittmacher

Auch *AV-sequenzieller Schrittmacher* genannt. Ein DVI-Schrittmacher stimuliert beide Kammern (Vorhof und Ventrikel). Eine Ortungselektrode befindet sich aber nur im Ventrikel. Die Funktion entspricht

Abb. 65. *VVI-Schrittmacher.* Auf diesem EKG ist kein Vorhofrhythmus erkennbar. Nach einem deutlichen Schrittmacherspike in der unteren und einem kaum erkennbaren Spike in der oberen Ableitung folgt ein erheblich deformierter und verbreiterter QRS-Komplex. Hier handelt es sich um einen VVI-Schrittmacher, welcher konstant das Herz stimuliert.

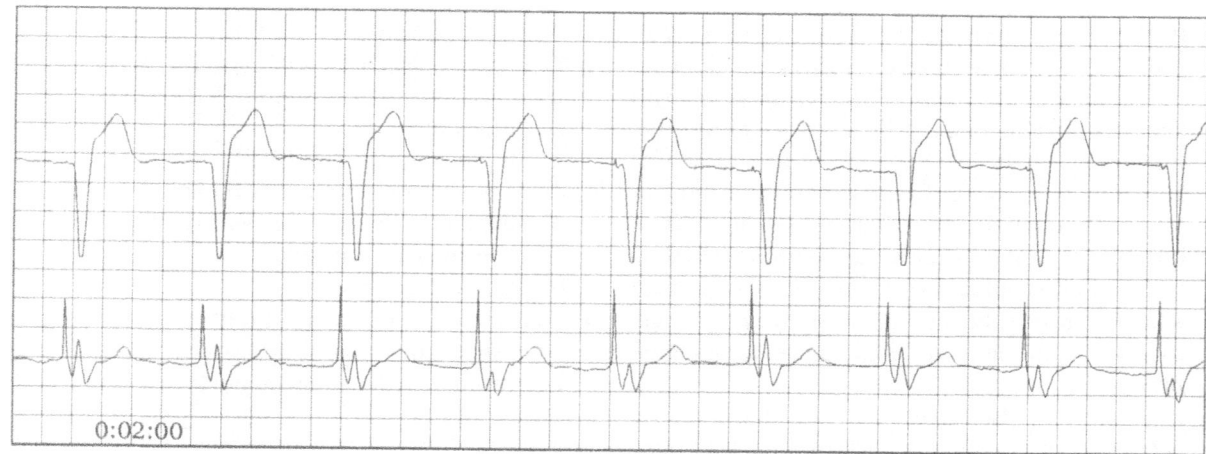

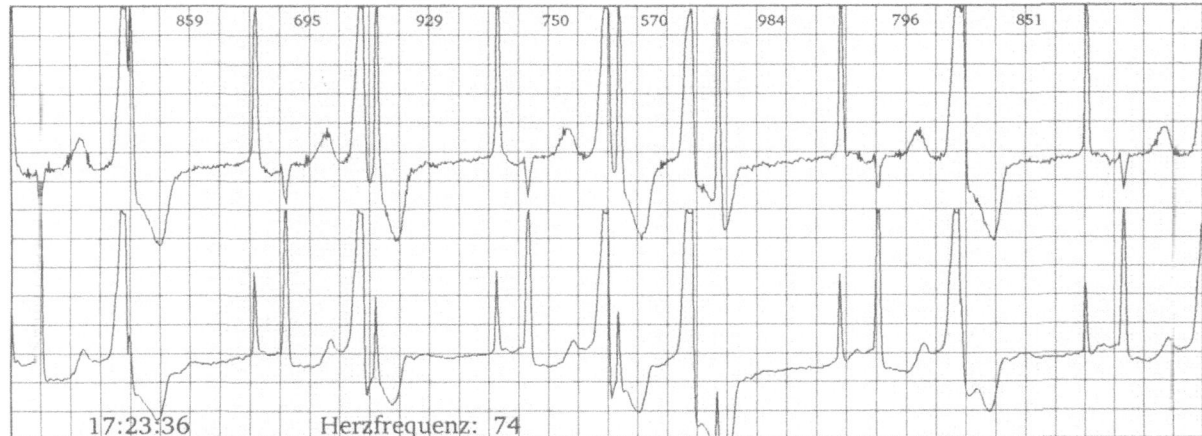

859   695   929   750   570   984   796   851

17:23:36   Herzfrequenz: 74

Abb. 66. *AAI-Schrittmacher.* Betrachtet man – der Einfachheit halber – die untere Ableitung, so fällt, neben den Schrittmacheraktionen, noch eine ausgeprägte ventrikuläre Extrasystolie auf. Zwischen den Extrasystolen fallen, im konstanten Schrittmacherrhythmus, weitere Spikes ein. Hierbei handelt es sich um einen AAI-Schrittmacher, welcher durch seine fehlende Kammerelektrode die ventrikulären Extrasystolen nicht erkennt und somit die Vorhöfe festfrequent weiterstimuliert.

dem VVI (vgl. Abb. 65), nur daß auch der Vorhof mitstimuliert wird, um so eine physiologische Arbeitsweise des Herzens und dadurch ein höheres Herzminutenvolumen (Cardiac output) zu erreichen.

Ein Nachteil bei dieser Art der Funktionskodierung wird in diesem Fall deutlich. Die Kodierung DVI sagt nämlich nicht aus, ob nach einer Vorhofstimulation auch eine Kammerstimulation erfolgen muß, oder ob bei der Überleitung des Impulses eine Inhibierung der Kammerelektrode erfolgt. Manche Schrittmacherhersteller fügen deshalb ein „c" für committed ein, was besagt, daß eine Ventrikelstimulation unbedingt stattfinden muß.

DDD-Schrittmacher

Der DDD-Schrittmacher ortet und stimuliert in beiden Kammern (Vorhof und Ventrikel). Daraus ergeben sich drei verschiedene Arten einer Stimulation:

- *Die Vorhofstimulation*
  Der Schrittmacher ortet keine Vorhof- oder Ventrikelaktivität und gibt einen elektrischen Impuls an die Vorhofelektrode ab. Wenn die Überleitung intakt ist, geht der Impuls normal auf den Ventrikel über.
- *Die Ventrikelstimulation*
  Der Schrittmacher ortet eine Vorhofaktivität aber keine Ventrikelaktivität. Er übernimmt die elektrische Vorhofaktivität und gibt einen elektrischen Impuls an die Ventrikelelektrode ab.
- *Die Zweikammerstimulation*
  Der Schrittmacher ortet keine Vorhof- oder Kammeraktivität und gibt einen elektrischen Impuls an die Vorhofelektrode ab. Wenn der Impuls nicht normal übergeleitet wird und somit keine ventrikuläre Reaktion erfolgt, wird ein entsprechender Impuls an die Ventrikelelektrode abgegeben (Abb. 67).

Bipolare Stimulation, Unipolare Stimulation

Jeder Schrittmacher braucht für die Stimulation einen Plus (+)-Pol und einen Minus (−)-Pol, damit ein elektrischer Strom fließen kann. Bei einer *unipolaren Stimulation* ist der Minus-Pol die Stimulationselektrode und der Plus-Pol der Schrittmacher selbst. Bei *bipolaren Schrittmachern* liegen die beiden Pole dicht nebeneinander auf der Stimulationselektrode. Dies hat den großen Vorteil, daß der elektrische Widerstand zwischen den beiden Polen

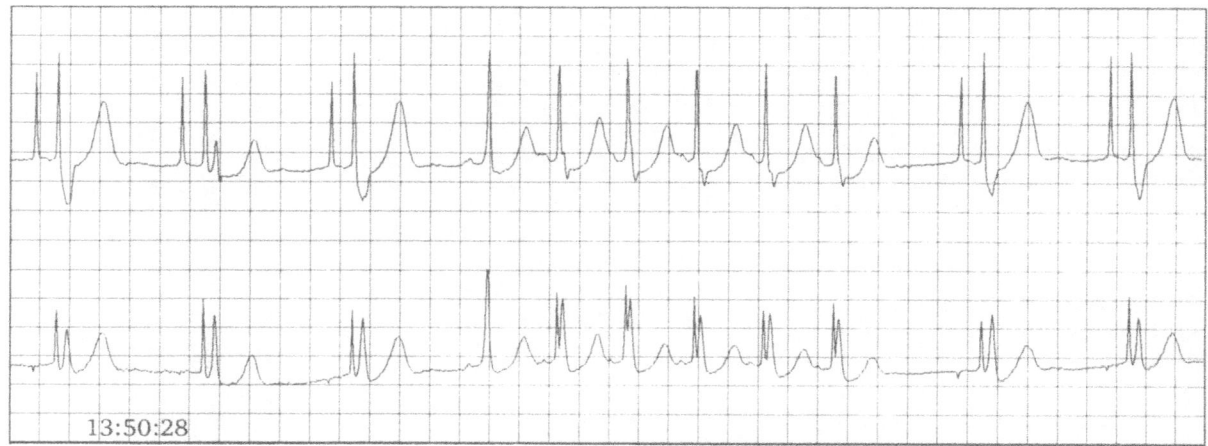

Abb. 67. *Die wichtigsten Funktionsmechanismen eines DDD-Schrittmachers.* Die ersten drei Herzaktionen entstanden aus einer schrittmacherinduzierten Vorhof- und Kammerstimulation. Der vierte Schlag wurde durch ein vorzeitiges, atriales Zentrum induziert und normal über den AV-Knoten geleitet. Der Schrittmacher hat diese Aktionen richtig erkannt und komplett inhibiert. Die darauffolgende, supraventrikuläre Tachykardie wurde von der Vorhofelektrode richtig erkannt (P-Wellen sichtbar), vom Schrittmacher übernommen und an die Ventrikelelektrode weitergegeben. Danach setzt der Schrittmacher wieder korrekt ein und stimuliert beide Kammern.

Abb. 68. *EKG eines bipolaren Schrittmachers.* Diese EKG-Darstellung bietet ein eindrucksvolles Beispiel eines bipolaren Schrittmacher-EKG. Nur mit großer Mühe lassen sich kleinste Schrittmacherspikes vor jeder P-Welle ausmachen. Ohne einen separaten Schrittmacherkanal wird der Auswerter erhebliche Probleme mit der Auswertung haben.

bedeutend geringer ist und somit weniger Energie vom Schrittmacher benötigt wird. Dadurch wird auch das u. U. recht unangenehme Muskelzucken reduziert. Das Implantieren bipolarer Sonden ist jedoch etwas schwieriger, da sichergestellt werden muß, daß beide Kontakte gut mit dem Herzen verbunden sind.

Für die Analyse:

- Können die unipolaren Schrittmacherspikes im Langzeit-EKG durch ihre Größe meist sehr gut identifiziert werden (vgl. Abb. 66), so hat man mit den bipolaren Schrittmacherspikes meist große Mühe (Abb. 68). Durch die geringen Ener-

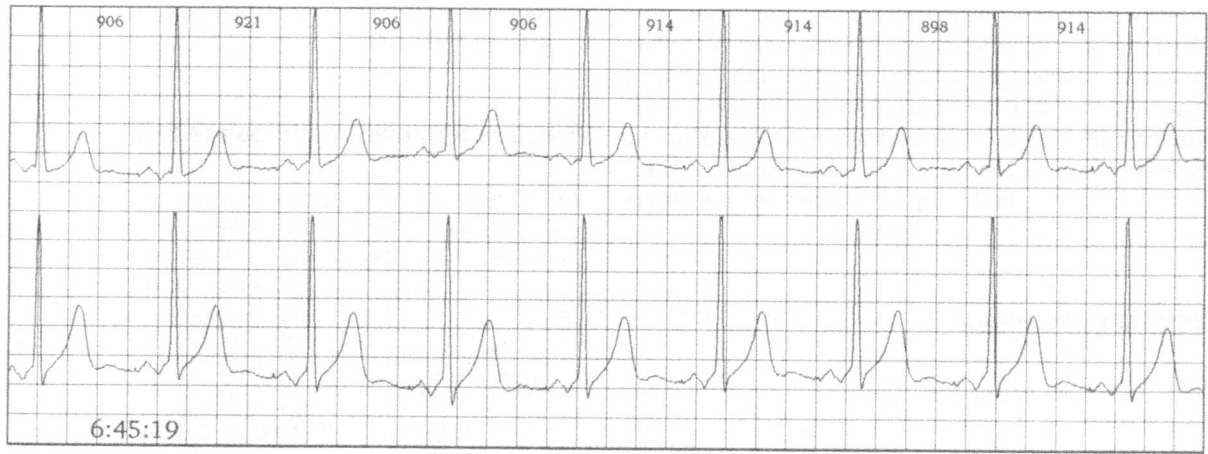

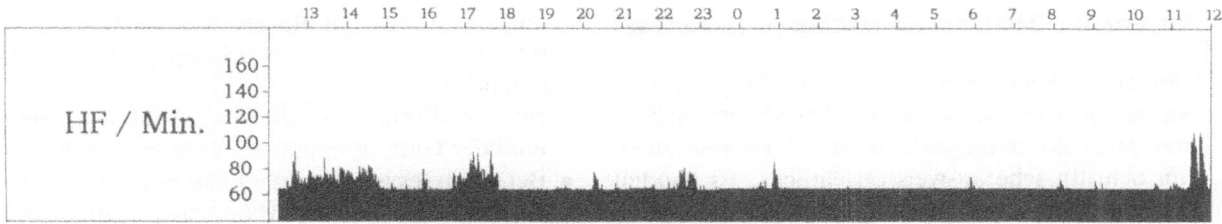

Abb. 69. *Herzfrequenztrend eines Schrittmacher-EKG.* Dieser Herzfrequenztrend zeigt deutlich den Einfluß eines festfrequenten Schrittmachers. Die eingestellte Frequenz des Schrittmachers bildet sich durch eine gerade Linie im Trend ab. Die „Frequenzausbrüche", welche immer wieder auftreten, stammen von dem Eigenrhythmus des Herzens. Sind Schrittmacherspikes im EKG nicht sichtbar, so bilden solche geradlinigen Trenddarstellungen oftmals den einzigen Hinweis auf eine Schrittmacherbeteiligung am Herzrhythmus.

giemengen sind sie sehr klein und oft nur durch einen *exakt konstanten* Herzfrequenztrend zu erkennen (Abb. 69). Einen großen Vorteil bringen schrittmachertaugliche Rekorder (nur in Verbindung mit einem geeigneten Analysesystem!), wel-

che die bipolaren Spikes durch ein spezielles Schrittmachermodul erkennen und aufzeichnen.
- Schrittmacherinduzierte Schläge sind *immer* mehr oder weniger stark deformiert und haben in der Regel QRS-Breiten über 0,14 ms.

Schrittmacherfusionsschlag – Competition

Wenn ein Schrittmacherimpuls und ein normaler, aus dem Vorhof übergeleiteter Impuls gleichzeitig im Ventrikel zusammentreffen, so wird dieser Schlag *Schrittmacherfusionsschlag* genannt. Der entstandene QRS-Komplex besteht aus einer Kombination (Fusion) aus stimulierter und normaler QRS-Morphologie (Abb. 70).

Abb. 70. *Schrittmacherfusionsschlag.* Nach den ersten vier Schrittmacherschlägen kommt zum Schrittmacherrhythmus der herzeigene Rhythmus hinzu. Im Gegensatz zu den Schrittmacheraktionen ist bei den Fusionsschlägen die T-Welle schon negativ. Die letzten drei Aktionen sind bei einer absoluten Arrhythmie regelrecht von den Vorhöfen übergeleitet. Bei der vorletzten Aktion fällt ein Ortungsproblem an der Ventrikelelektrode auf.

Für die Analyse:

- In der Regel finden sich die Schrittmacherfusionsschläge unter den VES, da der QRS-Komplex mehr oder weniger stark deformiert ist.
- Der Schrittmacherspike sitzt im QRS-Komplex.

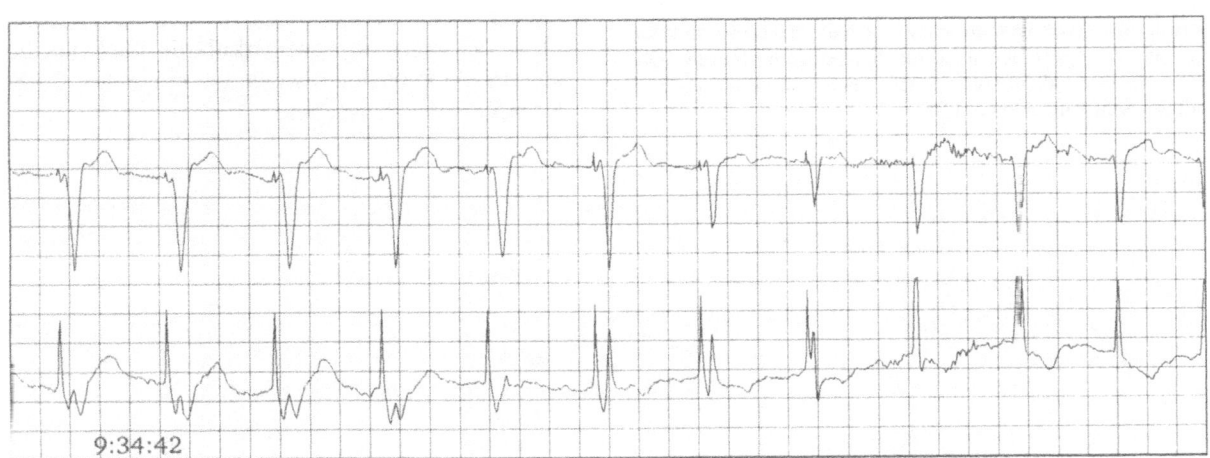

9:34:42

Angepaßter Schrittmacherschlag – Hysterese

Um die ▶ Schrittmacherfusionsschläge so gering wie möglich zu halten, wurde den Schrittmachern eine Funktion eingebaut, die sich *Hysterese* nennt (im Schrittmacherausweis ersichtlich). Es handelt sich dabei um eine Funktion, welche die nächstfolgende Stimulation ein wenig verzögert, wenn z.B. eine Extrasystole aufgetreten ist. Zudem soll durch die Stimulationsverzögerung die elektrische Eigenaktivität des Herzens aufrechterhalten werden. So schaltet z.B. ein Schrittmacher, der auf eine Frequenz von 70 Schläge/min (857 ms) eingestellt ist, erst nach einer Pause von 1000 ms (60 Schläge/min) ein (Abb. 71). Dem Herz wird so die Möglichkeit gegeben, den Eigenrhythmus selbst zu übernehmen. Dadurch wird auch der Energieverbrauch des Schrittmachers gesenkt.

Die Hysterese ist immer länger als die niedrigste erlaubte Schrittmacherfrequenz (maximales R-R Intervall).

Für die Analyse:

- Zur Analyse müssen die Hysteresedaten bekannt sein. Bei plötzlich auftretenden Pausen, welche länger sind als die eingestellte Stimulationsfrequenz, wird sonst ein Schrittmacherfehler fehldiagnostiziert.
- Bei schrittmachertauglichen Analysesystemen muß der Hystereseparameter eingeschaltet sein.
- Bei Analysesystemen, die nicht mit einer schrittmachertauglichen Software ausgestattet sind, bleibt allein die ▶ Pausenfunktion des Computers zur Analyse. Dabei muß das Pausenintervall entsprechend dem Hystereseintervall angepaßt werden. Das Auftreten von Fehlfunktionen kann allenfalls über die VES ersehen werden, wenn z.B. gehäuft Schrittmacherfusionsschläge auftreten oder wenn die Pausen länger als die eingestellte Hysterese sind.

Schrittmacherinduzierte Tachykardie – Pacemaker-Mediated Tachycardia (PMT)

Wenn bei einem Patienten mit einem DDD-Schrittmacher die ventrikuläre Depolarisation retrograd (rückwärts) über das Reizleitungssystem geht, der Vorhof erregt und wieder eine Kammerstimulation ausgelöst wird, resultiert daraus eine *schrittmacherindizierte Tachykardie* (Abb. 72). Dies wird oft mit einer von der Vorhofelektrode beobachteten und im Ventrikel stimulierten ▶ supraventrikulären Tachykardie verwechselt. Es handelt sich dabei aber um eine Funktion des DDD-Schrittmachers. Der Unterschied zwischen einer supraventrikulären Tachykardie und einer schrittmacherindizierten Tachykardie besteht im wesentlichen in zwei Merkmalen:

- Eine P-Welle befindet sich *vor* dem QRS-Komplex: bei einer supraventrikulären Tachykardie sollten die P-Wellen jeweils den einzelnen QRS-Komplexen vorausgehen.

Abb. 71. *Hysteresefunktion.* Nach drei schrittmacherindizierten Schlägen eines VVI-Schrittmachers folgt, bei vorbestehenden Vorhofflimmern, eine normale Überleitung. Dieser Schlag wird vom Schrittmacher erkannt. Mit einem Kopplungsintervall von 1000 ms schaltet sich die Hysteresefunktion ein und verzögert den nächsten Schrittmacherimpuls. Das Hystereseintervall ist somit länger als das Stimulationsintervall des Schrittmachers mit 857 ms.

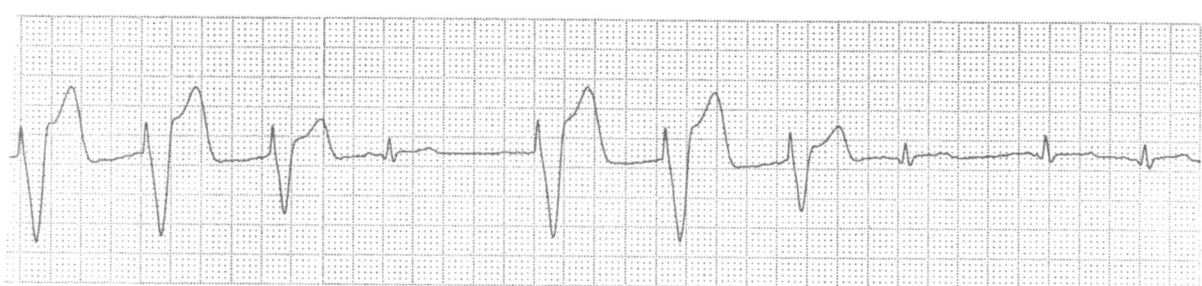

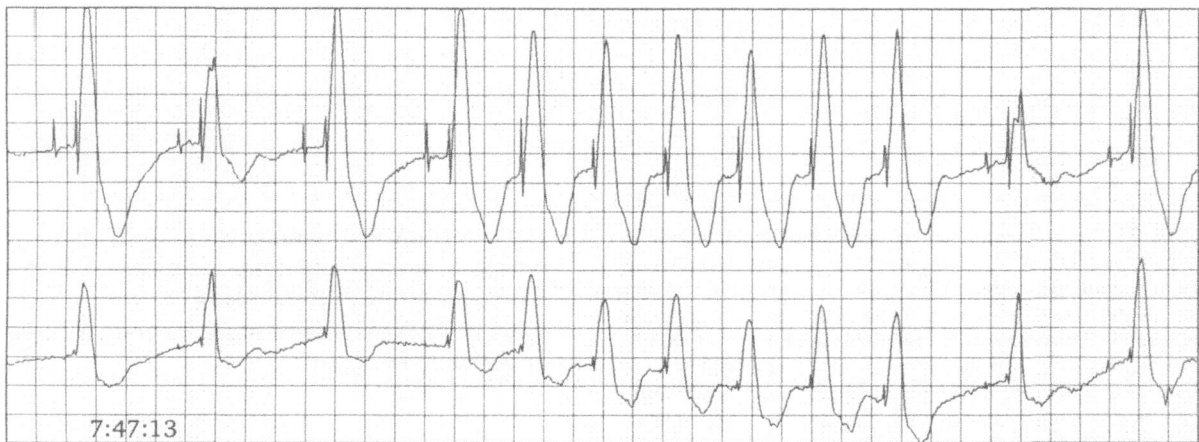

Abb. 72. *Schrittmacherindizierte Tachykardie.* Nach vier regelrechten Aktionen eines DDD-Schrittmachers folgt eine über sechs Schläge andauernde Tachykardie. Da keinerlei Vorhofaktionen (P-Wellen) erkennbar sind, muß davon ausgegangen werden, daß die Kammererregung des vierten Schlages wieder auf den Vorhof zurückgeleitet wurde. Dieses Phänomen löst, wiederholend auftretend, eine schrittmacherindizierte Tachykardie aus.

● Eine P-Welle *folgt* dem QRS-Komplex: Bei einer schrittmacherindizierten Tachykardie folgt die P-Welle nach dem QRS-Komplex, da erst der Ventrikel und dann der Vorhof retrograd erregt wurde. Da die QRS-Komplexe aber meist stark verbreitert sind, ist es durchaus möglich, daß die entsprechende P-Welle in den Komplexen verschwindet und somit nicht sichtbar ist. Differentialdiagnostisch kann auch eine tiefnodale SVT diskutiert werden (▶ supraventrikuläre Tachykardie).

Bei den heutigen, modernen Schrittmachersystemen ist diese Art der Fehlfunktion sehr selten geworden, da die Schrittmacher durch ihre eigene Logik und entsprechende Programmierung in der Lage sind, solche schrittmacherindizierten Tachykardien zu vermeiden.

Für die Analyse:

● Schrittmachertaugliche Analysesysteme werden, wenn es die Software zuläßt, die fehlende Vorhof-

stimulation berücksichtigen und entsprechend eine schrittmacherindizierte Tachykardie erkennen. Andernfalls wird das System, egal ob schrittmachertauglich oder nicht, diese Phänomene zu den supraventrikulären Tachykardien zählen.

Sicherheitsstimulation – Safety-pacing

Wenn die Vorhofelektrode eines DVI- oder DDD-Schrittmachers z.B. aufgrund eines Ortungsdefektes einen Impuls abgibt, die Ventrikelelektrode aber vorzeitig die normale Überleitung wahrnimmt, so besteht die Gefahr, daß die schrittmacherindizierte Vorhofüberleitung in die T-Welle des entsprechenden Schlages (▶ R auf T-Phänomen) trifft und womöglich ein ▶ Kammerflimmern/-flattern auslöst. Um dies zu verhindern wurden manche Schrittmacher so entworfen, daß die Ventrikelelektrode gleich nach dem Orten einer Ventrikelaktivität einen Impuls abgibt (Abb. 73).

Dies wird auch *Sicherheitsstimulation* genannt und entspricht dem getriggerten (nicht inhibierten) Modus eines Schrittmachers. Hierbei handelt es sich um eine seltene Zusatzfunktion eines Schrittmachers und ist aus dem Schrittmacherausweis ersichtlich.

Für die Analyse:

● Bei manchen schrittmachertauglichen Analysesystemen ist es möglich die Funktion der Sicher-

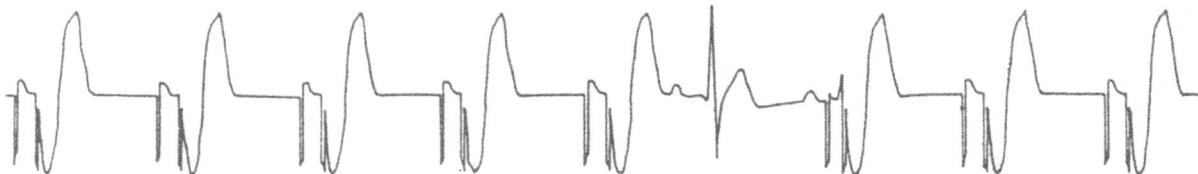

Abb. 73. *Sicherheitsstimulation.* Nach fünf regelrechten Aktionen eines DDD-Schrittmachers folgt eine normale Herzaktion. Anschließend kommt es zu einem Ortungsproblem (Sensingdefekt) einer normalen Vorhofaktion und einer Fehlabgabe eines Vorhofspikes. Die Ventrikelelektrode erkennt die Überleitung der normalen Vorhofaktion und gibt sicherheitshalber einen vorzeitigen Impuls ab. Somit kann es nicht mehr zu einer zweiten Überleitung – nämlich des Vorhofspikes – während der vulnerablen Phase kommen. Das Kopplungsintervall der beiden Spikes ist deutlich verkürzt.

heitsstimulation über die Wahl eines entsprechenden Schrittmachertypes, und/oder die Einstellung des normalen PQ-Intervalles des Schrittmachers zu definieren.

Abb. 74. *Inhibierungsfähiger Schrittmacher.* Nach den ersten fünf regulären EKG-Zyklen erscheint eine ventrikuläre Extrasystole. Nachdem die für den Schrittmacher akzeptable Ausfallzeit überschritten wurde und keine herzeigene Reaktionen festzustellen sind, beginnt der Schrittmacher damit, den Herzrhythmus in Vorhof und Kammer zu übernehmen. Eine Inhibierung des Schrittmachers erfolgt somit immer dann, wenn er herzeigene Aktionen wahrnimmt (sensed).

● Bei schrittmacheruntauglichen Systemen können Sicherheitsstimulationen entweder über die SVES-Kriterien (z.B. Senkung der Vorzeitigkeit) oder, bei QRS-Veränderungen, über die VES herausgefunden werden.

Stimulationsverzögerung – Inhibition – Oversensing

Wenn ein inhibierungsfähiger Schrittmacher (▷ Schrittmacherterminologie) ein elektrisches Potential im Vorhof oder im Ventrikel erkennt und somit nicht stimuliert, wird die Verhinderung der Stimulation *Inhibition* genannt (Abb. 74).

Beim Auftreten eines elektrischen Artefaktes (z.B. Muskelpotentiale) kann eine Fehlfunktion, die *Oversensing* genannt wird, auftreten. Bei einem Oversensing entsteht somit ein Schrittmacherausfall und im Langzeit-EKG oft erkennbare Artefakte (Abb. 75). Das Oversensing ist oft nur schwer von einem Artefakt zu unterscheiden und sollte durch entsprechende Provokation im 12-Kanal-Standard-EKG bewiesen werden. Gefährlich wird es dann, wenn ein Schrittmacher die Artefakte als *Kammer-*

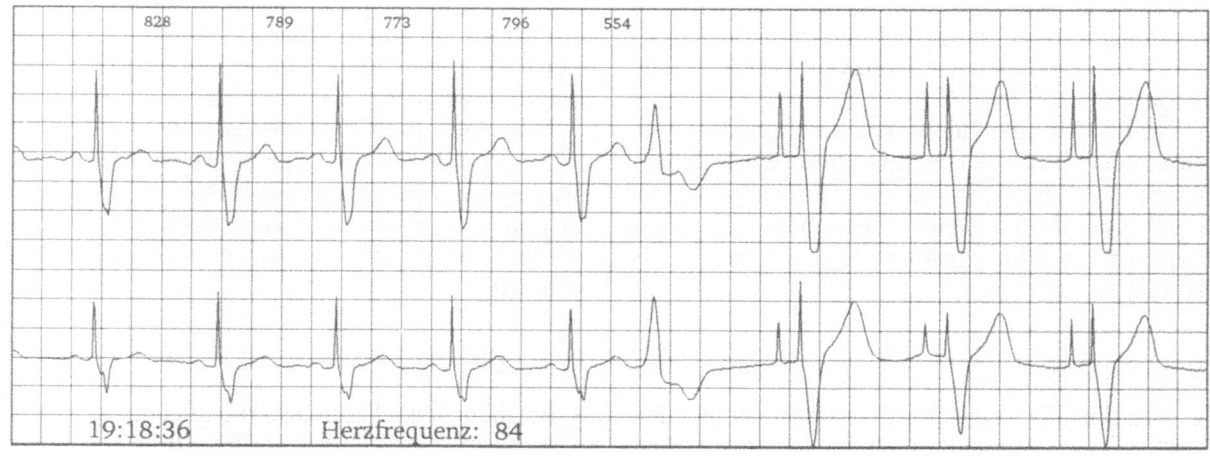

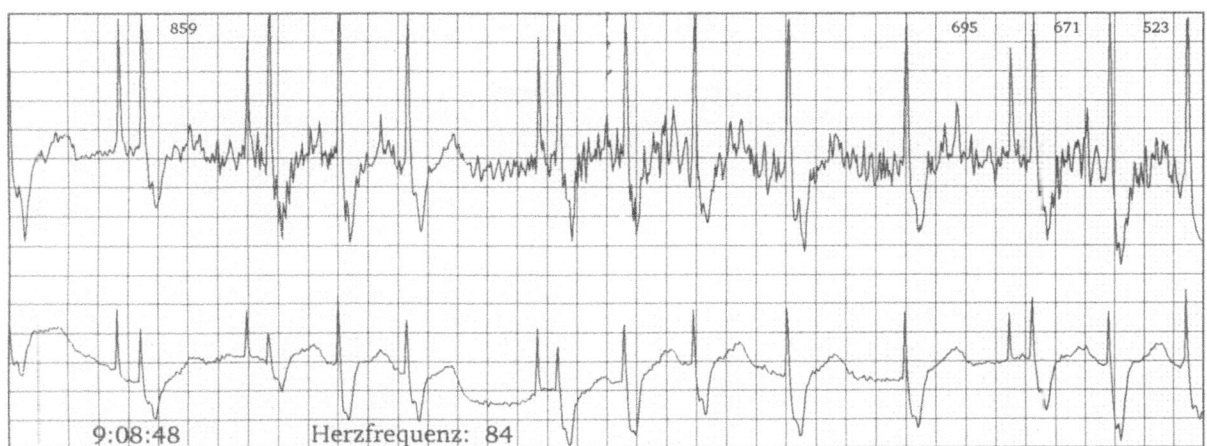

Abb. 75. *Oversensing eines DDD-Schrittmachers.* Vom linken Bildrand her sind zwei DDD-schrittmacherinduzierte Herzzyklen zu erkennen (Vorhof- und Kammerstimulation). Danach folgen zwei vorzeitig einfallende Schrittmacherschläge ohne Vorhofspike. Dasselbe Problem taucht wieder nach dem fünften QRS-Komplex auf. Gleichzeitig sind starke Artefaktüberlagerungen in der oberen Ableitung zu erkennen. Diese Artefakte (vermutlich muskulären Ursprunges) hat der Schrittmacher als herzeigene Vorhofaktionen interpretiert und daraufhin ordnungsgemäß die Kammer stimuliert. Bei diesem EKG-Beispiel handelt es sich um eine harmlose Variante des Oversensings. Die Kammern werden so auf alle Fälle stimuliert.

impulse fehlinterpretiert und das Herz nicht mehr zu stimulieren beginnt. Dabei können längere Herzausfälle auftreten, die dann zu einer Synkope führen können.

Für die Analyse:

- Bei schrittmachertauglichen Analysesystemen wird die Inhibition bzw. das Oversensing anhand des vorher eingestellten maximalen Kopplungsintervalls erkannt. Übersteigt die Länge des Schrittmacherkopplungsintervalles eine bestimmte Grenze, ohne daß ein anderer Kammerkomplex auftaucht, wird das System diesen Ausfall entsprechend anzeigen.
- Bei schrittmacheruntauglichen Systemen bleibt nur die ▶ Pausenfunktion, die entsprechend niedrig eingestellt werden muß, um solche Ereignisse feststellen zu können.

Nicht beachtete Herzaktion – Sense Failure – Undersensing

Wenn ein Schrittmacher eine im EKG sichtbare P-Welle und/oder einen QRS-Komplex nicht erkennt, wird dies *Sense Failure* oder auch *Undersensing* genannt (Abb. 76, 77). Eine nicht beachtete Ventrikelaktion hat einen Stimulationsimpuls mit der eingestellten Herzfrequenz (z.B. 60/min = 1000 ms) zur Folge. Dieser kann u.U. in die vulnerable Phase des nicht erkannten Herzschlages einfallen und so ein ▶ R auf T-Phänomen hervorrufen.

Die Ursache für die Nichtbeachtung der herzeigenen Aktivität liegt u.a. an einer Impedanzzunahme (Steigerung des elektrischen Widerstandes) an der Elektrodenspitze durch z.B. Granulationen am Myokard oder Infarktnarben. Solche Fehler können vielfach durch eine Schrittmacherumprogrammierung behoben werden.

Für die Analyse:

- Schrittmachertaugliche Analysesysteme setzen immer den Schrittmacherspike in bezug zu den EKG-Aktionen und sind daher in der Lage, solche Ereignisse zu erkennen.
- Sollte ein schrittmacheruntaugliches System die Schrittmacherspikes nicht erkennen, kann die Pausenfunktion zur Detektion eines Undersensings herangezogen werden. Sieht das System aber in jedem Schrittmacherspike eine eigene

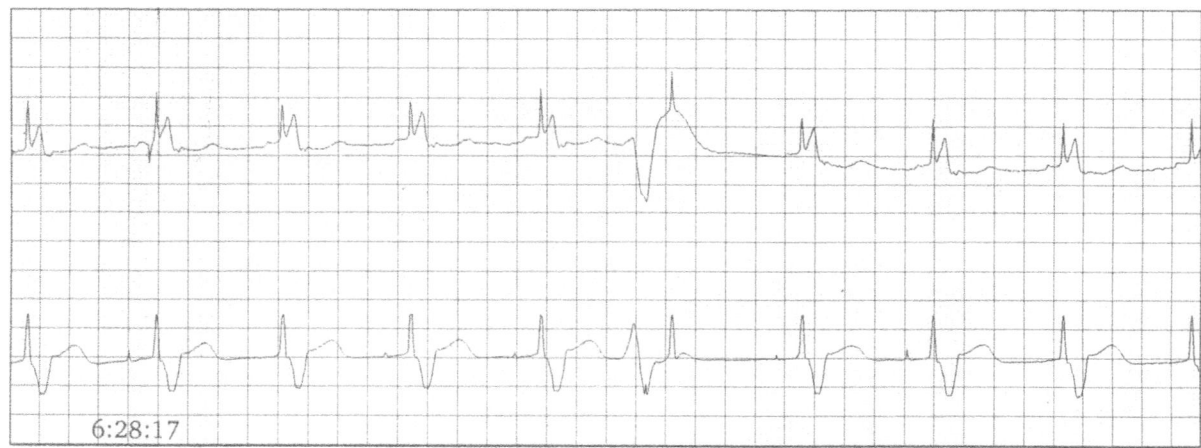

6:28:17

Abb. 76. *Nicht beachtete Ventrikelaktion.* Nach fünf Aktionen (Vorhof und Kammer) eines DDD-Schrittmachers fällt eine ventrikuläre Extrasystole ein. In der S-Zacke und der T-Welle der VES sind die Spikes einer vermeindlichen Schrittmacheraktion zu erkennen. Diese wurde ausgelöst, weil der Schrittmacher die VES nicht erkannt hat. Es handelt sich somit um einen Sensingdefekt.

EKG-Aktion (hauptsächlich bei unipolaren Systemen), so werden Phasen eines Undersensings als normal erkannt.

● Tritt bei einem vorhofgesteuerten Ein- oder Zweikammerschrittmacher ein ▷ Vorhofflimmern/-flattern auf, so ist damit zu rechnen, daß

Abb. 77. *Nicht beachtete Vorhofaktionen.* Bei diesem EKG-Beispiel fällt auf, daß die P-Wellen eins, zwei, vier und fünf nicht vom Schrittmacher erkannt worden sind (Sensingdefekt). Aus diesem Grund versucht der Schrittmacher die Vorhofaktionen zu übernehmen. Das natürliche Zusammenspiel von Vorhof und Kammer gerät so durcheinander und reduziert die Effizienz des Herzens.

der Schrittmacher in einer festen Frequenz durchstimuliert, ohne auf eine Vorhofaktivität zu achten. Dieses Phänomen ist völlig normal und hat seine Ursache in der niedrigen Impulsstärke des Vorhofflimmerns/-flatterns, die der Schrittmacher nicht mehr orten kann. Der Schrittmacher geht also davon aus, daß keine Vorhofaktionen stattfinden und stimuliert entsprechend seiner Funktion. Bei programmierbaren Schrittmachern kann durch eine Umprogrammierung Abhilfe geschaffen werden.

Nicht übergeleiteter Schrittmacherimpuls – Capture Failure

Wenn ein Schrittmacher einen Impuls abgibt, dieser aber im Herz keine Depolarisation (Herzaktion) hervorruft, wird dieser Fehler *Capture Failure* genannt. Charakteristisch ist ein Vorhandensein eines Schrittmacherspikes ohne folgender P-Welle oder QRS-Komplex (Abb. 78).

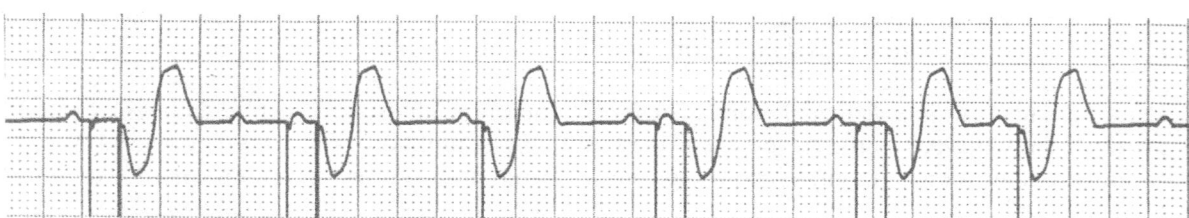

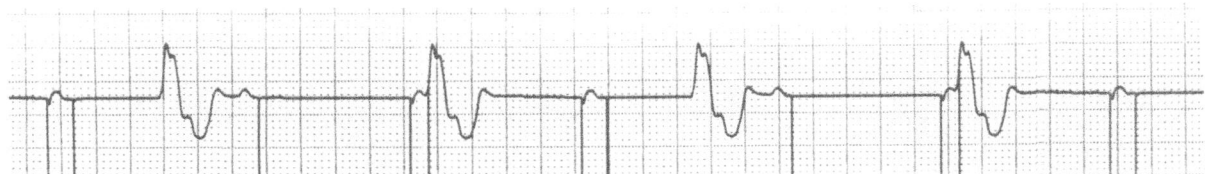

Abb. 78. *Nicht übergeleiteter Schrittmacherimpuls.* Am linken Bildrand sind zwei Schrittmacherimpulse zu erkennen. Wird der erste, der Vorhofimpuls, regelrecht übergeleitet, so findet beim Impuls der Kammerelektrode keine Reaktion am Herzen statt. Im weiteren Verlauf ist zu erkennen, daß die P-Wellen stets ordnungsgemäß geortet oder stimuliert werden, die dazugehörige Kammerstimulation jedoch nicht erfolgt. Stattdessen entsteht ein Kammerersatzrhythmus, welcher völlig unabhängig, parallel neben dem Schrittmacher-EKG herläuft. Die kurzen Schrittmacherintervalle (Vorhof-/Kammerstimulation) am zweiten und vierten ventrikulären Ersatzschlag sind durch den Versuch einer Sicherheitsstimulation entstanden. Der Schrittmacher ist hier zwar noch in der Lage, die Aktivitäten der Herzkammern (Ventrikel) zu orten (sensen), aber ist nicht imstande, diese zu stimulieren (pacen).

Die Ursache kann sein:
- Ein Impedanzanstieg an der Stimulationselektrodenspitze (durch z.B. Vernarbung des Myokardes nach Schrittmacherimplantation).
- Zu geringe Stromstärke und/oder Impulsbreite.
- Eine Elektrodendislokalisation (flottierende Elektrode).

Für die Analyse:

- Schrittmachertaugliche Analysesysteme setzen immer den Schrittmacherspike in bezug zu den EKG-Aktionen und sind daher in der Lage, solche Ereignisse zu erkennen.
- Sollte ein schrittmacheruntaugliches System die Schrittmacherspikes nicht erkennen, so kann die Pausenfunktion zur Erkennung eines Capture Failures herangezogen werden. Sieht aber das System in jedem Schrittmacherspike eine eigene EKG-Aktion, so werden Phasen eines Capture Failures bei konstantem Rhythmus als normal erkannt.

3.1 Die Auswertung

Einlesen einer Langzeit-EKG-Aufnahme

Liegt eine fertige Langzeit-EKG-Aufnahme vor, muß sie zunächst in eine Langzeit-EKG-Auswerteeinheit eingelesen werden. Das Prozedere des Einlesens kann sich je nach Systemart wesentlich unterscheiden.

Zunächst hängt es davon ab, ob ein
● *kontinuierlich* aufgezeichnetes Langzeit-EKG
oder ein
● *diskontinuierlich* aufgezeichnetes Langzeit-EKG vorliegt (▶ Rekorderarten).

Kontinuierlich aufzeichnende Systeme mit analog aufgezeichneten Aufnahmen (Bänder, ▶ Kassetten), müssen zunächst entsprechend dem verwendeten Rekorder (▶ Rekorderarten) über ein Laufwerk auf die Systemeinheit überspielt werden (Abb. 79, 80). Liegen digitale Informationen vor (▶ Rekorderarten), so geht das Überspielen entsprechend schneller. Das EKG wird mit einem Überspielkabel direkt digital in das Analysesystem eingelesen.

Bei einer diskontinuierlichen Aufnahme geht das Überspielen der Daten ebenfalls schneller, da der komplette Bericht bereits im Rekorder angefertigt worden ist. Nun gibt es auch Systeme, die noch zusätzlich ein auf Band aufgezeichnetes *digitales* EKG zur Verfügung haben, dort muß das Band ebenfalls noch eingelesen werden.

Der Einlesevorgang selbst ist bei digitalen Analysesystemen grundsätzlich „menügesteuert" (über ein Programm) und steht in der Regel im Zusammenhang mit der Eingabe der Patientendaten. Bei digitalen Rekordern können die Patientendaten auch schon vorher eingegeben worden sein und werden automatisch vom System mit übernommen.

Wird das aufgenommene Langzeit-EKG auf die Auswerteeinheit übertragen, bieten diverse Analysesysteme verschiedene Kalibrierungsmöglichkeiten (▶ Kalibrierung) an. Die Möglichkeit zu kalibrieren bzw. die EKG-Amplitude einzustellen, wird je nach Gerätehersteller am Anfang, während oder nach dem Einlesen des EKG angeboten. Bei besseren Analysesysteme wird die Kalibrierung von der Analyseeinheit selbständig durchgeführt.

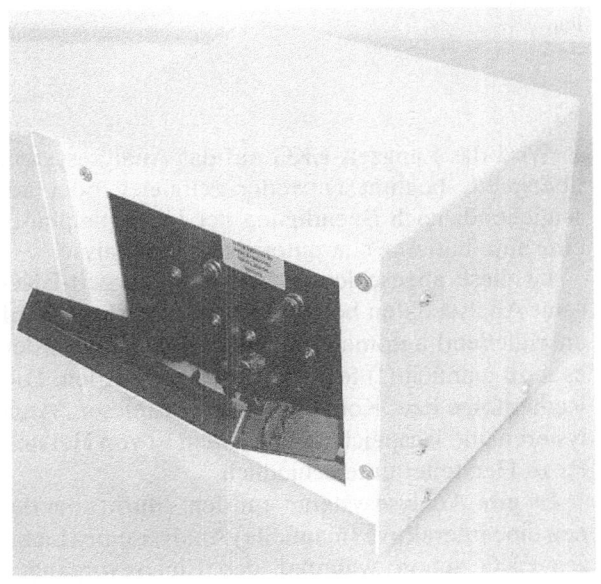

Abb. 79. *Ein Standardlaufwerk von vorne.* Ein Standardlaufwerk mit aufgeklappter Kassettenhalterung. In der Innenansicht sind die beiden Spulvorrichtungen für die Kassette, der Tonkopf und rechts davon die Andruckwalze zu sehen.

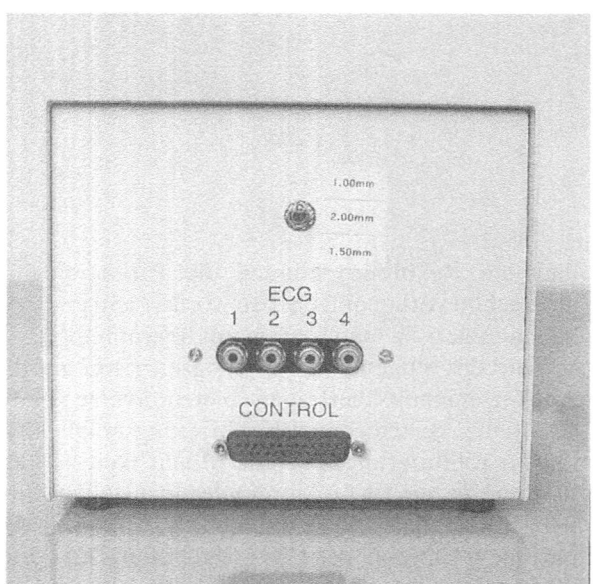

Abb. 80. *Ein Standardlaufwerk von hinten.* Auf der Rückseite dieses Standardlaufwerkes sind die vier Ausgänge der vier möglichen Tonbandkanäle zu sehen. Die Belegung der einzelnen Kanäle hängt vom Analysesystem ab (EKG-Kanäle 1–3 und/oder Zeit- und/oder Schrittmacherkanal). Dieses Laufwerk besitzt zusätzlich noch die Möglichkeit, die Bandgeschwindigkeit des verwendeten Rekorders manuell einzustellen.

Für die Analyse:

- Werden Bänder über entsprechende Laufwerke eingelesen, besteht die Gefahr, daß das Magnetband entweder reißt oder sich in der Kassette verwickelt. Die Laufwerke, die hierfür verwendet werden, sind äußerst schnell und zugkräftig, was einige Anforderungen an Kassette und Bediener stellt.

- Damit das Einlesen eines Bandes möglichst reibungslos geschieht, sollten folgende Regeln beachtet werden:
  - auf richtige Seite der Kassette achten bzw. Kassette richtig herum einlegen! Daran denken: Bänder werden vor dem Einlesen vom Analysesystem erst zurückgespult.
  - das Band der Kassette immer gespannt ins Laufwerk legen (bei Bedarf mit Bleistift o.ä. nachspannen) sonst besteht die Gefahr einer Umwicklung an der Andruckrolle oder in der Kassette.

  Besitzt das Laufwerk keine Spannautomatik, besteht die Gefahr, daß bei einem ruckartigen Anzug ein ungespanntes Band reißt.

  - Beim Einlegen der Kassetten ins Laufwerk nicht auf den Tonkopf oder die Mechanik fassen.

Wird das Langzeit-EKG auf das Analysesystem überspielt, beginnt entweder zeitgleich oder anschließend, nach Beendigung der Überspielphase, eine automatische computerisierte Voranalyse.

Ist diese abgeschlossen und das Langzeit-EKG samt Analysedaten bereits fest abgespeichert, wird anschließend automatisch fest abgespeichert, oder es muß manuell (!) fest abgespeichert werden. Die Reihenfolge bzw. Kombination von Einlesen, Analysieren und Abspeichern der Daten ist von Hersteller zu Hersteller unterschiedlich.

Es gibt Analysesysteme auf dem Markt, bei denen eine interaktive (manuelle) Analyse eines Langzeit-EKG schon während des Einlesevorganges durchgeführt werden kann.

Liegt das Langzeit-EKG in abgespeicherter Form vor, kann es je nach Art des Analysesystems ausgewertet und ausgedruckt werden.

Kontrolle der QRS-Schablonen

Das Auswertesystem ordnet während der Analyse jedem QRS-Komplex bzw. jeder QRS-Gruppe eine bestimmte Definition zu (z.B. VES, SVES). Die Anzahl der verschiedenen QRS-Definitionen ist von Hersteller zu Hersteller unterschiedlich. Eine Basisdefinition beschreibt eine *bestimmte QRS-Morphologie* (Gruppe) als

- ventrikuläre Extrasystole

oder als

- Normalschlag.

Fortgeschrittene Systeme unterscheiden noch in
- supraventrikuläre Extrasystole,
- Aberranz,
- Artefakt,
- Schrittmacherschlag.

Die ▶ Validierung bzw. Kontrolle eines Langzeit-EKG wird, je nach Art des Analysesystems, direkt über die vom System identifizierten EKG-Ereignisse (Pathologien) und/oder durch die Kontrolle der QRS-Schablonen durchgeführt. Hierbei sortiert das System die in einem Langzeit-EKG vorgekommenen QRS-Komplexe in Gruppen. Die Definition einer einzelnen Gruppe hängt von der Art des Systems ab. Eine einzelne Gruppe kann z.B. über eine Flächengenauigkeit (Kongruenz), mit entsprechender QRS-Anzahl versehen, definiert sein. Andere Systeme ziehen es vor, die einzelnen Gruppen über Amplitudenrichtung, Amplitudenbreite, Flankensteilheit o.ä. in oder ohne Kombination zu definieren. Wieder andere Systeme lassen sich anhand der Schablonen aus den einzelnen Phatologien (z.B. ventrikuläre Tachykardien) heraus validieren.

In der Regel läßt sich jeder *einzelne* QRS-Komplex mit seiner Validierung im System kontrollieren. Um diese so effektiv und schnell wie möglich zu machen, haben sich diverse Hersteller noch andere Methoden einfallen lassen. Neben der bloßen Gruppendarstellung (Abb. 81) und einem speziellen Abrufmodus für die einzelnen QRS-Komplexe, fassen sie die einzelnen QRS-Komplexe einer Gruppe zusammen und projezieren sie übereinander. Somit erhält der Auswerter sofort einen Überblick über die genaue Zusammensetzung der einzelnen Gruppen. Eine andere Methode ist die „Gebirgsdarstellung". Sie reiht die erfaßten QRS-Komplexe einer Gruppe zusammen mit ihrer EKG-Umgebung hintereinander. Es entsteht der Eindruck eines dreidimensionalen „Gebirges". Anhand dieser Reihendarstellung lassen sich sofort „Abweichler" erkennen und umbenennen.

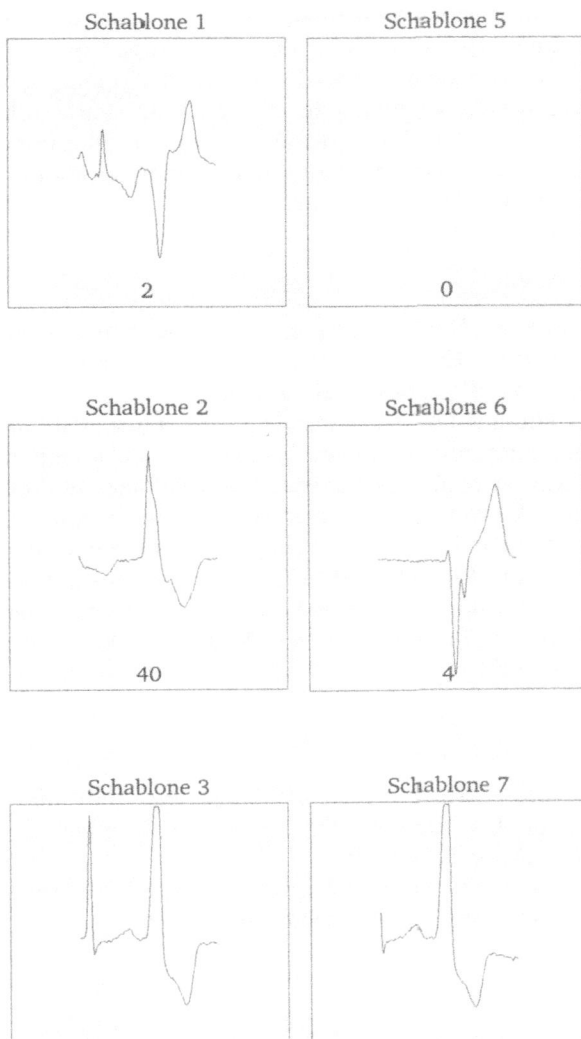

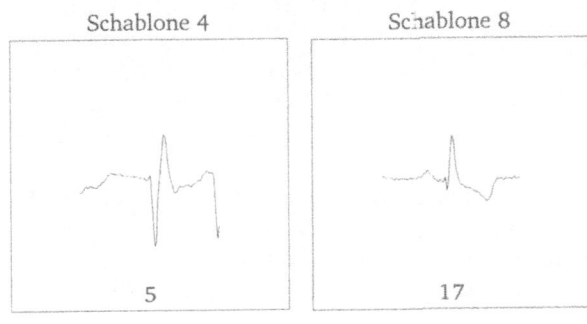

Abb. 81. *Eingruppierung verschiedener QRS-Komplexe.* Die Schablonen 1 bis 8 stellen Kategorien von abnormalen QRS-Komplexen dar, welche das Analysesystem in einer Langzeit-EKG-Aufnahme gefunden hat. Die Zahlenangabe unter jeder Komplexgruppe steht für die gefundenen QRS-Komplexe dieser Morphologie. Diese Übersicht gibt schon einen groben Überblick über die vorhandenen QRS-Morphologien einer Aufnahme. Bedingung ist jedoch, daß das Analysesystem die verschiedenen Morphologien zuverlässig zusammengefaßt hat. Um das schnell und wirkungsvoll überprüfen zu können, wurden noch ausgefeiltere Darstellungsformen entwickelt.

Die einzelnen Gruppen als Ganzes oder die einzelnen QRS-Komplexe aus einer Gruppe (je nach System) können so vom Auswerter nach seinen eigenen Kriterien nachkorrigiert werden. Diese Korrekturen werden dann vom Analysesystem übernommen, verrechnet und zu einem neuen, validierten Bericht zusammengestellt.

Achtung:

Bei einer Neuberechnung werden auch die einzelnen EKG-Ereignisse neu erstellt und müssen entsprechend neu bewertet werden!

Hieraus läßt sich sehr leicht erkennen, daß ein gut aufgezeichnetes und natürlich auch in seiner Struktur einfaches Langzeit-EKG viel leichter von der Auswerteeinheit zusammenzufassen und zu bewerten ist als ein Langzeit-EKG schlechter Qualität. Eine gute EKG-Qualität erhöht somit die Qualität der Analyse und die Aussagefähigkeit des Berichtes in beträchtlichem Maße (▸ Qualitätssicherung)!

Als Faustregel gilt

Je besser ein Langzeit-EKG angelegt und aufgezeichnet worden ist, desto leichter läßt es sich anschließend auswerten!

Oder mit anderen Worten: „Wer ein Langzeit-EKG anhängt, sollte es auch auswerten!"

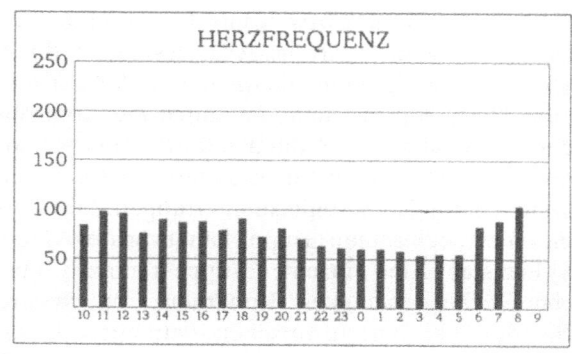

a

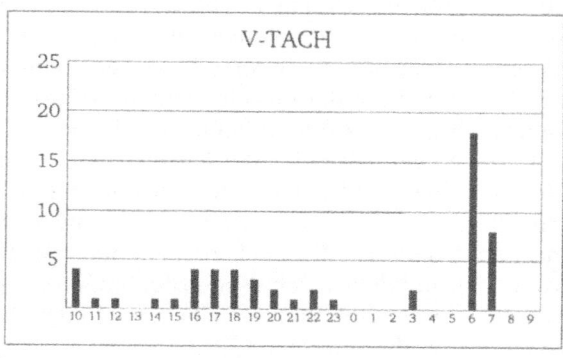

b

Abb. 82. *Histogramm der Herzfrequenz* (**a**) *und der ventrikulären Tachykardien* (**b**). Histogramme, wie sie hier abgebildet sind, zeigen pro Balken den Durchschnittswert einer Stunde an. Diese Darstellungsform ermöglicht einen schnellen und unkomplizierten Überblick über die Verteilung, die Häufigkeit und den Verlauf eines bestimmten Faktors über einen längeren Zeitraum.
Histogramme eignen sich dadurch hervorragend für einen schnellen Vergleich zweier oder mehrerer Befunde.

Trend, Histogramm

Der Trend bzw. das Histogramm sind übergeordnete Begriffe. Sie beschreiben in graphischer Form das Vorkommen und die Größe eines bestimmten Faktors, verteilt über die Dauer einer Aufzeichnung. Folgene Faktoren werden in der Regel von einem Analysesystem in einem Trend/Histogramm dargestellt:

- Trend/Histogramm der Herzfrequenz (HF) (Abb. 82, 83).
- Trend/Histogramm der R-R Intervalle (Abb. 84).
- Trend/Histogramm der ventrikulären Extrasystolen (VES) (Abb. 83).
- Trend/Histogramm der supraventrikulären Extrasystolen (SVES).
- Trend/Histogramm der QT-/ST-Strecke (vgl. Abb. 61).
- Trend/Histogramm HF-Spontanvariabilität (▸ Herzfrequenzanalyse).
- Trend/Histogramm der Couplets.
- Trend/Histogramm der ventrikulären Tachykardien (VTAC) (Abb. 82).
- Trend/Histogramm der supraventrikulären Tachykardien (SVT).
- Trend/Histogramm der Pausen.
- Trend/Histogramm der Schrittmacherimpulse.

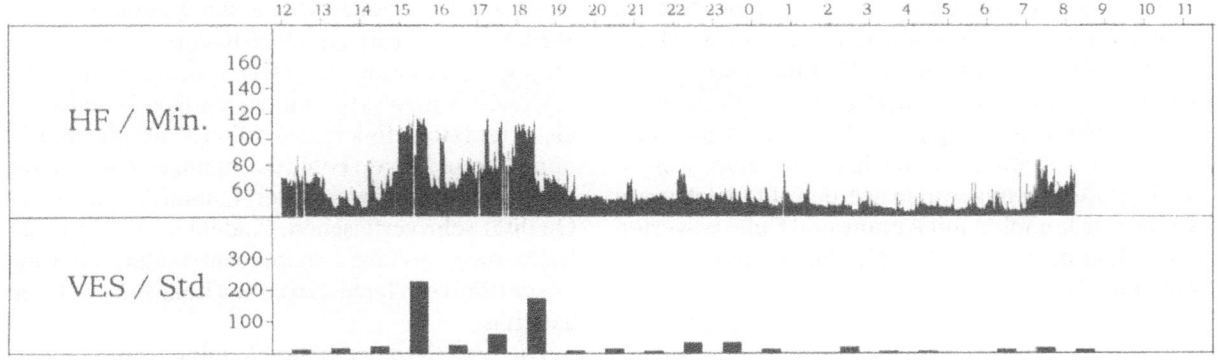

Abb. 83. *Zunahme der ventrikulären Extrasystolie bei Herzfrequenzanstieg.* In dieser Darstellung ist der Herzfrequenztrend dem Histogramm der ventrikulären Extrasystolen gegenübergestellt. Es ist deutlich zu erkennen, daß bei einem Frequenzanstieg eine Zunahme der ventrikulären Extrasystolen erfolgt. Je nach Grunderkrankung des Herzens kann dies eine medikamentöse Therapie zur Folge haben.

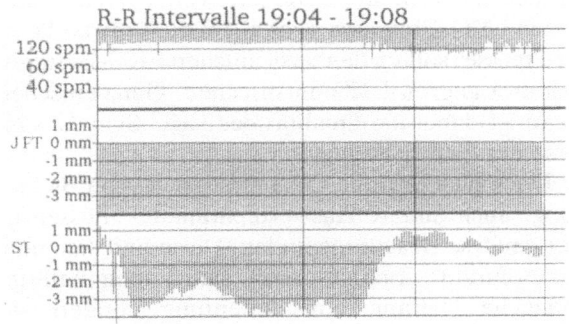

Abb. 84. *Trend der R-R-Intervalle.* Bei diesem Trend handelt es sich um eine Darstellungsform mit der höchsten Auflösung in einem Langzeit-EKG. In diesem vierminütigen Abschnitt wird jeder QRS-Komplex einzeln vermessen und graphisch dargestellt. In der ersten Zeile die Herzfrequenz in bezug auf den R-R-Abstand, in der zweiten Zeile die Vermessung des J-Punktes und in der dritten Zeile die Vermessung der ST-Strecke. Beeindruckend ist in diesem Fall, wie deutlich und in welcher Größenordnung sich die ST-Strecke verändert hat. Graphische Darstellungen in einer Einzelschlagauflösung sind eher die Ausnahme. Für die alltägliche Routine spielen sie in der Regel keine Rolle.

Vollausschrieb

Die Erfassungs- und Ausdruckmöglichkeit eines 12-Kanal-Standard-EKG beschränkt sich im Normalfall auf wenige Sekunden, im Ausnahmefall auf wenige Minuten (Rhythmusstreifen). Da es aber beim Langzeit-EKG darum geht, längere Zeiträume zu überwachen und zu kontrollieren (▶ Indikationen), muß es neben den Speichermöglichkeiten auch passende Darstellungsformen geben. Sie müssen es ermöglichen, sich in komprimierter Form das Langzeit-EKG ansehen zu können. Diese Darstellungsform wird im Langzeit-EKG *Vollausschrieb* genannt. Hierbei handelt es sich um einen Ausdruck, der bei älteren Systemen mittels eines UV-Schreibers auf Photopapier gebracht wurde. Man besaß am Ende einen oft meterlangen Ausschrieb, auf welchem pro Zeile 30 oder 60 s EKG aufgedruckt waren. Um einen genauen Einblick in bestimmte EKG-Ereignisse zu bekommen, wurde das Band (Kassette) per Hand an die richtige Stelle gespult und das entsprechende EKG-Ereignis 1:1 mit einem Hebelschreiber ausgeschrieben.

Mit dem technischen Fortschritt wandelte sich die Druckform, nicht aber das Prinzip. Jetzt wurden die EKGs mit Hilfe von Druckern auf Papier gebracht. Mit dem Einzug des Computers und der damit verbundenen computerisierten Auswertung war plötzlich der Weg frei, das EKG in vielen Maßstäben, je nach gewünschter Auflösung, auszudrucken (vgl. Abb. 60 für 30 s/Zeile, vgl. Abb. 56 für 1 min/Zeile).

Der Vollausschrieb hat trotz computerunterstützter Auswertung einen unverändert hohen Stellenwert in der Langzeit-Elektrokardiographie. Nur mit seiner Hilfe ist es möglich, EKG-Ereignisse längerer zeitlicher Ausdehnung (z.B. anhaltende ▶ ventrikuläre und supraventrikuläre Tachykardien, Rhythmusveränderungen, ST-Streckenveränderungen u.v.m.) sichtbar zu machen. Er sollte deshalb auch großzügig angewandt werden, um bestimmte Ereignisse komplett mit Anfang und Ende bewerten und dokumentieren (▶ Qualitätssicherung) zu können.

Auswertung eines Langzeit-EKG

Ob ein Langzeit-EKG digital (per Computer) oder analog (per Vollausschrieb) ausgewertet werden soll, darüber kann keine exakte Information gegeben werden. Zum einen hängt das vom Programm der Analyseeinheit selbst und zum anderen von der inneren Einstellung bzw. Erfahrung des Auswerters/ Befunders ab. Im Zuge der ▶ Qualitätssicherung aber sollte vor der Bewertung eines Langzeit-EKG immer eine ▶ Validierung durch einen qualifizierten Auswerter gemacht werden. Eine Empfehlung für die Auswertung eines Langzeit-EKG kann sich hier nur auf gewisse Grundvorgänge und Parameter beschränken. Diese gewährleisten in der Regel eine aussagekräftige Auswertung (▶ Qualitätssicherung, ▶ Langzeit-EKG-Richtlinien der Kassenärztlichen Bundesvereinigung).

Aus der Praxis heraus gesprochen sollte die Auswertung des Langzeit-EKG mit der ▶ Validierung (Kontrolle der QRS-Schablonen) beginnen. Der Grund dieser Reihenfolge liegt in der Tatsache, daß das Analysesystem nur die EKG-Ereignisse zeigen wird, welche es selbst als pathologisch erkannt hat. Da die meisten Systeme in ihrer Analysequalität noch sehr zu wünschen übrig lassen (Beurteilung von ▶ Analysesystemen), ist es angeraten und z.T. unerläßlich, sich zu Anfang der Auswertung von der Analysegenauigkeit zu überzeugen. Dies gilt vornehmlich für die ▶ ventrikulären Extrasystolen, in besonderen Fällen (wenn es das System zuläßt) auch für die ▶ supraventrikulären Extrasystolen. Wichtig wird das Editieren der supraventrikulären Extrasystolen bei *zahlreich* vorhandenen VES, die den SVES sehr ähnlich sehen und auch als solche ge-

zählt worden sind. Auch bei der Mitanalyse der T-Wellen der normalen QRS-Komplexe (Achtung: Doppelberechnung der Herzfrequenz!) kann dies u.U. sehr sinnvoll sein, indem man die T-Wellen z.B. als Artefakte definiert. Sie fallen so aus der Berechnung heraus. Beide Fehlberechnungen würden sonst das Analyseergebnis in der Quantität und in der Qualität sehr verfälschen. Zudem ist es von großer Bedeutung, ob eine ▶ supraventrikuläre oder eine ▶ ventrikuläre Tachykardie im Langzeit-EKG enthalten ist.

Die Validierungsmethodik hängt ganz von der Art und der Güte des Analysesystems ab. Manche Systeme differenzieren nur die QRS-Komplexe, andere Systeme sind in der Lage, nach Amplitudengröße (Triggergröße), nach Qualitätsparameter, QRS-Breite (Pädiatriemodus) oder durch Ermittlung von Referenzschlägen (Normal/VES-QRS) das EKG zu analysieren. Nach der Validierung analysiert das Analysesystem in der Regel das komplette Langzeit-EKG nochmal durch (▶ Reanalyse). Die vom Auswerter geänderten QRS-Komplexe werden dann vom Analysesystem neu zugeordnet und verknüpft. Die jetzt vom System ermittelten EKG-Ereignisse (vor allem die ventrikulären Ereignisse) sollten den tatsächlichen EKG-Ereignissen im Langzeit-EKG entsprechen. Ganz entscheidend ist dabei die Qualität des EKG-Signals während der Aufzeichnung.

Doch nicht nur die QRS-Analyse ist von Bedeutung, auch andere Auswerteparameter müssen in der Analyse Beachtung finden. Diese sind nicht nur für Befund (▶ Indikationen), Beurteilung und die mögliche Therapie von Bedeutung, sondern sie sind auch Inhalt der ▶ Qualitätssicherung und der ▶ Richtlinien für die Durchführung eines Langzeit-EKG der Kassenärztlichen Bundesvereinigung.

Auswerteparameter

- *Ermittlung der Grundrhythmen* (z.B. ▶ Sinusrhythmus, ▶ Vorhofflimmern, usw.) über die gesamte Aufzeichnungsdauer hinweg. Rhythmusänderungen müssen mit 25 mm/s und/oder mit einem ▶ Vollausschrieb dokumentiert werden. Am besten eignet sich der R-R-Trend, um Herzunregelmäßigkeiten ausfindig zu machen. Ersatzweise kann auch der Herzfrequenztrend herangezogen werden. Eine routinemäßige Kontrolle der Trends und des EKG sind unerläßlich.

- *Ermittlung der Rhythmusfrequenzen* (Maximalfrequenzen, Minimalfrequenzen; Stundenmittelfrequenzen) über die gesamte Aufzeichnungsdauer hinweg (Frequenzspektrum).
Diese sollten vom Analysesystem selbst ermittelt werden. Bei Analog-Systemen kann ersatzweise der Herzfrequenztrend herangezogen werden.

- *Ermittlung von Asystolien, Rhythmus- und Überleitungsstörungen* (z.B. ▶ Pausen, ▶ AV-Blockierungen!). Definitionsgemäß ist die Länge einer Pause bei Sinusrhythmus 2 s und bei Vorhofflimmern 3 s. Steht kein R-R-Trend zum Auffinden kürzerer Rhythmus- und/oder Überleitungsstörungen zur Verfügung, sollte die Pausenlänge deutlich unter 2 s gesetzt werden (1,5 s oder niedriger). Dies hat jedoch leider den Nachteil, daß z.B. ▶ kompensatorische Pausen mit angezeigt werden. Eine routinemäßige Kontrolle der Trends und des EKG sind unerläßlich. Diverse Systeme besitzen einen speziellen Bradykardiemodus. Dieser Modus ermöglicht einen direkten Einblick auch in sehr kurzzeitige Bradykardiephasen.

- *Ermittlung von* ▶ *ventrikulären und* ▶ *supraventrikulären Tachykardien.* Eine Dokumentation von Anfang, Ende (je 25 mm/s Ausschrieb) und Dauer (u.U. ▶ Vollausschrieb) ist unerläßlich, mit Angabe der jeweils längsten und schnellsten Form.

- Wenn es das System zuläßt, *Ermittlung von* ▶ *ST-Streckenveränderungen* über die gesamte Aufzeichnungszeit. Dokumentation der ausgeprägtesten Veränderung (25 mm/s Ausschrieb; u.U. ▶ Vollausschrieb). Besitzt das System eine Ereignisautomatik, sollten die Ereignisse eine Mindestveränderung von 1 mV (ab j-Punkt) haben. Die Definition der Länge und Dauer der ST-Streckenveränderungen sollte an die Güte des Systems angepaßt sein (ansonsten 1-1-1 Regel der ▶ ST-Streckenanalyse). Ersatzweise bzw. zusätzlich kann der ▶ ST-Streckentrend zum Auffinden von ST-Streckenveränderungen genommen werden.

- Wenn es das System zuläßt, *Ermittlung von Schrittmacherfunktion bzw. Schrittmacherfehlfunktionen* (u.U. mit Hilfe des ▶ Pausenkriteriums). Diese sollten mit 25 mm/s und/oder Vollausschrieb dokumentiert werden.

- *Beschreibung der EKG-Qualität (*▶ *Qualitätsdefinition), Analysequalität* bzw. ▶ Analysezeit (u.U. Artefaktzeiten).

- *Auflisten der Beschwerden aus dem* ▶ *Patientenprotokoll und das Herausuchen der entsprechenden EKG-Zeiten.* Diese müssen am Bildschirm großflächig angesehen und/oder dokumentiert werden (▶ Vollausschrieb). Bei pathologischen Ereignissen müssen diese mit 25 mm/s ausgeschrieben werden.

- Eventuelle Markierungen (▶ Rekorderspezifikation, Ereignistaste) des Patienten auf dem EKG müssen überprüft und/oder dokumentiert werden (25 mm/s und/oder Vollausschrieb).

Patientenprotokoll und Anforderung

Das *Patientenprotokoll* ist ein wesentlicher Grundpfeiler einer jeden Langzeit-EKG-Aufnahme. Es ist das Bindeglied zwischen den elektrophysiologischen Verhältnissen am Herzen (▶ Grundbegriffe der Elektrophysiologie) einerseits und den täglichen, äußeren Bedingungen anderseits. Das Langzeit-EKG ist somit in der Lage, elektrophysiologische Veränderungen aufzuzeigen, die durch alltagsbedingte Situationen hervorgerufen worden sind. Die angewandten diagnostischen Verfahren (EKG, Ergometrie, usw.) reichen oft nicht aus, um längerfristige Veränderungen der Herztätigkeit zu kontrollieren (▶ Indikationen).

Im Vordergrund stehen die Belastungs- und Ruhephasen. Die Belastungsphasen können dabei in streß- bzw. arbeitsbedingte Phasen und körperlich- bzw. sportlich belastende Phasen unterteilt werden. Auch die Ruhephasen können unterteilt werden. Die Essenszeiten und das Kaffeetrinken gehören ebenso dazu, wie der Mittagsschlaf oder der nächtliche Schlaf. Aber auch das Wirken von Medikamenten (▶ proarrhythmischer Effekt) läßt sich mit Hilfe des Protokolls viel besser nachvollziehen.

Die ▶ ST-Streckenanalyse verlangt geradezu nach einem protokollierten Tagesablauf. Hier lassen sich in der Regel die Mechanismen erkennen, die zu einer ST-Streckenveränderung und somit zu

```
┌─────────────────────┐          Patient . . . . . . . . . . . . . . . . . . . . . . . . . . . . . . . . . . . . . .
│                     │
│                     │          Geb.-Datum . . . . . . . . . . . . . . . . . . . . . . . . . . . . . . . . . . . . .
│                     │
│      Arztstempel     │
└─────────────────────┘
```

LANGZEIT-EKG-PROTOKOLL

Sehr geehrte Patientin,
Sehr geehrter Patient,

mit Hilfe des Langzeit-EKG-Gerätes wird Ihr Herzschlag in den nächsten 18–24 Stunden aufgezeichnet. Ihr Hausarzt kann so beurteilen, ob Ihr Herz unregelmäßig, zu schnell oder zu langsam arbeitet, ob sich „Aussetzer" finden oder ob alles in Ordnung ist. Falls Sie Medikamente einnehmen müssen, kann die Wirksamkeit bestimmter Medikamente mit diesem Gerät überprüft werden. Um eine einwandfreie Beurteilung Ihres EKG's zu sichern, beachten Sie bitte folgende Punkte:

– Lassen Sie die angeklebten Kabel an ihrem Platz, öffnen Sie das Gerät nicht.

– Wenn Ihr Arzt es Ihnen erlaubt, können Sie trotz dieses Gerätes ohne irgendwelche Einschränkungen Ihren normalen Tagesablauf leben mit einer Ausnahme: **Das Gerät darf nicht naß werden!**

– Bitte füllen Sie sorgfältig das Protokoll auf der Rückseite dieses Blattes aus und geben Sie Ihre Betätigung an. Geben Sie bitte ebenfalls alle Medikamente an, die Sie einnehmen müssen, und zwar mit der Uhrzeit. Nur so kann Ihr Arzt beurteilen, wann eventuelle Herzunregelmäßigkeiten auftreten oder ob Ihre Medikamente wirksam sind.
Wenn Sie Beschwerden haben, geben Sie auch das in dem Protokoll mit der Uhrzeit an.

Vom Arzt auszufüllen:

<u>Fragestellung:</u>   Rhythmusstörungen ☐   Therapiekontrolle ☐

ST-Senkung ☐   Synkopen ☐   Schrittmacherkontrolle ☐

andere: _____

Folgende Fragen bitte unbedingt beantworten:

Vor-LZ-EKG   ja ☐   nein ☐

Angelegt am _____   Start _____ Uhr   Ende _____ Uhr

Angelegt von _____   Gerät Nr.: _____

Wesentliche Medikamente   Behandelnder Arzt:
oder Schrittmacherdaten:

_____   _____

TÄTIGKEITS-, BESCHWERDE- UND MEDIKAMENTENPROTOKOLL

Uhrzeit von – bis	Tätigkeit	Beschwerden	Medikamente
Z.B. 13^{10}–13^{35}	Rad-fahren	Luftnot / Herz-stolpern	1 Kps Nitro

◁ **Abb. 85.** *Beispiel einer Anforderung.* Neben den Personaldaten und der Anforderung wird der Patient direkt angesprochen. Eine kurze Erläuterung zum Sinn und Zweck der Untersuchung soll ebenso zum besseren Verständnis beitragen wie die Wiederholung der wichtigsten Verhaltensregeln.

△
Abb. 86. *Beispiel eines Tagesprotokolles mit Uhrzeit-, Tätigkeits-, Beschwerden- und Medikamentenspalte.* Ein Beispiel soll das Prinzip der Eintragungen erläutern.

einer Ischämie am Herzen führen. Sollte es sich um eine stumme Ischämie handeln, kann festgestellt werden, unter welchen Bedingungen sie auftritt. Gerade ST-Streckenveränderungen, die vom EKG her nicht eindeutig beurteilbar sind, lassen sich durch das Hinzunehmen des Patientenprotokolls oftmals erklären.

Ein Beispiel: Wird festgestellt, daß der betreffende Patient während einer solchen ST-Veränderung einen Mittagsschlaf gehalten hat, kann davon ausgegangen werden, daß es sich um eine lagetypbedingte ST-Veränderung handelt (vgl. Abb. 3). Stellt man aber anhand des Protokolles z.B. fest, daß der Patient sich in einer Besprechung befand, kann davon ausgegangen werden, daß diese ST-Veränderung durch eine streßbedingte, ischämische (z.B. koronar-spastische) Komponente ausgelöst worden ist.

Beschwerden wie Herzklopfen (Palpitationen), Schwindel, Herzdruck (Angina pectoris) oder Herzrasen lassen sich nur anhand eines Protokolls mit dem dazugehörigen EKG vergleichen und beurteilen.

In diesem Zusammenhang sei auch die ▷ zirkadiane Rhythmik genannt. Das Langzeit-EKG ermöglicht es, die zirkadiane Rhythmik zu erfassen. Mit dem Patientenprotokoll ist der Auswerter/Befunder in der Lage, den biologischen Rhythmus für den betreffenden Patienten besser zu verstehen.

Das Protokoll sollte aber nicht nur die Patientendaten beinhalten und seinen Tagesablauf beschreiben. Es sollte auch Platz für patientenbezogene Informationen bezüglich des Langzeit-EKG beinhalten.

Für die Anwendung

Wie ein Protokollformular auszusehen hat, ist der Phantasie des Anwenders überlassen (Abb. 85, 86). Es sollten aber folgende Daten auf dem Protokollbogen zu finden sein:

- die Adresse des Krankenhauses oder der Praxis.
  Es kommt nicht selten vor, daß Fremdpersonen den Langzeit-EKG-Rekorder und das Protokoll zurückbringen. Dabei ist es wichtig, daß die entsprechende Adresse und, wenn vorhanden, das

entsprechende Labor/Zimmer auf dem Protokoll genannt werden. Auch eine entsprechende Telefonnummer ist nicht ohne Bedeutung. Sollten bei einem Patienten Probleme mit dem Rekorder oder Fragen zum Tagesablauf auftreten, kann sich dieser mit dem zuständigen medizinischen Personal schnell in Verbindung setzen. Geht der Patient zu einer anderen Diagnostik oder Therapie (z.B. Röntgen, Physiotherapie), so können die ausführenden Personen ihre Fragen bezüglich des Langzeit-EKG schnell und unkompliziert klären.

- der Name und Vorname des Patienten.
- das Geburtsdatum des Patienten.
- das Aufnahmedatum des Langzeit-EKG.
- die Anlegezeit des Langzeit-EKG.
- die Abnahmezeit des Langzeit-EKG.

Normalerweise ist das Ausfüllen dieses Punktes überflüssig, da die Analysesysteme in der Regel auf eine Analysezeit von 24 h eingestellt sind. Sollte die Aufnahme über 24 h hinausgehen, muß dies in der Regel vor dem Einlesen der Aufnahme in das Analysesystem eingegeben werden. Bei Verdacht auf Gleichlaufschwankungen (▷ Artefakte des Rekorders) kann so die Analyseendzeit mit der tatsächlichen Abnahmezeit des Rekorders verglichen werden.

- die Rekordernummer.
  Es hat sich als äußerst wertvoll erwiesen, wenn die verschiedenen Langzeit-EKG-Rekorder durchnumeriert werden. Sollte einmal ein Langzeit-EKG keine Aufnahme aufweisen, kann auf diese Weise der passende Rekorder herausgefunden werden.

- der ▷ Rekordertyp (▷ Rekorderarten, ▷ technische Daten und Bauteile).
  Sind mehrere Rekorderarten im Umlauf, ist es sinnvoll den entsprechenden Rekordertyp auf dem Protokoll zu vermerken. Je nachdem wieviele Kanäle der Rekorder aufzeichnet, wie schnell der Bandvorlauf ist, welche Aufzeichnungsart der Rekorder besitzt, muß vor dem Einlesen des Bandes der passende Rekorder im Analysesystem angewählt werden.

• der Anleger des Langzeit-EKG.
Es sollte die Person vermerkt sein, die das Langzeit-EKG angelegt hat. Sind immer wieder Langzeit-EKG-Aufnahmen vorhanden, die mit Artefakten überlagert sind, kann so die passende Person ausfindig gemacht werden. Ihr sollte anschließend das Anlegen eines Langzeit-EKG nochmals
erklärt werden.

• Hinweise auf den Empfänger des Befundes.
Solche Hinweise sind nur dann sinnvoll, wenn der
Befund des entsprechenden Langzeit-EKG einen
bestimmten Verteiler hat (z.B. an die Station, an
den Konsiliarius, an den Anästhesisten, an den
Überweiser, usw.)

• Informationen für den Patienten.
Es hat sich als sehr hilfreich erwiesen, wenn das
Protokoll gewisse Grundinformationen über
diese Untersuchung enthält. Gerade ältere Patienten bekommen beim Anlegen des Langzeit-
EKG nicht alle Hinweise und Regeln mit oder
vergessen sie gar, wenn sie den Raum verlassen
haben. Aus diesem Grunde ist es ratsam, den Patienten all die Hinweise über die Bedienung des
Gerätes bis zum Verhalten während der Aufnahme nochmal zum Nachlesen in die Hand zu
geben. Auch eine kurze Erklärung über den Sinn
und Zweck der Untersuchung führt zu einem
besseren Verständnis für den Patienten.

• eine Spalte für die Tätigkeiten.
Hier soll der Patient der Reihe nach so genau wie
möglich seinen Tagesablauf beschreiben bzw.
skizzieren.

• eine Spalte für die Beschwerden.
Hier soll der Patient zu gegebener Zeit seine Beschwerden beschreiben.

• eine Spalte für die Medikamente.
Hier soll der Patient seine Medikamente notieren, die er zum gegebenen Zeitpunkt eingenom-
men hat.

• eine Spalte für die Uhrzeit.
In dieser Spalte soll der Patient die passende Zeit

zu den Tätigkeiten, Beschwerden und Medikamenten notieren.
Wird das Ausführen bzw. die Analyse eines Langzeit-EKG von fremder Seite her verlangt, sollten
diverse medizinische Daten des entsprechenden Patienten auf der *Anforderung* stehen (Abb. 85). Das
erleichtert nicht nur die Analyse und die Befundung, sondern macht sie unter Umständen erst möglich.

Für die Anwendung

Es sollten folgende Daten bei der Anforderung zu
finden sein:

• Grunderkrankung oder „Arbeitsdiagnose".

• Indikation zum Langzeit-EKG (Fragestellung).

• Medikamente vor und während der Langzeit-
EKG-Aufnahme.

• Standard-EKG in Ruhe (12 Ableitungen), möglichst vom selben Tag! Es kommt nicht selten vor,
daß ein Langzeit-EKG aufgrund von Artefaktüberlagerungen, geringer Signalgröße oder sehr
niedriger P-Wellen ohne ein vorher geschriebenes
Standard-EKG nicht ausgewertet werden kann.
Wichtig ist das EKG auch bei Schrittmacherpa-
tienten. Langzeit-EKG-Rekorder ohne Schrittmacherkanal (▷ Rekorderspezifikation) können
vor allem bipolare Schrittmacherspikes (▷ uni-
polare/bipolare Stimulation) kaum auflösen
(▷ computergestützte Schrittmacheranalyse).

• Schrittmacherdaten; mindestens der Schrittma-
chertyp und der Arbeitsmodus.

• eventuell Elektrodenlage (▷ Ableitungen) für
Langzeit-EKG Aufnahme; Proberegistrierung.

• eventuell Vorbefunde (früherer Langzeit-EKG-
Untersuchungen).

• wenn auf dem Protokoll nicht vorhanden: Datum
und Uhrzeit des Beginns der langzeitelektrokar-
diographischen Aufzeichnung.

Registrierzeit, Analysezeit, Artefaktzeit

Wird ein Langzeit-EKG-Rekorder eingeschaltet, nimmt dieser bis zum Abschalten ein Langzeit-EKG auf. Die Dauer zwischen Ein- und Abschalten wird *Registrierzeit* genannt.

Das Langzeit-EKG wird anschließend in ein Analysesystem eingelesen und vom Computer voranalysiert. Dabei entscheidet das System, welche Langzeit-EKG-Anteile verwertbar sind und welche nicht. Die Langzeit-EKG-Anteile, die für das System nicht verwertbar sind, werden als ▶ Artefakte ausgesondert. Über die gesamte Registrierzeit zusammengefaßt, werden diese Phasen als *Artefaktzeit* in Stunden, Minuten oder in Prozent vom Analysesystem angegeben (Abb. 87).

Die analysierten und bewerteten Langzeit-EKG-Anteile werden in ihrer Gesamtheit in der *Analysezeit* definiert und entweder in Prozent oder in Stunden und Minuten angegeben.

Abb. 87. *Herzfrequenz-Trend mit Artefaktzeiten.* Die Darstellung dieses Herzfrequenztrendes ist durch mehr oder weniger große, weiße Lücken unterbrochen. Diese Unterbrechungen stammen nicht von einem Absinken der Herzfrequenz, sondern sind durch Ausfallzeiten der Analyse entstanden. Die Ursache sind Artefakte, welche der Analysecomputer nicht verwerten kann. Sind die Lücken in einer Darstellung häufig und anhaltend, sollte eine Gesamtbeurteilung vorsichtig vorgenommen werden. Beachtenswert ist, daß die *tabellarische* Zusammenfassung der Langzeit-EKG-Ereignisse im Report durchaus ohne Ausfälle angegeben werden kann. Die einzelnen Werte innerhalb der Artefaktzeiten, welche sich in dieser Darstellung als Striche in den Lücken darstellen, werden vom Computer gemittelt und in die Tabelle integriert. Einige Analysesysteme geben deshalb in der Tabelle noch die stündlichen Artefaktzeiten an.

Für die Anwendung

Daß eine Langzeit-EKG-Aufzeichnung in diese drei Begriffe unterteilt wird, hat seine Bedeutung, die auch vom Anwender ernstgenommen werden sollte:
- Eine Registrierzeit von 24 h ist nicht nur die Grundlage für die ▶ Qualitätssicherung (2.1), sondern auch der goldene Standard.
- Für die ▶ Abrechnung eines Langzeit-EKG wird eine *Registrierzeit* von mindestens 18 h gefordert.
- Die Analyse- und Artefaktzeiten geben nicht nur an, wie gut oder wie schlecht die Qualität eines Langzeit-EKG war, sondern auch wie wertvoll die Langzeit-EKG-Aufnahme für die Beurteilung einer möglichen kardialen Erkrankung ist (▶ Qualitätsdefinition, -sicherung).

3.2 Artefakte

Allgemeines

Unter einem Artefakt versteht man Fremdeinwirkungen, die auf die EKG-Aufnahme einwirken. Ein großer Nachteil des Langzeit-EKG besteht eben darin, daß die Kette der einzelnen Komponenten (Rekorder, Kabel, Elektroden, usw.) ein sehr hohes Potential an Störanfälligkeit bietet. Die Anfälligkeit des Langzeit-EKG gegenüber Artefakten ist deshalb so bedeutend, weil sie die Gefahr von Fehlinterpretationen in sich birgt. So kam es vor, daß aufgrund technischer Artefakte gravierende Fehldiagnosen gestellt wurden (z.B. artefaktbedingte Pausen als Indikation für eine Schrittmacherimplantation). Auf das Artefakt muß daher stets ein beson-

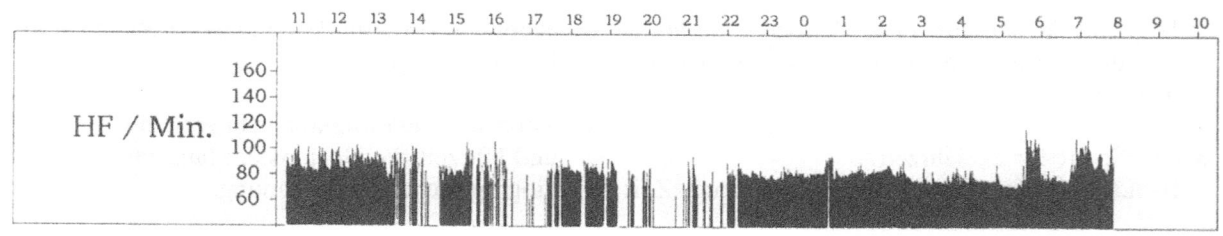

derer Augenmerk gerichtet werden. Dies verlangt vom Auswerter größte Sorgfalt bei der Abwägung einer Pathologie in einem Langzeit-EKG. Das ist in vielen Fällen nicht leicht. Die meisten Artefakte haben eben die Eigenschaft, sich möglichst raffiniert im EKG darzustellen, d.h. daß ein Artefakt eben genau die Formen annimmt, die auch eine elektrophysiologische Abnormität für sich in Anspruch nimmt. Um angemessen auf die Probleme, die Artefakte mit sich bringen, reagieren zu können, ist es unerläßlich, daß der Auswerter eines Langzeit-EKG einen großen Erfahrungsschatz im Auswerten von Langzeit-EKGs besitzt. Er muß sich stets vergegenwärtigen, daß jedes Phänomen im Langzeit-EKG auch durch ein Artefakt bedingt sein kann.

Das besonders Leidvolle am Langzeit-EKG ist, daß jedes einzelne Element in der technischen Kette ein Artefakt verursachen kann. Die Tücken vieler elektrischer und mechanischer Fehlfunktionen liegen jedoch in ihrer Unsichtbarkeit (z.B. Kabelbrüche). Erschwerend kommt noch dazu, daß der Patient mit dem angehängten Gerät aus dem Blickfeld des medizinischen Fachpersonales geht

Abb. 88. *Artefakt durch schlechten Elektrodenkontakt.* Vom linken Bildrand ausgehend, sieht man eine zunehmende QRS-Reduktion. Die R- und T-Zacke erscheinen zuletzt nur noch als kleiner Stummel. Dies weist auf eine zunehmende Impedanz zwischen Haut und Elektrode hin. Die letzten drei Herzaktionen zeigen, daß der Kontakt zwischen Haut und Elektrode wiederhergestellt ist.

und somit viele unbekannte Parameter aus dem Alltag des Patienten noch zusätzlich auf die Aufnahme einwirken (z.B. das Bohren mit einer Bohrmaschiene, welches hochfrequente Artefakte erzeugen kann).

Für die Analyse:

- Tritt ein Artefakt im Langzeit-EKG auf, so sollte nicht nur nach der „elektrophysiologischen Wahrheit" gesucht werden, sondern auch nach dem Grund des Artefaktes. Da viele Artefakte technisch bedingt sind, geben sie zum Teil auch Auskunft über die Schwachstellen in der Anlage des EKG bzw. in der Technik (z.B. Rekorder). Zum eigenen Trost soll gesagt sein, daß nicht alle Artefakte interpretiert werden können und viele Phänomene einfach unerklärlich sind und bleiben.

Artefakte der Elektrode

Artefakte, welche durch Elektroden ausgelöst werden, sind oft sehr tückisch. Das liegt daran, daß es sich hierbei meist um einen Kontaktverlust zur Haut handelt, und dieser sich in der Regel nicht ankündigt (im Gegensatz zu Kabelbrüchen) aber u.U. gravierende EKG-Veränderungen zur Folge hat (Abb. 88–90). Ein plötzlicher Ausfall des EKG wird hier nicht selten als ein Ausfall des Herzens (▶ SA-Block) interpretiert.

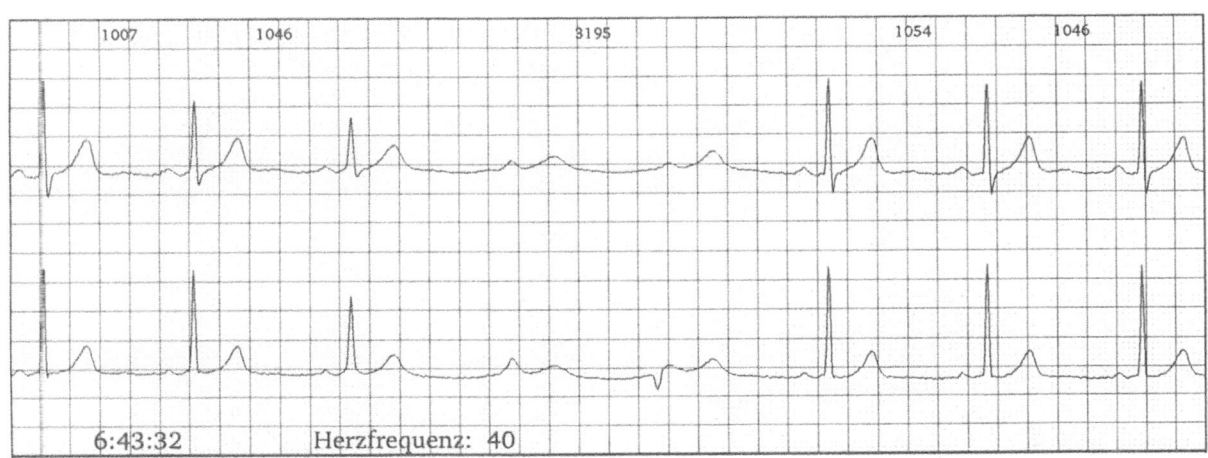

1007   1046   3195   1054   1046

6:43:32   Herzfrequenz: 40

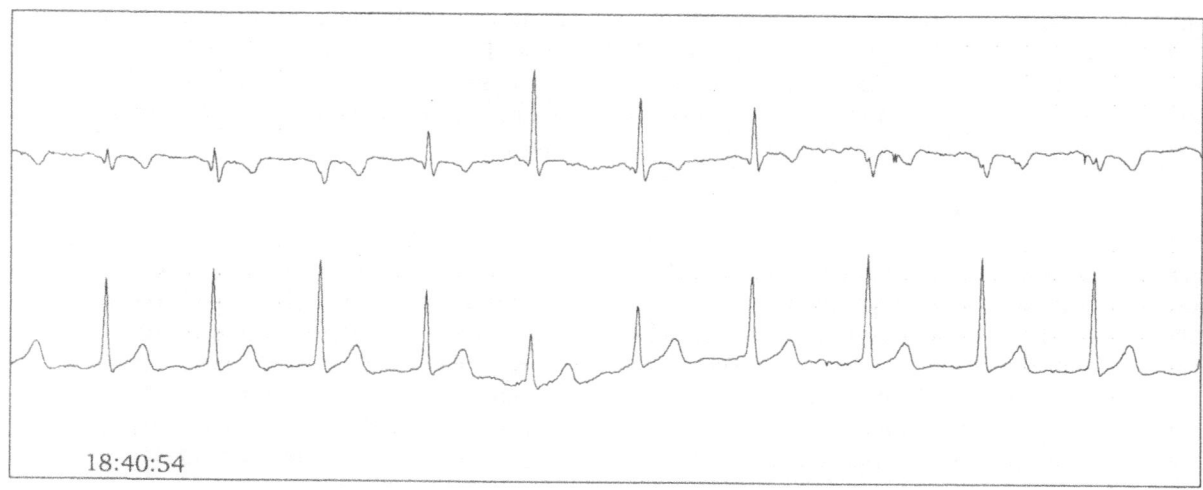

18:40:54

Abb. 89. *Artefakt durch schlechten Elektrodenkontakt.* Im Gegensatz zu Abb. 88 ist in der oberen Ableitung eine Vergrößerung des QRS-Komplexes zu erkennen. Ab dem dritten Bilddrittel werden die QRS-Komplexe wieder sehr reduziert dargestellt. Dieses EKG zeigt deutlich eine Kontaktschwäche des ▷ Sensors einer Elektrode zur Haut. Die plötzliche Zunahme des QRS-Komplexes in der oberen Ableitung sowie die Reduktion in der unteren Ableitung deuten darauf hin, daß durch einen Zug an den Kabeln sich die Kontaktverhältnisse an den Elektroden verändert haben.

Abb. 90. *Artefakt durch hohen Widerstand.* In der oberen Ableitung sind die QRS-Komplexe bis auf schmale, kleine Spikes reduziert. Diese Spikes zeigen nur noch das maximale Potential der R-Zacke. Das restliche EKG ist aufgrund der anhaltenden hohen Impedanz vollkommen verschwunden. Allein die untere Ableitung zeigt deutlich, daß die Spikes einen Bezug zum EKG haben.

Für das Anlegen:

● Die gezeigten Beispiele zeigen eindeutig eine unzureichende bis fehlerhafte Anlegetechnik (▷ Ableitung) der Elektroden und/oder eine unzureichende Präparation der Haut (▷ Präparationszubehör).

Artefakte des Kabels

Bei Kabelartefakten werden zwei Kategorien unterschieden. Die eine Kategorie stellt Kabel dar, die in sich intakt sind aber durch falsches Anlegen Artefakte erzeugen (Abb. 91 a–c bis 94).

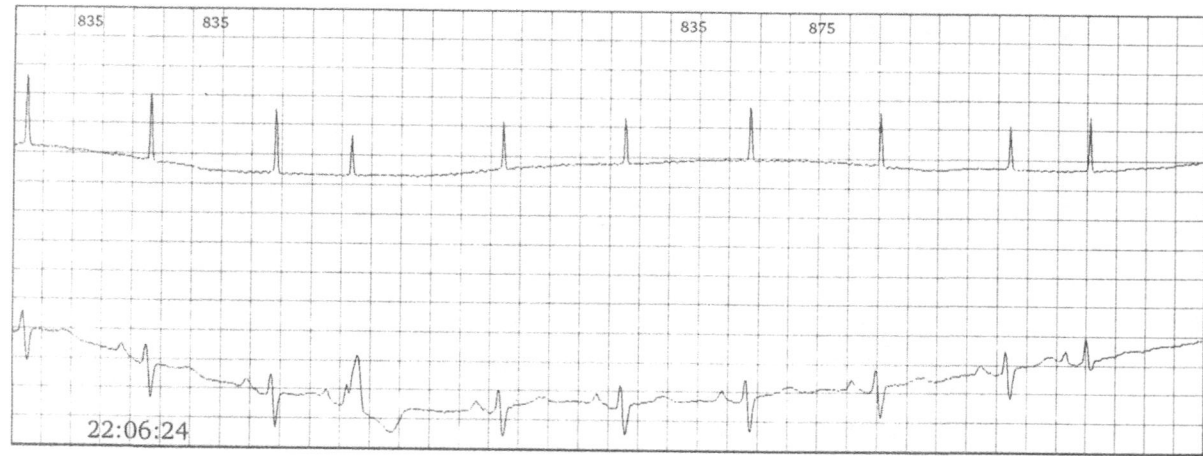

835   835   835   875

22:06:24

Die zweite Kategorie beinhaltet Kabel, die in sich defekt sind und dadurch Artefakte erzeugen (Abb. 95, 96).

fakte des Kabels) lassen oftmals nur die Möglichkeit, den betreffenden Rekorder erneut laufen zu lassen. Dabei ist festzustellen, ob derselbe Artefakt wieder auf dem EKG zu sehen ist.

Artefakte des Rekorders

Rekorderspezifische, elektronische Artefakte (Abb. 97, 98) von „normalen" Artefakten zu unterscheiden bedarf sehr viel Erfahrung und ein wenig Glück. Die Seltenheit solcher Artefakte, kombiniert mit der Möglichkeit eines Kabelartefakts (▷ Arte-

Für die Anlage:

- Um einen Kabeldefekt auszuschließen, sollten die Kabel zuerst getestet werden (▷ Durchmessen eines Elektrodenkabels).
- Eine Konstanz des Artefakts über einen langen Zeitraum hinweg ist in der Regel ein deutlicher

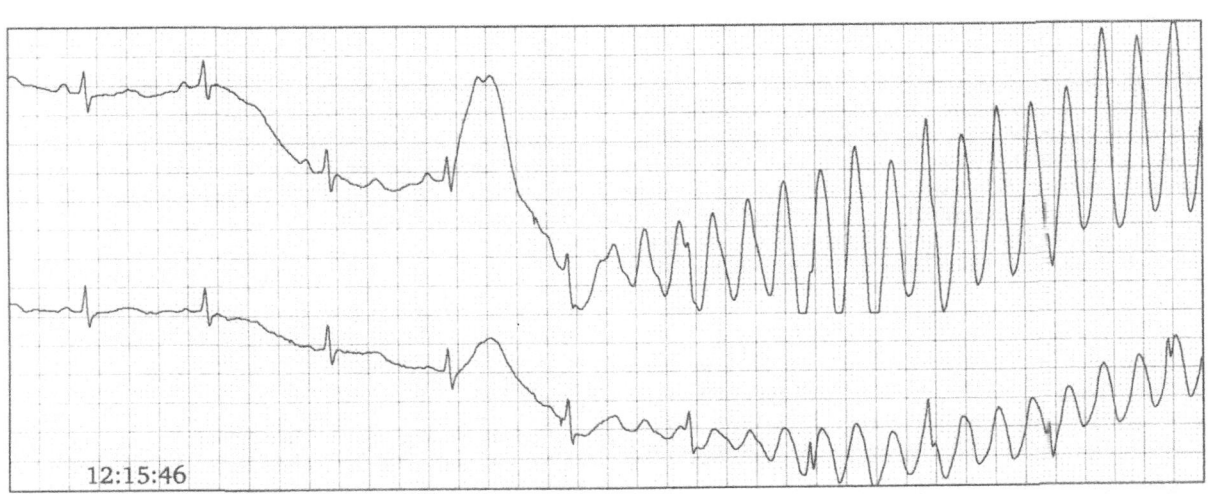

Abb. 91 a

12:15:46

Abb. 91 b

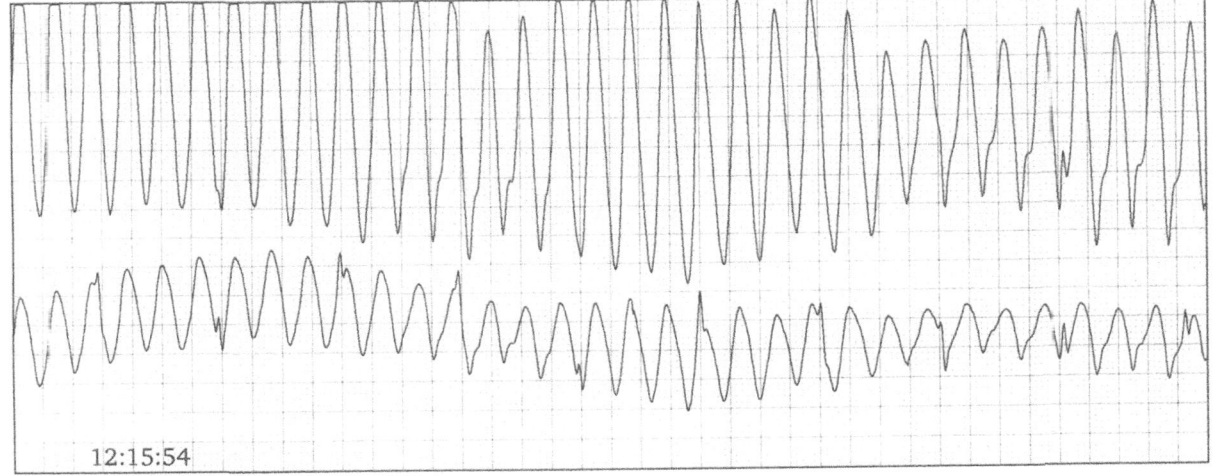

12:15:54

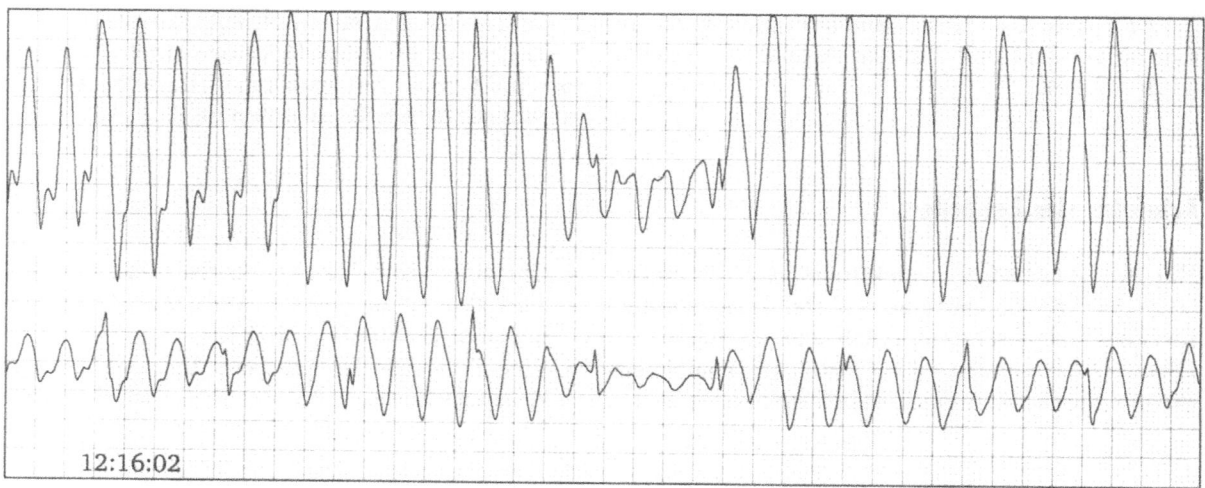

12:16:02

Abb. 91 c

Abb. 91a; 91b; 91c. *Schleuderartefakt*. Vom linken Rand beginnend läuft eine schwankende EKG-Grundlinie, die sich plötzlich in ein kammerflatterartiges (▶ Kammerflattern) Phänomen verwandelt. Im weiteren Verlauf bleibt das hochfrequente „Flattern", bis es sich nach kurzer Zeit zu einer Art ▶ Torsades de pointes verändert. Daß dies kein Kammerflattern ist, sieht man in der unteren Ableitung, wo noch vereinzelt QRS-Komplexe in den Flatterwellen auftauchen. Mit einem Zirkel können die einzelnen QRS-Komplexe ausgezirkelt und in den Wellen ausfindig gemacht werden. Das ist ein eindeutiger Beweis dafür, daß es sich nicht um ein Kammerflattern handelt. Solche Flatterwellen entstehen, wenn der Patient sich schnell bewegt (z.B. beim Laufen) und die Kabel nicht gut genug fixiert sind.

Hinweis auf einen elektronischen Defekt eines Rekorders (▶ Fehlfunktionen des Rekorders).
• Rekorder mit elektronischen Defekten sollten unverzüglich zur Überprüfung in eine Werkstatt gegeben werden.

Abb. 92. *Schleuderartefakt*. In diesem EKG ist nur noch ein chaotisches „Flattern" mit großen Amplituden sichtbar. Sieht man genau hin, können in etwa einem Zentimeter Abstand die einzelnen QRS-Komplex herausgelesen und ausgezirkelt werden. Bei diesem Langzeit-EKG handelt es sich um eine Aufnahme, die während des Fahrradfahrens gemacht wurde. Dabei sind unzureichend fixierte Kabel die Ursache für ein Schleuderartefakt.

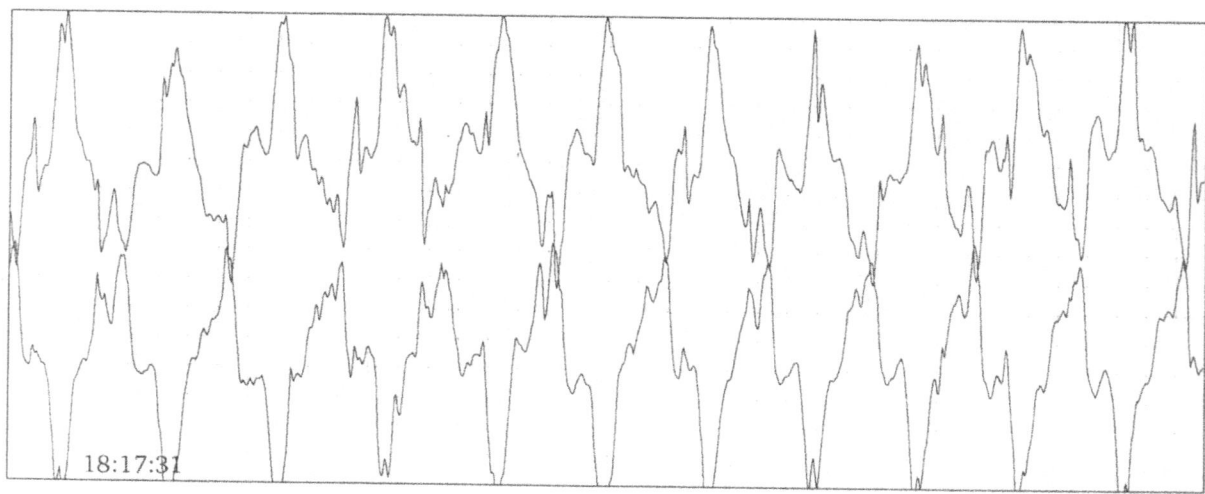

18:17:31

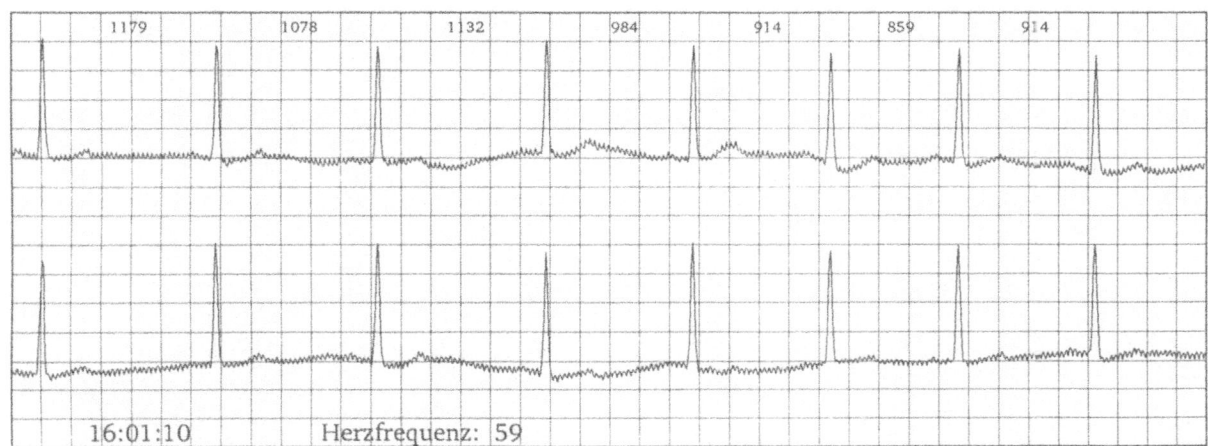

Abb. 93. *Anlegebedingter elektrischer Brumm.* Die Grundlinie dieses EKG besteht aus einem kleinen hochfrequenten Brumm. Dieser entsteht durch den fehlenden Kontakt an der „Null-Elektrode" (indifferente Elektrode). Ob der Kontaktverlust zwischen Kabel und Elektrode oder zwischen Elektrode und Haut stattgefunden hat, ist hier nicht zu ermitteln.

Abb. 94. *Von außen einwirkender elektrischer Brumm.* Auf der EKG-Grundlinie dieses EKG eines männlichen Patienten wirkt ein stark ausgeprägter 50 Hz Brumm. Dieser Brumm ist nicht nur durch einen Kontaktverlust der indifferenten Elektrode entstanden. Der Patient muß sich vielmehr in einem elektrischen 50 Hz-Feld befunden haben. Laut Protokoll war der Patient im Badezimmer. Es kann wohl davon ausgegangen werden, daß dieser Brumm z.B. durch einen Rasierapparat hervorgerufen worden ist. Dabei legte sich das Netzkabel des Rasierapparates um die EKG-Kabel. Das elektrische Feld des Netzkabels wurde direkt an das EKG-Kabel weitergeleitet (▶ Kabel, Abschirmung).

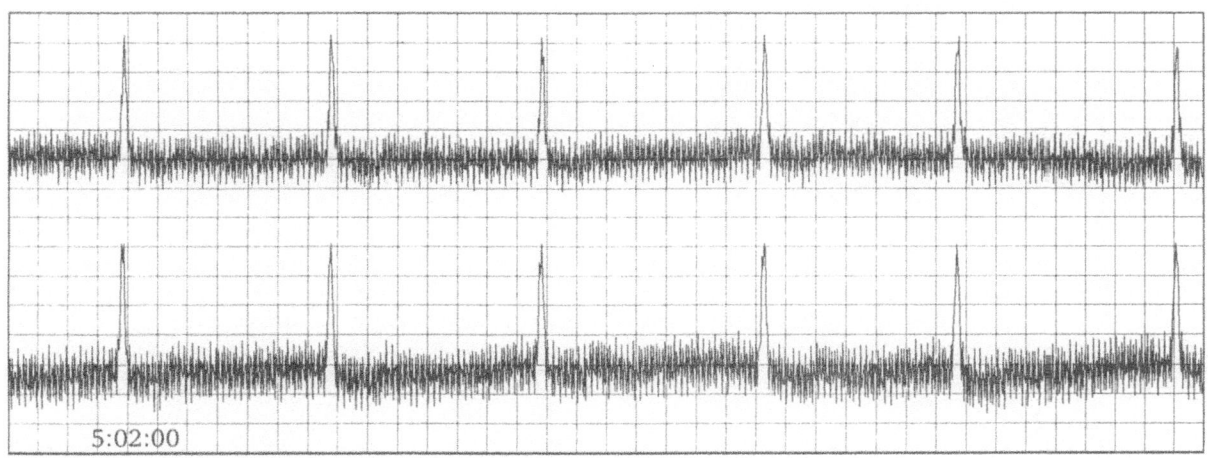

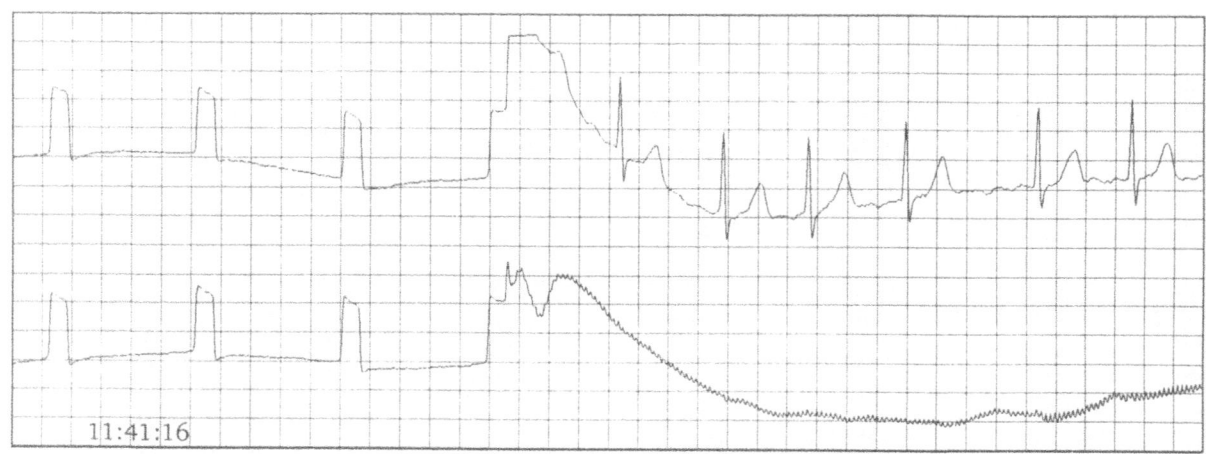

11:41:16

Abb. 95. *Elektrischer Brumm durch Kabeldefekt.* Vom linken Bildrand her erkennt man das Kalibrierungssignal des Rekorders und den Übergang zum EKG. In der unteren Ableitung jedoch findet sich ein Totalausfall des EKG, dafür aber ein hochfrequenter, feiner Brumm. Dieser Brumm und das Fehlen eines EKG deutet darauf hin, daß hier ein Kabelproblem vorliegt. Das Vorhandensein eines Kalibrierungssignales in der zweiten Ableitung schließt einen elektrischen Defekt im Rekorder mit ziemlicher Sicherheit aus.

Abb. 96. *Elektrischer Brumm durch Kabelbruch.* Dieses EKG, auf den ersten Blick betrachtet, deutet auf eine schwere Pathologie (▶ SA-Block) hin. Beim genaueren Hinsehen ist ein Totalausfall der oberen Ableitung mit einem hochfrequenten Brumm und ein hochfrequenter Brumm auf der Grundlinie der unteren Ableitung zu sehen. Außerdem ist ein Grundlinienversatz kurz vor dem vierten QRS-Komplex sichtbar. Hier handelt es sich eindeutig um ein Artefakt.
Der verwendete Rekorder besaß ein siebenadriges ▶ Stammkabel, welches komplett gebrochen war und ersetzt werden mußte.

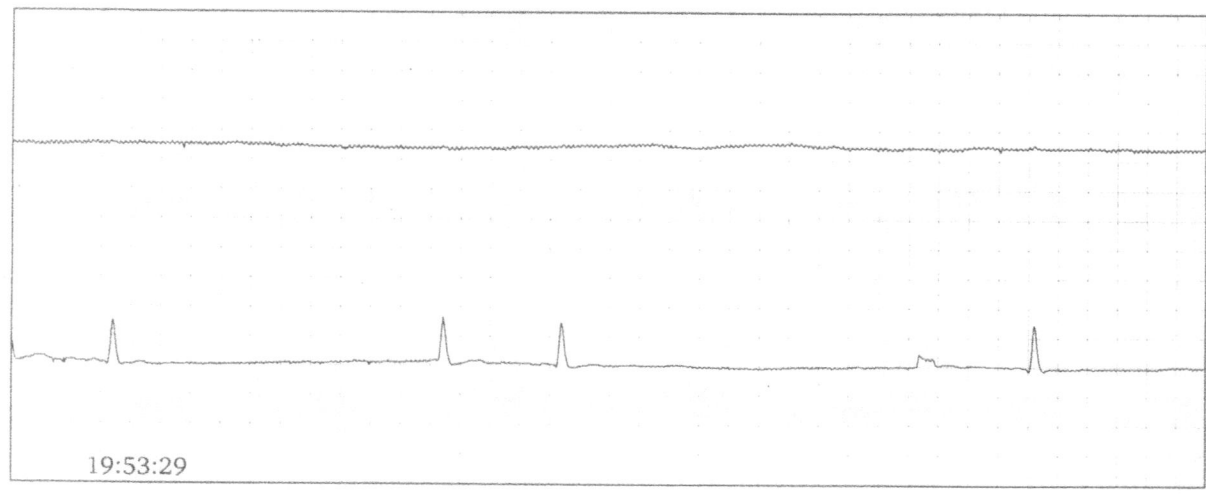

19:53:29

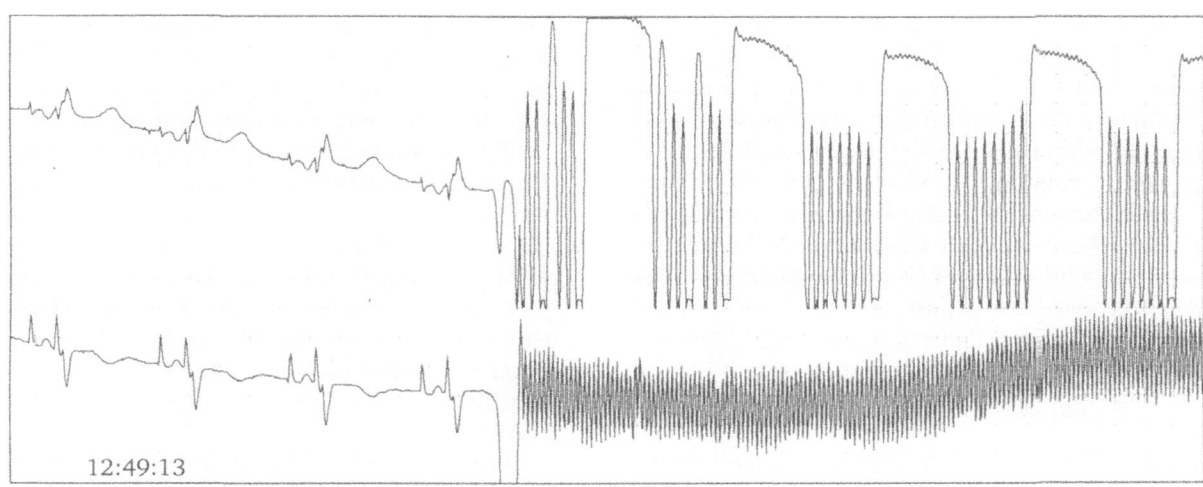

Abb. 97. *Defekt in der Rekorderelektronik.* Vom linken Bildrand kommend erscheinen vier Schrittmacheraktionen, die plötzlich in ein hochfrequentes Störsignal überwechseln. In der oberen Ableitung sind fünf große, breite Ausschläge mit einer festen Frequenz von 60 Schlägen sichtbar. Hierbei handelt es sich um großverstärkte Kalibrierungssignale und um einen elektronischen Defekt insgesamt. Im weiteren Verlauf blieb dieses Phänomen auf dem Band. Der Rekorder mußte zur technischen Überprüfung eingeschickt werden.

Abb. 98. *Defekt in der Filtereinheit.* Die obere Ableitung zeigt ein recht ordentliches EKG, während in der zweiten Ableitung jeder zweite Schlag fehlt. Zusätzlich tritt ein kleiner, hochfrequenter Brumm auf. Es ist zu vermuten, daß es sich hierbei um einen Filterdefekt im Rekorder selbst handelt, da ein Kabeldefekt noch zusätzliche grobe Artefakte auslösen würde.

Gleichlaufschwankungen

Gleichlaufschwankungen können durch ein unsauber laufendes Band im Rekorder, durch einen defekten Motor oder ein defektes Getriebe, durch einen Defekt an der Einleseeinheit des Analysesystems oder durch eine defekte Steuereinheit in der Rekorderelektronik (nur bei Rekordern mit automatischer Gleichlaufsteuerung) entstehen (Abb. 99–103). In den meisten Fällen handelt es sich um schwergehende Bänder. Diese sitzen entweder

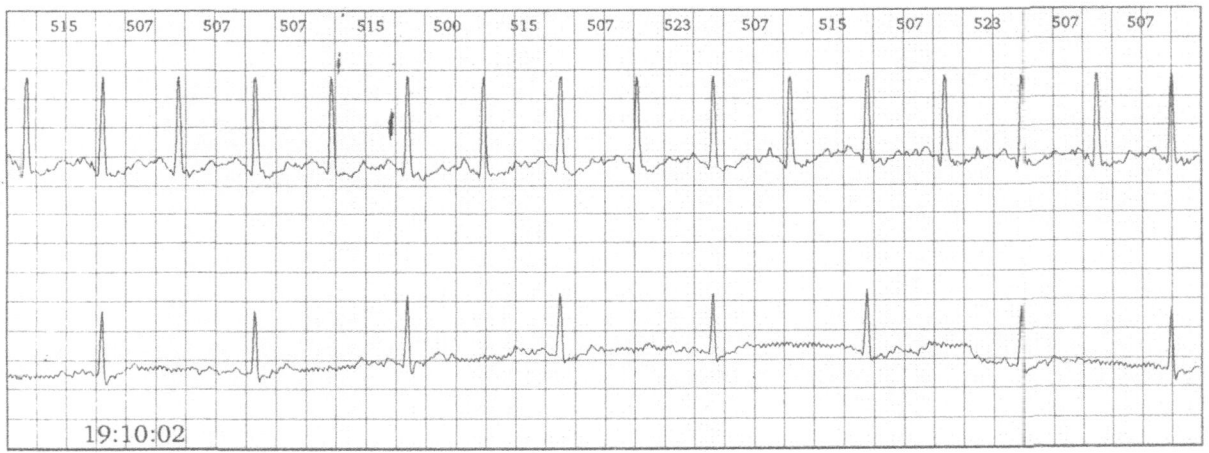

schief im Laufwerk des Rekorders und verkanten sich, oder es handelt sich um alte Bänder, die aufgrund ihrer Überalterung deutlich in der Mechanik nachlassen. Tritt ein Fall mit Gleichlaufschwankungen auf, sollte der Schweregrad des Defektes abgeschätzt werden. Handelt es sich um kleinere Schwankungen, ist in der Regel nur das Band betroffen. Handelt es sich in mehreren Aufnahmen um schwere Schwankungen, kann davon ausgegangen werden, daß der Motor und/oder das Getriebe defekt ist/sind (▷ Fehlfunktionen des Rekorders).

Für die Analyse:

● Um eine Gleichlaufschwankung geringen Ausmaßes abzuklären, ist der Zirkel das Mittel der Wahl. Man messe mit dem Zirkel einen QRS-Komplex zusammen mit der T-Welle ab (▷ Definitionen im EKG, QT-Zeit) und vergleiche die Länge mit den anderen Komplexen. Liegen deutliche Schwankungen bei einzelnen Komplexen vor, so kann davon ausgegangen werden, daß es sich um eine Gleichlaufschwankung handelt. Sind keine Veränderungen an den verschiedenen Herzaktionen feststellbar, handelt es sich um eine Arrhythmie.

● Auch die Abspieleinheit des Analysesystems selbst kann defekt sein! Um das herauszufinden, sollte ein ▷ Testband eingelesen werden. Diese EKGs haben in der Regel eine feste Frequenz. Zeigt der Ausdruck andere Frequenzen als auf dem Testband vorgeschrieben, so ist die Abspieleinheit defekt.

Ist kein Testband verfügbar, kann ein normales (bekanntes) Langzeit-EKG mehrmals eingelesen werden. Liegen stets verschiedene Herzfrequenzprofile vor, ist auch dies ein Hinweis für einen Defekt an der Abspieleinheit (▷ Fehlersuche).

Abb. 99. *Gleichlaufschwankung während der Kalibrierungsphase.* Auf der linken Bildseite ist ein Kalibrierungssignal mit einer korrekten Kalibrierungsfrequenz von 60 Signalen/min sichtbar. Das Signal wird in seinen Abständen stetig kürzer. In Folge reguliert sich dieses Phänomen wieder. Die mittleren Signale sind dabei schlanker und kleiner. Hierbei handelt es sich um ein Bandzugphänomen während der Kalibrierungsphase. Ein solches Phänomen ist in dieser Form deutlich und zweifelsfrei zu erkennen. Man kann davon ausgehen, daß im weiteren Verlauf der Langzeit-EKG-Registrierung weitere Gleichlaufschwankungen auftreten werden.

Achtung:

Stets darauf achten, daß das Band ordnungsgemäß in der Abspieleinheit liegt und nicht verklemmt ist!

● Bevor alle Hebel für eine Reparatur in Bewegung gesetzt werden, sollte auch das Alter bzw. der Zustand der verwendeten Bänder überprüft werden!

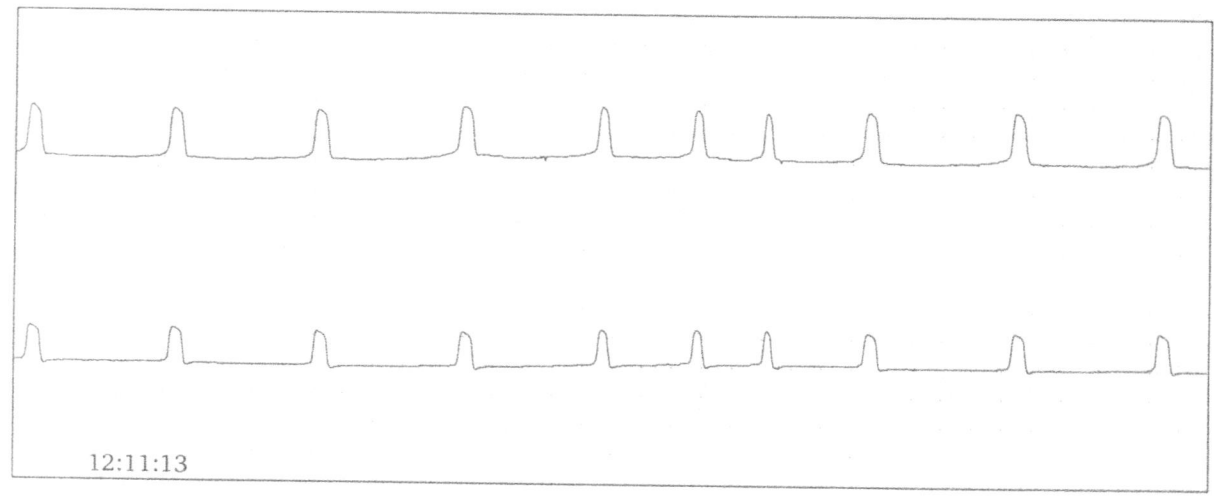

12:11:13

0:08

0:09

0:10

0:11

0:12

0:13

0:14

Abb. 100. *Falsche Aufnahmegeschwindigkeit.* Diese Abbildung zeigt außer den Grundlinien und den sich darin befindlichen Abweichungen kein EKG. Hierbei handelt es sich um ein Band, welches zu Beginn der Aufnahme zu schnell lief und die darin befindlichen Kalibrierungssignale sehr weit in die Breite zog. Bei diesem Artefakt handelt es sich um ein technisches Problem der ▶ Andruckwalze in dem Rekorder. Der Andruck ist nicht mehr vorhanden oder zu schwach, so daß nur noch die Zugspule das Band mit einer zu hohen Geschwindigkeit durchzieht.

Abb. 101. *Gleichlaufschwankung durch Motor-/Getriebeschaden.* Die ersten Komplexe erscheinen sehr breit und die R-R-Abstände entsprechend lang; im weiteren Verlauf werden sie immer schmaler und die R-R-Abstände verkürzen sich zunehmend. Hierbei handelt es sich um eine schwere Gleichlaufschwankung, die in dieser Form mit großer Wahrscheinlichkeit durch einen Motor- oder Getriebeschaden hervorgerufen wurde.

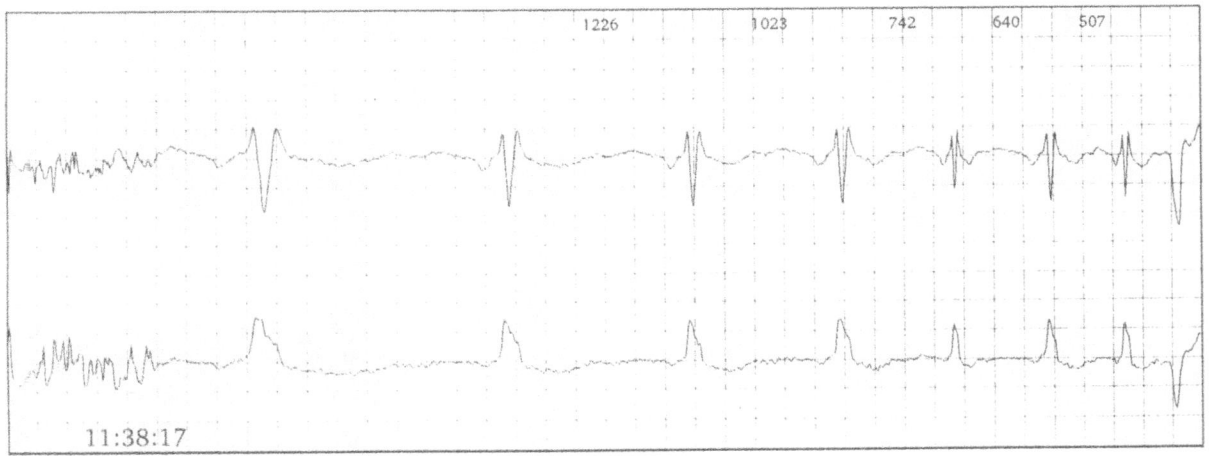

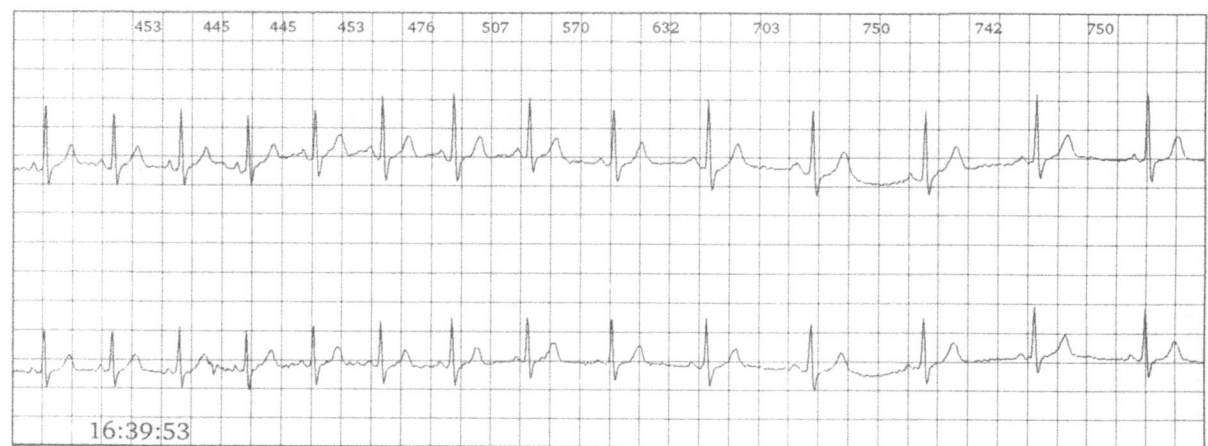

Abb. 102. *Gleichlaufschwankung durch unregelmäßigen Kassettenlauf (Bandzugphänomen).* Diese Abbildung zeigt ein EKG, welches zuerst schmale QRS-Komplexe und eine tachykarde Frequenz aufweist. Ab der zweiten Bildhälfte werden die einzelnen EKG-Anteile mit abnehmender Frequenz immer breiter. Hierbei handelt es sich vermutlich um eine Gleichlaufschwankung der Kassette.

Abb. 103. *Gleichlaufschwankung in Kombination mit falscher Kalibrierung.* Dieses EKG zeigt gleich zwei Probleme auf einmal: Das erste Problem besteht aus einer Gleichlaufschwankung eines zu schnell laufenden Bandes, welches sich durch verbreiterte und unregelmäßige EKG-Anteile bemerkbar macht. Das zweite Problem ist eine falsche Einstellung (▶ Kalibrierung) der Amplitudengröße des Analysesystems.

Artefakte, die keine sind

Bei diesen Artefakten handelt es sich in der Regel nicht um unausweichliche und unbekannte Einwirkungen auf die EKG-Aufzeichnung, sondern entweder um eine ganz bewußte Einflußnahme auf die EKG-Aufnahme (Abb. 106, 108) oder um menschliches Versagen beim Umgang mit der Technik (Abb. 104, 105, 107).

Grundlinienschwankungen

Bei anhaltenden *Grundlinienschwankungen* handelt sich in der Regel um ein Langzeit-EKG, wel-

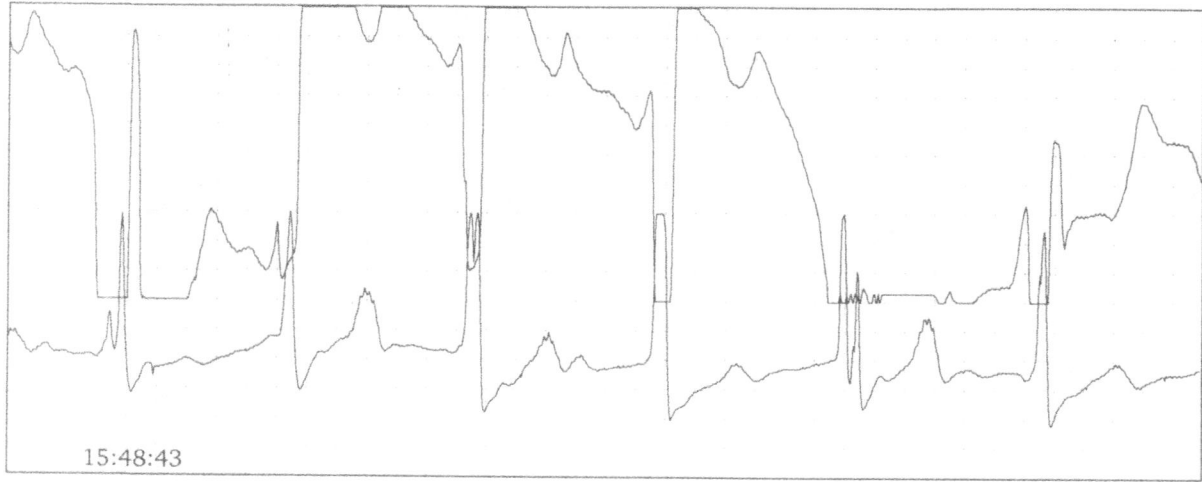

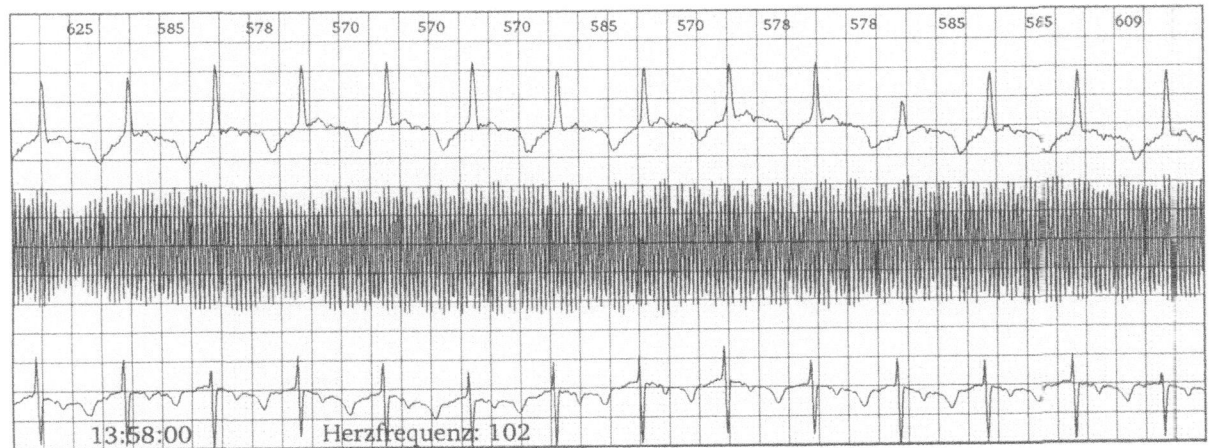

Abb. 104. *Falsch eingelesenes 3-Kanal-EKG.* Dieses EKG beinhaltet zwei Auffälligkeiten:
- eine hochfrequente Störfrequenz im zweiten Kanal und
- ein seitenverkehrtes EKG in Kanal 1 und 2.

Hier wurde das Band verkehrt herum eingelesen (falsche Kassettenseite)!

lassen sich nicht nur schwer interpretieren, auch die Analysesysteme haben mit solchen Signalen ihre Probleme. Im schlimmsten Fall werden solche Aufnahmen von dem Analysesystem nicht analysiert.

ches auf ein schlecht gelöschtes Magnetband aufgenommen wurde (▶ Löschen von Kassetten). Die magnetischen Feldlinien bleiben im EKG als Schwankungen erhalten (Abb. 109). Solche EKGs

Abb. 105. *Falsch eingelesenes 2-Kanal-EKG.* Dieser EKG-Streifen zeigt ein völlig chaotisches Bild. Hierbei handelt es sich ebenfalls um ein verkehrt herum eingelesenes, zweikanaliges Langzeit-EKG (falsche Kassettenseite)!

Für die Analyse:

- Wird die Bandaufzeichnung vom Analysesystem aufgrund bestehender Grundlinienschwankungen nicht akzeptiert, kann versucht werden durch Herabsetzen der Signalverstärkung eine Analyse zu erwirken.
- Es sollte auch ausgeschlossen werden, daß die Bänder in der Nähe von Magnetfeldern lagern.

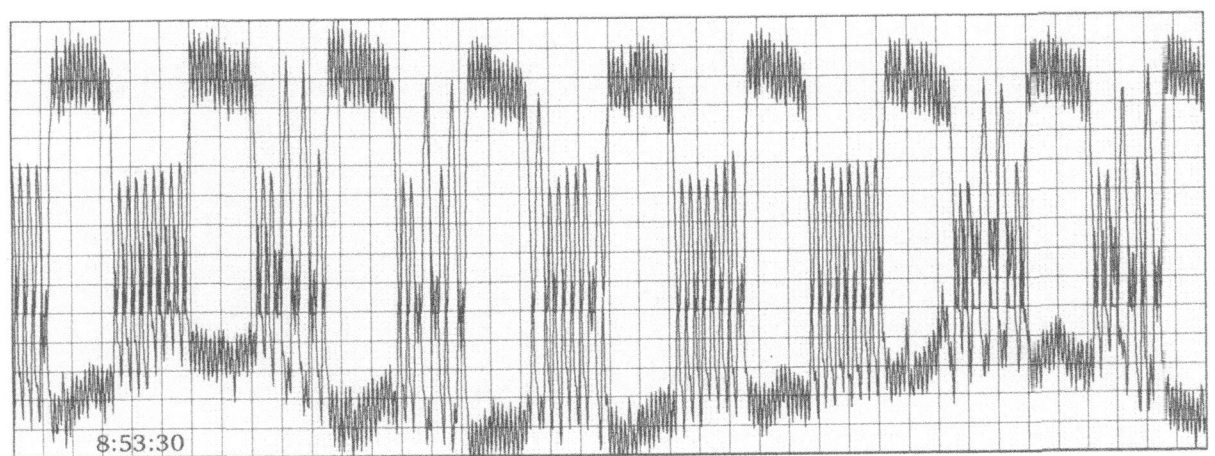

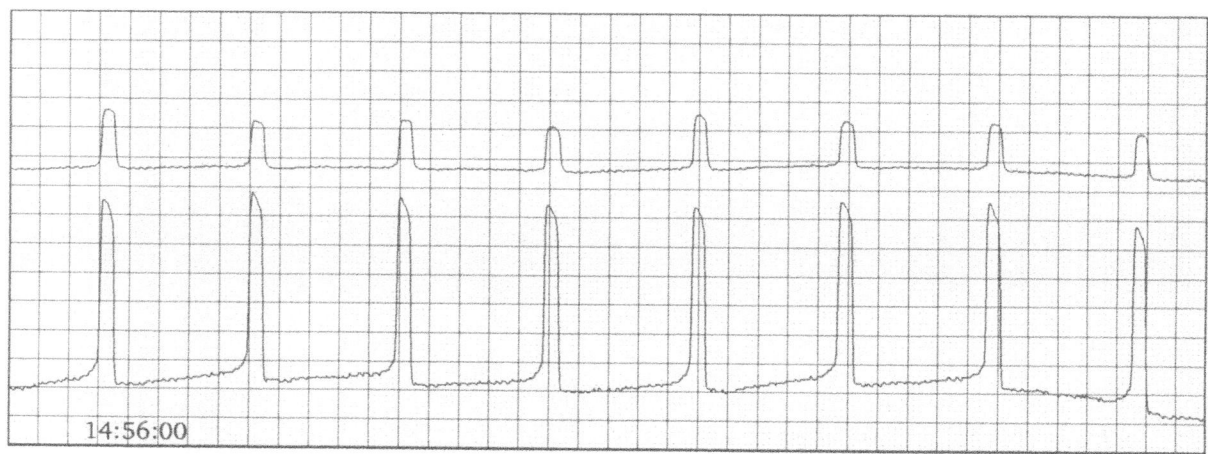

14:56:00

Abb. 106. *Ungleiche Kalibrierung.* Auf diesem EKG-Streifen zeigen sich zwei Kalibrierungssignale mit verschiedener Amplitude in Kanal 1 und 2. Hier handelt es sich ebenfalls um kein Artefakt, sondern um eine schlecht eingestellte Signalgröße (-verstärkung) (▸ Kalibrierung).

Abb. 107. *Doppelt bespieltes, ungelöschtes Band.* Dieses EKG zeigt eine Vielzahl von QRS-Komplexen, die scheinbar in keinem Verhältnis zueinander stehen. Bei genauerem Hinsehen und unter Verwendung eines Zirkels, können zwei verschiedene voneinander getrennte EKGs ermittelt werden. Es handelt sich um eine Kassette, welche *ungelöscht* zweimal für eine EKG-Aufnahme verwendet worden ist.

Artefakte durch äußerliche Einwirkungen

Hier sind Artefakte gemeint, welche durch eine Einwirkung einer *elektrischen* Quelle auf den menschlichen Körper entstanden sind. Mechanische Einwirkungen (▸ Schleuderartefakte) lassen sich in der Regel problemlos im EKG identifizieren. Elektrische Einwirkungen jedoch ahmen oft ein EKG nach, was zu fatalen Fehldiagnosen führen kann (Abb. 110). Solche, durch äußerliche elektrische Impulse verursachten Artefakte, treten gern bei physikalischen Behandlungen (Therapien) auf. Diese Phänomene sind deshalb so tückisch, weil die Reizströme exakt die Morphologie einer ▸ ventrikulären Tachykardie imitieren.

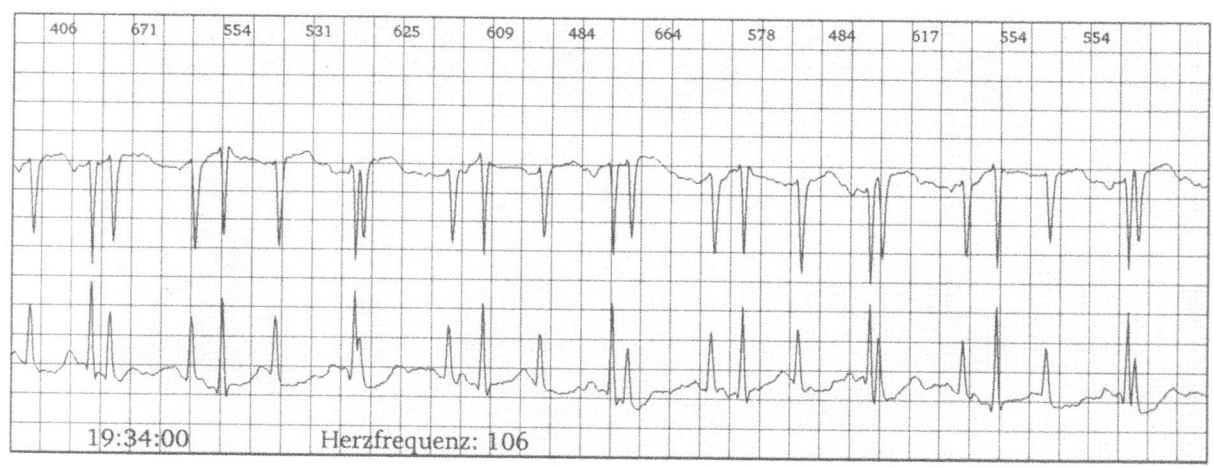

| 406 | 671 | 554 | 531 | 625 | 609 | 484 | 664 | 578 | 484 | 617 | 554 | 554 | |

19:34:00   Herzfrequenz: 106

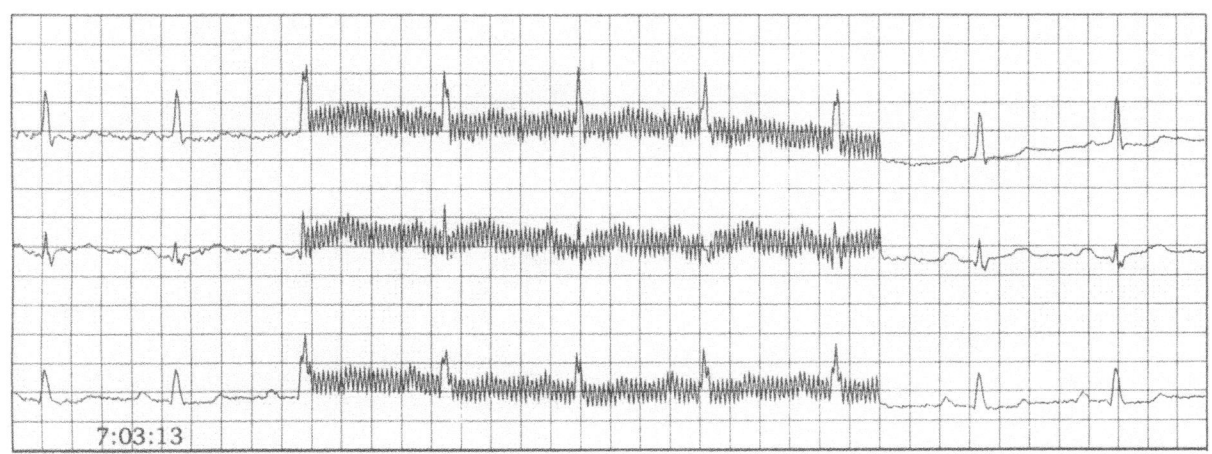

Abb. 108. *Markierungssignal des Ereignisknopfes.* Der hier erzeugte Brumm im EKG stammt nicht aus einer Artefaktquelle sondern wurde ganz bewußt ausgelöst. Es handelt sich um das Markierungssignal des Ereignisknopfes am Langzeit-EKG-Rekorder (exakt definierter Brumm auf allen Ableitungen!). Wird der Patient darin instruiert, den Ereignisknopf bei Bedarf zu drücken, sollte er dies so kurz wie möglich tun. Je länger das Markierungssignal ausgelöst wird, desto mehr EKG geht für die Interpretation verloren.

Abb. 109. *Grundlinienschwankungen durch ein schlecht gelöschtes Band.* Auf diesem Vollausschrieb zeigen sich große Grundlinienschwankungen über den gesamten Aufnahmebereich hinweg. Es handelt sich um ein Langzeit-EKG, welches auf ein schlecht gelöschtes Magnetband aufgenommen wurde (▶ Löschen von Kassetten). Dieses wurde anhand eines Elektromagneten gelöscht und verkehrt aus dem Magnetfeld gezogen. Die magnetischen Feldlinien bleiben im EKG als Schwankungen erhalten. Solche EKGs lassen sich nicht nur schwer interpretieren, auch die Analysesysteme haben mit solchen Signalen ihre Probleme. Im schlimmsten Falle werden solche Aufnahmen von dem Analysesystem nicht analysiert.

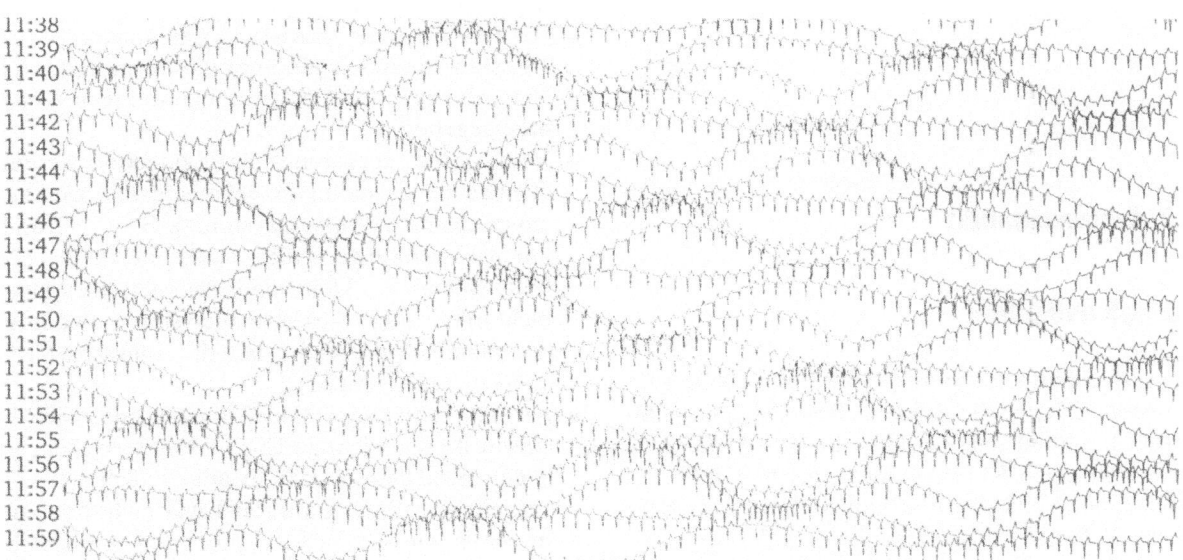

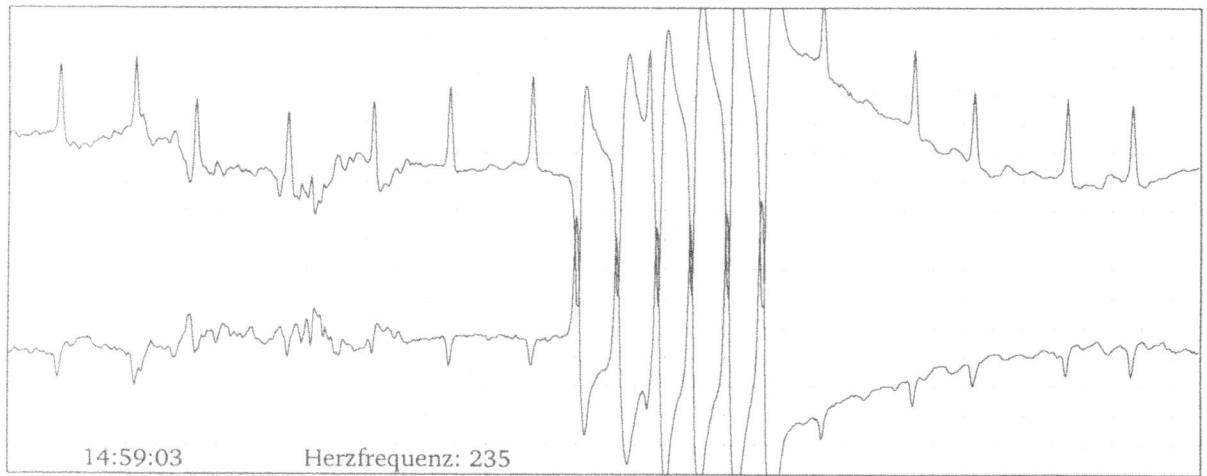

14:59:03   Herzfrequenz: 235

Abb. 110. *Äußere Einwirkung eines elektrischen Potentiales auf ein EKG.* Hier zeigt sich ein normfrequentes EKG, welches plötzlich zu einer scheinbaren ▷ ventrikulären Tachykardie degeneriert. Die Tachykardie hat eine Frequenz von 235. Am Ende dieser Tachykardie läuft das EKG von oben und unten wieder in seine Ausgangsposition zurück. Bei diesem Artefakt handelt es sich mit größter Wahrscheinlichkeit um einen zusätzlichen, elektrischen Impuls am Körper des Patienten. Durch die entstandenen ▷ Offsetspannungen wandert das EKG aus dem Sicht- und Filterbereich des Rekorders heraus. Bei genauerem Hinsehen kann bei einer absoluten Arrhythmie noch ein QRS-Komplex nach der zweiten Flatterwelle in beiden Kanälen entdeckt werden.

3.3 Analysequalität

Qualitätsdefinition

Ein sehr wichtiger Aspekt bei der Beurteilung eines Langzeit-EKG ist die Analyse- bzw. EKG-Qualität. Dieser Punkt entscheidet über die *Aussagefähigkeit* eines Langzeit-EKG. Der *Auswerter* wird unmittelbar mit der EKG-Qualität konfrontiert. Der *Beurteiler (Befunder)* bleibt in der Regel davon ausgeschlossen, sofern nicht beide Funktionen zusam-

menfallen. Der Befund aber, der aus den gewonnenen Daten erhoben wird, hat entscheidende Konsequenzen für die Diagnose, weitere Verfahrensweisen und die Medikation.

- Numerische Tabellen sind bei sehr guter EKG-Qualität anders zu beurteilen als bei Langzeit-EKG-Aufnahmen, die sehr stark artefaktüberlagert sind. Dies ist für die Beurteilung der Wirksamkeit eines Antiarrhythmikums von großer Bedeutung (▷ proarrhythmischer Effekt).
- ST-Streckenvermessungen sind unter Artefaktbedingungen anders zu deuten als bei optimalen Verhältnissen. Nicht jedes System schaltet die ST-Analyse ab einer gewissen Artefaktstärke aus. Die ständige Kontrolle über die Position der ST-Vermessungspunkte ist nur bei wenigen Systemen gegeben.
- Vom System „erkannte" Artefaktzeiten werden oftmals nur deshalb als solche beurteilt, weil das entsprechende Analysesystem z.B. ▷ Grundlinienschwankungen nicht akzeptiert. Ist das EKG-Signal zu klein und das Analysesystem nicht in der Lage dieses zu analysieren, bedeutet das nicht automatisch, daß das Langzeit-EKG nicht zu beurteilen ist.
- Artefaktzeiten schließen nicht aus, daß sich in diesen Zeiten wichtige EKG-Ereignisse ereignet haben. Sind diese Zeiten zu lang, muß man davon ausgehen, daß das Langzeit-EKG nicht den entsprechenden Nutzen hatte. Es kann somit nicht beurteilt werden.

- Systeme mit mehrkanaliger Analyse (2- oder 3-kanalig) täuschen eine gute EKG-Qualität oftmals nur vor. Aufgrund des automatischen Kanalwechsels bei Ausfall eines EKG-Kanals wird die reale Qualität des EKG, der Trends und der Histogramme verschleiert (sofern diese Trends überhaupt der Realität entsprechen).

Die *Qualitätsdefinierung* sollte aber nicht nur über Artefakte Informationen liefern, sondern auch Angaben über technische Probleme machen. Bei ► Apparategemeinschaften z.B. wird das Anlegen und das Auswerten von Langzeit-EKGs von verschiedenen Personen durchgeführt. Da die beiden Personen jedoch nicht in direktem Kontakt stehen, sind Angaben über technische Probleme von großem Nutzen.

Aus der eigenen Erfahrung heraus hat sich folgender Schlüssel für die *Qualitätsdefinition* als sehr praktisch und sinnvoll erwiesen:

Q1: Ein Langzeit-EKG, welches auf beiden Kanälen eine sehr gute Aufnahmequalität besitzt und höchstens geringe Artefakte aufweist.

Q2: Ein Langzeit-EKG, welches auf *mindestens einem* Kanal stärkere Artefakte aufweist.

Q3: Ein Langzeit-EKG, welches auf *einem* Kanal einen längeren oder totalen EKG-Ausfall aufweist (z.B. Elektrodenausfall, Kabelbruch, Kontaktausfall des Kabels, Impedanzanstieg usw.), der *andere* Kanal aber höchstens geringe Artefakte aufweist und gut analysierbar ist und *keine* Ausfallzeiten hat.

Q4: Ein Langzeit-EKG, welches auf *beiden* Kanälen für eine *(längere) Zeit* ausfällt oder *sehr stark* artefaktüberlagert ist.

Q5: Ein Langzeit-EKG, welches so stark artefaktüberlagert ist, daß es nicht mehr analysierbar ist oder das Analyseergebnis so gering ausfällt, daß eine sinnvolle Aussage über diese Untersuchung nicht möglich ist.

Q6: Eine Langzeit-EKG-Aufnahme, die *keinerlei* Signale beinhaltet (keine EKG-Signale, keine Kalibrierungssignale (Eichzacken).

Diese *Qualitätsdefinitionen* sind natürlich relative Maße, und die Übergänge sind fließend. Sie ermöglichen aber eine relativ genaue Beurteilung der Qualität einer Langzeit-EKG-Aufnahme. Sie geben Informationen über die Qualität der Anlegetechnik

und den Zustand des Rekorders. Natürlich können zusätzliche Informationen über die Qualität einer Aufnahme von großer Bedeutung sein und sollten bei Bedarf auch nicht ausgespart bleiben.

Qualitätssicherung

Diese Richtlinien wurden von der Kommission für Klinische Kardiologie der Deutschen Gesellschaft für Kardiologie als Empfehlung herausgegeben:

Qualitätsrichtlinien für die Langzeit-Elektrokardiographie

Ausbildung des Untersuchers
Die selbständige Anwendung der Langzeit-Elektrokardiographie setzt die Anerkennung als Arzt für ‚Innere Medizin' mit Teilgebietsbezeichnung ‚Kardiologie' voraus.

Begründung

Bei der Validierung und Beurteilung von Langzeit-Elektrokardiogrammen werden nicht nur detaillierte Kenntnisse über Elektrophysiologie und Elektrokardiographie vorausgesetzt, sondern auch die Erkennung (seltener) Rhythmusstörungen unter erschwerten Bedingungen, nämlich beispielsweise bei zeitgeraffter Darstellung oder artefaktüberlagerter Einkanalregistrierung. Zum anderen ist eine abschließende Beurteilung langzeit-elektrokardiographisch erfaßter Rhythmusstörungen oft erst möglich durch die Kenntnis von Pathophysiologie, Klinik und Prognose kardiovaskulärer Erkrankungen.

Apparative Ausrüstung
Das Aufnahmegerät muß eine kontinuierliche Speicherung des EKG über 24 h während laborunabhängiger physischer und psychischer Aktivitäten ermöglichen. Dabei ist eine simultane, zweikanalige Aufzeichnung des EKG wünschenswert.

Begründung

Kürzere EKG-Aufzeichnungen widersprechen nicht nur dem internationalen Standard, sondern gehen insbesondere mit einer Einbuße an diagnostischer

Sensitivität einher, da die Arrhythmiespektren innerhalb 24stündiger Tag-, Nacht-Zyklen inhomogen verteilt sind. Diskontinuierliche EKG-Aufzeichnungen sind intransparent, da sie keine vollständige Überprüfung des Überwachungszeitraumes (siehe Qualitätskontrolle) erlauben. Der hierdurch im Einzelfall zu erwartende Informationsverlust ist inakzeptabel, so daß diese Art der EKG-Speicherung zur Zeit nicht befürwortet werden kann.

Das Analysegerät muß die Möglichkeit enthalten, interessierende Episoden in Echtzeit (1:1) wiederzugeben oder auf dem Bildschirm festzuhalten. Insbesondere muß eine zeitgeraffte optische Wiedergabe (60:1 und 120:1) des gespeicherten EKG möglich sein, wobei eine simultane, zweikanalige Darstellung des EKG wünschenswert ist. Zusätzlich ist eine akustische Darstellung der RR-Intervalle empfehlenswert. Schließlich muß das Auswertegerät eine computergestützte Analyse hinreichender Genauigkeit ermöglichen.

Begründung

Bei zeitgeraffter audiovisueller Analyse der Bandspeicher-EKGs werden Rhythmusstörungen „übersehen“. Dazu gehören im Einzelfall auch prognostisch relevante und therapiebedürftige Rhythmusstörungen. Sie sind bei 24stündigen EKG-Aufzeichnungen nur mit Computerunterstützung ausreichend sicher zu erfassen.

Das eingesetzte Langzeit-EKG-System muß die Zuordnung von Symptomen des Patienten (Zeitangaben im Patiententagebuch) zu EKG-Veränderungen ermöglichen (Pilotreferenz; Zeitspur; Zeittakt).

Obligat ist ein EKG-Registrierer, der die Dokumentation langzeit-elektrokardiographisch erfaßter Arrhythmien mit 25 (zusätzlich wünschenswert: 10, 50) mm/s gewährleistet. Auch hier ist eine zweikanalige, simultane EKG-Dokumentation wünschenswert.

Eine kontinuierliche graphische Herzfrequenz-Trendschreibung über 24 h (mit einer Zeitkonstante, die 1 min nicht überschreitet) ist von größtem diagnostischen Nutzen und ist daher wünschenswert. Zugunsten einer vernünftigen diagnostischen Auflösung sollte hierbei der Papiertransport 10 mm/s

nicht unterschritten werden und die Schreibamplitude mindestens 100 mm (für einen Herzfrequenzbereich von 0–200/min) betragen.

Durchführung des Langzeit-EKG
Patientenbezogene Basisinformationen (für den Auswerter):
● Name, Alter und Geschlecht des Patienten.
● Grunderkrankung oder „Arbeitsdiagnose“.
● Indikation zum Langzeit-EKG (Fragestellung).
● Medikamente vor und während des Langzeit-EKG.
● Serumelektrolyte des Patienten.
● Standard-EKG in Ruhe (12 Ableitungen).
● Elektrodenlage für Langzeit-EKG-Aufnahme; Proberegistrierung.
● Datum und Uhrzeit der langzeit-elektrokardiographischen Aufzeichnung.
● Tätigkeitsprotokoll und Beschwerdeangaben des Patienten während des Langzeit-EKG (▶ Patientenprotokoll).

Auswertung des Langzeit-EKG
● Beurteilung des Herzfrequenzverhaltens mit Angabe der mittleren Herzfrequenz sowie der Extremwerte (minimale und maximale Herzfrequenz) pro Zeitsegment (24 h; Tagperiode, Nachtperiode; Behandlungsintervall etc.).
● Angabe des „Grundrhythmus“. Dies ist der während der Beobachtungsperiode zeitlich vorherrschende Rhythmus, der somit auch das Verhalten der Herzfrequenz weitgehend determiniert. Angabe weiterer intermittierend auftretender und dokumentierter Rhythmustypen.
● Quantitative Analyse und Angabe der Rhythmusstörungen pro Gesamtbeobachtungsperiode (24 h). Als Ausnahme können supraventrikuläre Extrasystolen gelten, da sie sowohl visuell als auch bei rechnergestützter Langzeit-EKG-Auswertung Erkennungsschwierigkeiten bieten und somit quantitativ nicht verläßlich erfaßt werden können. Es genügen qualitative Hinweise über die Häufigkeit ihres Vorkommens, z.B.: keine supraventrikulären Extrasystolen, geringgradige, mittelgradige oder gehäufte Inzidenz.
● Erlaubt das Gerät eine zuverlässige ST-Strecken-Analyse, so sollten insbesondere Zeitpunkt und Ausmaß der gravierendsten Kammernachschwan-

kungsveränderungen festgelegt und dokumentiert werden.

Dokumentation und Archivierung der Befunde
- Im Auswertungsprotokoll quantitativ niedergelegte Rhythmusstörungen sind durch repräsentative Beispiele mit dem EKG-Registrierer (25 oder 50 mm/s) zu dokumentieren und mit Datum und Uhrzeit zu kennzeichnen.
- Bei länger anhaltenden Rhythmusstörungen (z.B. Vorhofflimmern, anhaltenden Kammertachykardien etc.) sind Anfang und Ende derselben zu dokumentieren.
- Da von Kammertachykardien und Blockierungen mehrheitlich weitreichende Konsequenzen abhängen, sind alle konsekutiven Formen ventrikulärer Extrasystolie (> 2) ebenso wie alle Pausen mit RR-Intervallen über 2000 ms elektrokardiographisch zu dokumentieren.
- Dokumentation des kortinuierlichen 24stündigen Herzfrequenz-Trends.
- Bei einem computerisierten Langzeit-EKG-System ist ein maschineller Ausdruck der automatisch erfaßten Rhythmusstörungen den EKG-Dokumenten und der Herzfrequenz-Trendschreibung beizufügen.
- Die oben aufgeführten Dokumente sind zusammen mit den patientenbezogenen Basisinformationen entsprechend den geltenden gesetzlichen Vorschriften zur Archivierung von Krankenunterlagen aufzubewahren.

Validierung („Qualitätskontrolle")
Anlegen, Auswertung, Dokumentation und Archivierung des Langzeit-EKG kann durch eine speziell ausgebildete MTA (Arzthelferin) durchgeführt werden, die Validierung und Beurteilung obliegt dem Kardiologen.
- Hierzu sind dem Kardiologen alle oben genannten Dokumente zur Verfügung zu stellen zusammen mit den patientenbezogenen Basisinformationen.
- Stichprobenartig sind Zeitsegmente visuell in Echtzeit (1:1) auszuwerten bzw. kontinuierlich durch einen EKG-Registrierer mit mindestens 10 mm/s zu dokumentieren. Die hierbei geprüfte Anzahl der Rhythmusstörungen wird vom Kardiologen mit der Computerzahl desselben Zeitsegments verglichen.
- Da die Güte und damit die Verläßlichkeit automatischer Langzeit-EKG-Analysen u. a. direkt von der Band- bzw. Aufzeichnungsqualität abhängt, sollte für die Beurteilung der computerisierten Langzeit-EKG-Analyse die Artefaktzeit oder die Anzahl nicht klassifizierbarer QRS-Komplexe pro Zeiteinheit (QRS „normal" und „abnormal") berücksichtigt werden.

Den Empfehlungen der Qualitätsrichtlinien für die Langzeit-Elektrokardiographie liegen folgende Monographien mit weiterführender Literatur zugrunde: siehe Kapitel 9.

Auch die Kassenärztlichen Vereinigungen haben die Absicht, eigene Qualitätssicherungen für die Langzeit-EKG-Analyse herauszugeben. Diese werden aber von den einzelnen Landesverbänden und deren Qualitätszirkeln für jedes Bundesland extra erarbeitet. Da diese Regelung recht neu ist, müssen für die meisten Bundesländer die Richtlinien der Qualitätssicherung erst noch erarbeitet werden.

4.1 Ableitungen im Langzeit-EKG

Ableitungen

Unter einer *Ableitung* versteht man die Abnahme elektrischer Potentiale an zwei Elektroden (bipolare Ableitung). Die Spannungsdifferenzen zwischen den beiden Elektroden werden registriert und vom EKG-Gerät aufgezeichnet.

Die Elektroden bilden dabei eine imaginäre Linie, an der sich der im „Raum" drehende elektrische EKG-Vektor abbildet (projiziert). Die zeitliche Abfolge der „Abbildungen" ergibt anschließend das EKG auf dem Monitor oder dem Papier. Anders ausgedrückt, die sich verändernden Spannungsdifferenzen an den Elektroden bilden die Ausschläge auf dem EKG.

Diese Fähigkeit einer Ableitung macht man sich zunutze, indem man verschiedene Ableitungen in verschiedenen Winkeln und Stellungen (vertikal, horizontal) zum elektrischen Vektor (Herzachse) legt und somit verschiedene Abbildungen/Projektionen ein und desselben Vektors bekommt (Abb. 111).

Beim normalen Standard-EKG wurden die Ableitungen und damit auch die Positionen der Elektroden von den Wissenschaftlern *Einthoven, Wilson* und *Goldberger* definiert. Beim Langzeit-EKG jedoch stehen solche Definitionen noch aus.

Daß dies noch nicht geschehen ist, hat verschiedene Gründe. Ein Problem ist die Elektrodengröße. Im Gegensatz zum Standard-EKG werden Spezialelektroden benötigt, die viel länger und unter völlig anderen Bedingungen auf der Haut des Patienten befestigt werden müssen (▶ Anlegetechniken). Ein anderes Problem besteht in der technischen Realisierung mehrerer Kanäle*. Aufgrund

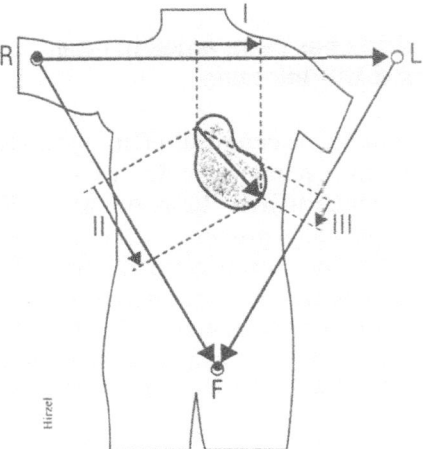

Abb. 111. *Projektion eines Vektors auf die Einthovenableitungen.* Werden die Extremitätenableitungen von Einthoven als Beispiel genommen, so lassen sich (in Pfeilrichtung von Plus nach Minus) drei Ableitungen erstellen. Der elektrische Vektor des Herzens bildet sich auf jeder Ableitung verschieden ab. Auf der Ableitung II entsteht hier der größte Ausschlag (QRS-Komplex), auf der Ableitung III der kleinste Ausschlag.

---

* Bis heute sind maximal 3 Ableitungen pro Rekorder technisch zu realisieren (im Gegensatz zum Standard-EKG mit seinen 12 Ableitungen). Es gibt inzwischen Langzeit-EKG-Analysesysteme, die aus den Ableitungen x, y und z ein 12-Kanal-Standard-EKG berechnen. Diese Ableitungen jedoch sind für die Langzeit-Anwendung ungeeignet und sehr artefaktanfällig, da mindestens eine Elektrode auf den Rücken geklebt werden muß. Die Positionen der Elektroden sind festgelegt. Eine Orientierung nach der Oberflächenbeschaffenheit im Sinne einer korrekten ▶ Anlegetechnik ist nicht mehr möglich.
Die Verwendung von mehr als drei Ableitungen (Kanälen) macht in der Regel keinen Sinn. Die Interpretation eines Langzeit-EKG wird dadurch nicht unbedingt erleichtert.

der geringen Zahl an Ableitungen ist die Fachwelt sich noch nicht einig, welche Ableitungen sich als geeignet erweisen und die meisten Informationen liefern (▶ Ableitungen für ST-Analyse und Rhythmusanalyse). Vor allem die Wahl des passenden Ableitungspunktes ist von größter Bedeutung für die Durchführung eines Langzeit-EKG.

Grundsätzliches beim Anlegen einer Langzeit-EKG-Ableitung

Die Art und Weise der Positionierung von Langzeit-EKG-Elektroden unterscheidet sich wesentlich von der des Standard-EKG. Beim Standard-EKG werden die Elektroden grundsätzlich in die Rippenzwischenräume (intercostal) gesetzt. Zum einen wird der elektrische Widerstand so gering wie möglich gehalten. Zum anderen halten die (Saug)elektroden besser auf der Haut. Beim Langzeit-EKG jedoch werden die Elektroden *immer auf den Rippen* plaziert.

Diese Methode ist für die Langzeit-Ableitung eines EKG von größter Bedeutung:

- Das Muskelzittern ist auf den Rippen geringer als auf muskelstarken Partien.
- Der harte Untergrund verhindert Bewegungsartefakte durch sich bewegende Weichteile (z.B. „Speckringe").
- Deshalb gerade bei Frauen die Elektroden *nie* auf die Brust kleben!
- Durch das Herausstehen der Rippen wird ein Kontaktverlust zwischen ▶ Sensor und Haut automatisch vermieden. Wird die Elektrode über die Rippe geklebt (gespannt), so drückt diese, unabhängig von Bewegungen des Patienten, stets auf den Sensor.
- Im Gegensatz dazu sollte ein Plazieren der Elektroden zwischen den Rippen vermieden werden. Durch die Mulde zwischen den Rippen (Interkostalraum) neigt die Elektrode dazu, sich von der Haut abzuheben. Dies kann von einem Amplitudenverlust bis zum vollständigen Verschwinden des EKG führen. Das gilt im wesentlichen auch für das Sternum*!

Außerdem beachten:

- Die Elektroden *immer* auf eine gespannte Haut kleben! Am besten streckt der Patient den Oberkörper durch (Brust raus – Bauch rein). Wird das Langzeit-EKG in gebückter Haltung angelegt, wird beim Aufrichten des Patienten die Haut gedehnt. Die Elektroden verlieren ihren Halt (Kontakt).
- Die Abstände der einzelnen Elektroden eines Kanales möglichst groß wählen. Je größer die Distanz, desto größer die Spannungsdifferenzen zwischen den beiden Elektroden. In Abhängigkeit vom ▶ Lagetyp des Herzens kann so in der Regel der größte Amplitudenausschlag erreicht werden.
- Elektroden nie in der Axillarlinie befestigen, da die anliegenden Arme gerne auf die Elektroden schlagen und somit Artefakte produzieren.

Es gilt daher immer der Grundsatz, daß die Wahl eines guten Ableitungspunktes vor allen anderen Ableitungskriterien steht!

Für die Anwendung

- Es empfiehlt sich, ein einmal eingeführtes Anlegeschema stets beizubehalten. Im Laufe der Zeit können so bestimmte EKG-Veränderungen auch im Langzeit-EKG abgeschätzt werden.
  Ein Beispiel: Bei einem Patienten wurde im Langzeit-EKG ein intermittierender Schenkelblock festgestellt. Bei der Aufnahme weiterer Langzeit-EKGs konnte der Schenkelblock aufgrund der bekannten Morphologie eindeutig identifiziert werden. Vor allem beim Auftreten von supraventrikulären und ventrikulären Extrasystolen ist diese Identifizierungsmöglichkeit von großer Bedeutung.

---

* In vielen Veröffentlichungen wird das Sternum als der geeignete Ort für die Plazierung einer Elektrode genannt. Da das Sternum in der Regel in einer Einwölbung liegt, schließt sich der Autor dieser Meinung ausdrücklich *nicht* an.

Ableitungen für die Rhythmusanalyse

Für die Rhythmusanalyse haben sich zwei Ableitungen besonders bewährt (Abb. 112). Es handelt sich dabei um die Ableitungen mit dem Kürzel MC5 und CC5 bzw. C2M*.

Für den Kanal 1 im Langzeit-EKG-Rekorder wird die Ableitung CM5 wie folgt angelegt:

● Die negative Elektrode (Kabelfarbe: weiß) auf die zweite/dritte tastbare Rippe rechts vom Sternum. Das entspricht ungefähr der Position V1 im Standard-EKG.

● Die positive Elektrode (Kabelfarbe: rot) auf die fünfte/sechste Rippe links vom Sternum, etwa unterhalb der linken Mamille. Das entspricht ungefähr der Position V4 im Standard-EKG.

Diese Ableitung verläuft etwa parallel zur elektrischen Herzachse und entspricht im EKG in etwa der Ableitung V4–5 bzw. II im Standard-EKG.

Für den Kanal 2 im Langzeit-EKG-Rekorder wird die Ableitung CC5 wie folgt angelegt:

● Die negative Elektrode (Kabelfarbe: braun) auf die fünfte/sechste Rippe der vorderen Axillarlinie rechts vom Sternum. Das entspricht ungefähr spiegelbildlich der Position V5 im Standard-EKG.

● Die positive Elektrode (Kabelfarbe: schwarz) auf die fünfte/sechste Rippe der vorderen Axillarlinie links vom Sternum. Das entspricht ungefähr der Position V5 im Standard-EKG bzw. der Position links neben der roten Elektrode im Langzeit-EKG.

Diese Ableitung verläuft etwa im 45 Grad-Winkel zur elektrischen Herzachse und entspricht im EKG in etwa der Ableitung V5–6 bzw. I im Standard-EKG.

---

* Die Abkürzungen MC5, CC5 und C2M sind selbständige Begriffe für verschiedene Ableitungen im Langzeit-EKG. Wobei das M für *Manubrium sterni* (oberes Brustbein) und das C für *Costa* (Rippe) steht. Im üblichen Sinne ist mit C eine Brustwandableitung im Standard-EKG gemeint (auch V genannt). Obwohl der Autor die Auffassung vertritt, daß das Brustbein nicht der richtige Ort für eine Langzeit-EKG-Elektrode ist, verwendet er trotzdem diese Abkürzungen. Die Abkürzungen entsprechen in etwa den Vektorrichtungen für die in diesem Buch empfohlenen Langzeit-EKG-Ableitungen. Die Ausweitung der Definition dieser Abkürzungen ist zwar nicht ganz korrekt, erleichtert aber den Umgang mit diesen Begriffen erheblich.

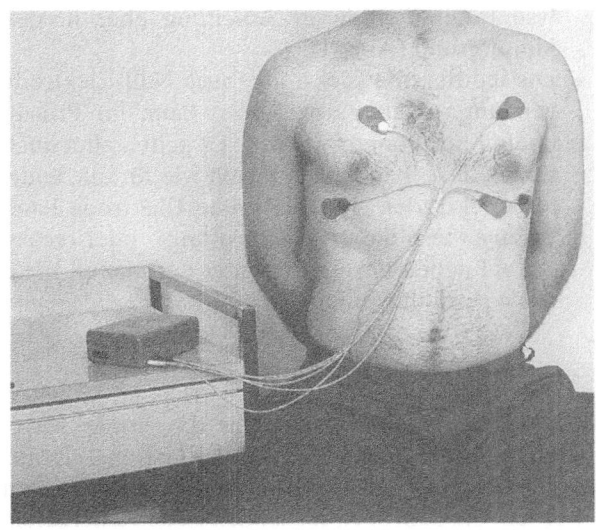

Abb. 112. *Elektrodenanlage mit zwei Ableitungen.* Ableitung 1 parallel zur Herzachse, Ableitung 2 quer zur Herzachse. Die grüne, indifferente Elektrode wurde links oben befestigt. Die Kabel wurden leicht gespannt, zusammengefaßt, etwas gedreht und mit Klebeband umwickelt.

Für einen eventuellen Kanal 3 im Langzeit-EKG-Rekorder wird die Ableitung C2M empfohlen und wie folgt angelegt:

● Die negative Elektrode (Kabelfarbe: blau) auf die zweite/dritte Rippe links vom Sternum. Das entspricht ungefähr der Position V2 im Standard-EKG.

● Die positive Elektrode (Kabelfarbe: orange) auf die fünfte/sechste Rippe rechts vom Sternum, etwa unterhalb der rechten Mamille. Das entspricht ungefähr spiegelbildlich der Position V4 im Standard-EKG.

Diese Ableitung verläuft etwa im 90 Grad-Winkel zur elektrischen Herzachse und entspricht im EKG in etwa der Ableitung V1–3 bzw. III im Standard-EKG.

Der Vorteil dieser Ableitung liegt in der besonders günstigen Darstellung der atrialen (Vorhof-) Ereignisse. Durch die besonders ausgeprägte P-Welle läßt sich der Grundrhythmus in der Regel sehr gut beurteilen (▶ Sinusrhythmus oder ▶ Vorhofflimmern). Die Aspekte der ST-Streckenanalyse treten bei dieser Ableitung eher in den Hintergrund (Abb. 113).

● Die indifferente Elektrode (auch Null-Elektrode genannt – Kabelfarbe: grün) kann im Prinzip überall positioniert werden. Es gelten aber auch für sie dieselben Anlegeregeln wie für alle anderen Elektroden. Für die grüne Elektrode kann vorzugsweise die erste Rippe links- oder rechtssternal neben der weißen oder der blauen Elektrode gewählt werden.

Achtung

Diverse Hersteller verwenden das grüne Kabel auch als Ableitekabel für einen EKG-Kanal. In diesem Fall muß die Elektrode auf die Position geklebt werden, die dem entsprechenden EKG-Kanal gelten soll!

Bei den hier genannten Ableitungen handelt es sich um Ableitungen, die in ihrer Gesamtheit den meisten Lagetypen im Standard-EKG Genüge tun.

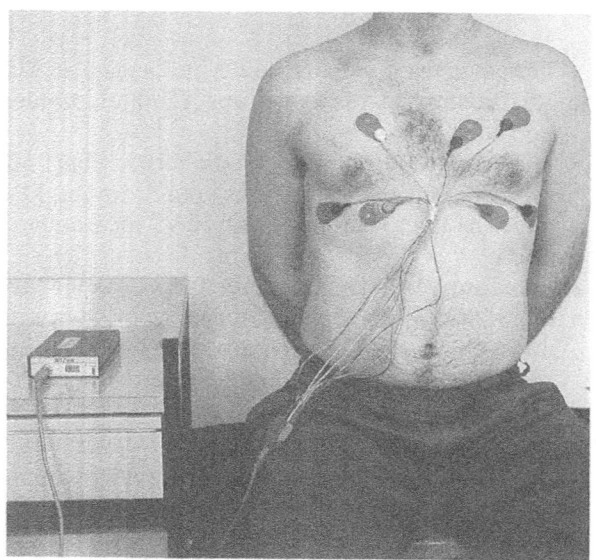

Abb. 113. *Elektrodenanlage mit drei Ableitungen.* Zu den in Abb. 112 gezeigten Ableitungen wurde hier noch eine dritte Ableitung befestigt. Sie verläuft im 90 Grad-Winkel zur Herzachse, von links oben nach rechts unten. Auch hier wurden die Kabel wieder leicht gespannt, zusammengefaßt, etwas gedreht und mit Klebeband umwickelt.

Wird nach diesem Schema angelegt, kann davon ausgegangen werden, daß in den meisten Fällen mindestens ein Kanal einen optimalen EKG-Ausschlag (Amplitude) aufweist. Diese Technik erspart in der Regel eine aufwendige ▷ Ableitungskontrolle am Standard-EKG-Gerät.

Ableitungen für die ST-Streckenanalyse

Im Gegensatz zur Arrhythmieerfassung, die feste Ableitungspunkte erlaubt, gestaltet sich die Ischämieerfassung bedeutend schwieriger. Je nachdem, ob das Ischämieereignis sich auf der Vorder-, Seiten- oder Hinterwand des Herzens ereignet, bedarf es einer anderen Ableitung. Erschwerend kommt hinzu, daß die körperliche Haltung des Patienten (Stehen, Sitzen oder Liegen) ebenfalls zu Veränderungen in der ST-Strecke führt (vgl. Abb. 3). Auch durch die Atmung (respiratorisch) können EKG-Veränderungen stattfinden, die sich vor allem in der Verzerrung der ST-Strecke bemerkbar machen.

Alle diese Faktoren fordern für die Ableitungswahl eine besondere Berücksichtigung. Um eine möglichst effektive ST-Streckenaufzeichnung zu gewährleisten, sollte wie folgt vorgegangen werden:

● Die Ableitungswahl geschieht während der Abnahme eines Belastungs-EKG (Ergometrie). Nur so kann eindeutig festgestellt werden, ob der Patient ischämiebedingte ST-Senkungen aufweist. Finden sich ST-Senkungen in entsprechenden Ableitungen im Standard-EKG wird versucht, diese im Langzeit-EKG nachzuvollziehen. Als Anhaltspunkte können die Ableitungsdefinitionen im vorhergehenden Absatz ▷ Ableitungen für die Rhythmusanalyse genommen werden. Ein optimales Verfahren ist, während der Belastung mit Hilfe der Extremitätenelektroden des Standard-EKG die passenden Ableitungen zu suchen. Dabei gilt, daß die Ableitung, welche die tiefste Senkung aufweist, später für das Langzeit-EKG ausgewählt wird.

● Sind die passenden Ableitungen gefunden, wird das Langzeit-EKG angelegt und mit Hilfe eines ▷ EKG-Adapters auf ein Standard-EKG übertragen. Der Patient beginnt sich mit dem Oberkörper nach links und rechts zu drehen. Er setzt sich

mehrfach auf und nieder und legt sich anschließend nochmals auf die Liege. Während dieser
Prozedur wird sichergestellt, daß keine lagebe-
dingten ST-Streckenveränderungen im Langzeit-
EKG provoziert werden.

- Nach den körperlichen Aktivitäten werden noch
Atmungsmanöver durchgeführt. Dabei atmet der
Patient mehrfach tief ein und aus, hält mehrmals
die Luft an und preßt diese, so stark er kann. Auf
diese Weise wird festgestellt, ob respiratorische
Faktoren eine ST-Streckenveränderung hervorrufen.

Wurden alle diese Vorgänge ordnungsgemäß
durchgeführt und keine zusätzlichen ST-Senkungen
provoziert, kann davon ausgegangen werden, daß
eine ST-Senkung, die während des Langzeit-EKG
auftritt, ischämiebedingt ist. Sollte das Belastungs-
EKG keine ST-Senkung aufweisen, muß die gesamte
Kontrollprozedur unbedingt durchgeführt werden.
Es gilt dabei auszuschließen, daß falsch-positive ST-
Senkungen während der Langzeit-EKG-Aufnahme
das Ergebnis verfälschen.

Für die Anwendung

- Die Suche nach einer Ischämie nur mit Hilfe des
Langzeit-EKG ist im seltensten Falle geboten
(▶Indikationen). Ist dies aber der Fall, sollte der
oben genannte Weg der Elektrodenanlage unbedingt eingehalten werden.

- Für die Routineuntersuchung sind die Ableitungen CM5 und CC5 völlig ausreichend und in ihrer
Sensitivität durchaus akzeptabel (60–80 %). In
diesem Fall kann das aufwendige Verfahren für
die Elektrodenanlage einer ST-Streckenanalyse
ausgelassen werden. Bei der Analyse eines so angelegten Langzeit-EKG müssen dann aber ▶arti-
fizielle ST-Streckenveränderungen mit berücksichtigt werden!

Ableitungen für die Schrittmacheranalyse

Eine spezielle Ableitung für eine Schrittmacheranalyse ist im Gesamtzusammenhang gesehen von ge-
ringerer Bedeutung. Wie im Kapitel ▶computerun-
terstützte Schrittmacheranalyse schon beschrieben,
ist eine wirkungsvolle Schrittmacheranalyse nur mit
einem dafür geeigneten Aufnahmerekorder und
dem dazugehörigen Analysesystem möglich. Dabei
kommt es weniger auf eine bestimmte Ableitung an.
Der Aufnahmerekorder besitzt einen speziellen
Schrittermacherdetektor, der den Schrittmacherimpuls aus fast jeder Ableitung herausfiltert.

Grundsätzlich können die Ableitungen CM5 und
CC5 bzw. C2M gewählt werden. Bei ▶unipolarer
Stimulation sollte darauf geachtet werden, daß die
weiße Elektrode (Kanal 1, (−) Pol) nicht direkt
über den Schrittmacher geklebt wird, da sonst die
Ausschläge der Schrittmacherspikes zu groß werden. Dies kann später zu Problemen bei der Signaleinstellung im Analysegerät führen.

Bei einer ▶bipolaren Stimulation ist die Wahl der
Ableitung weniger wichtig. Die Schrittmacherspikes
sind von ihrer Entstehung her sehr klein. Eine Vergrößerung der Schrittmacherspikes mit Hilfe einer
anderen Ableitungswahl ist somit kaum möglich.

Ableitungskontrolle

Damit sichergestellt werden kann, daß die Langzeit-EKG-Ableitungen eine optimale Aufnahmequalität aufweisen, wurde ein spezieller *EKG-Adapter* entwickelt. Dieser ▶ EKG-Adapter macht es
möglich, das Langzeit-EKG-Signal vom Langzeit-
EKG-Rekorder auf einen Standard-EKG-Schreiber
zu übernehmen. Das abgeleitete EKG kann so in
„Echtzeit" kontrolliert werden.

Bei der Kontrolle sollte auf folgende Punkte geachtet werden:

- Die R-Zacke sollte mindestens 1 mV groß sein.
Ist die R-Zacke zu klein, ist das Analysesystem
oft nicht mehr in der Lage, eine R-Triggerung
(Erkennung) vorzunehmen. Außerdem reduziert
eine gleichgroße P- und T-Welle die Analysegenauigkeit. Das System neigt dazu, diese Wellen
ebenfalls als eigenständige Herzaktionen zu interpretieren.

- Es sollte eine gut sichtbare P-Welle im EKG vorhanden sein. Um im Langzeit-EKG Herzrhythmusstörungen bestimmen zu können ist es unver-
zichtbar, den Grundrhythmus anhand der P-
Welle festzustellen.

● Die T-Welle sollte maximal die halbe Höhe der R-Zacke ausmachen. Es besteht sonst die Gefahr, daß das Analysesystem eine überhöhte T-Welle als eigene Herzaktion fehlinterpretiert und somit die Analyse verfälscht.

● Das EKG-Signal muß „sauber" ohne Muskelzittern oder Grundlinienschwankungen sein. Bei Auftreten dieser Mißstände eventuell die Elektroden wechseln.

Für die Anwendung

● Die Suche nach einem passenden EKG-Signal sollte nicht erst beginnen, wenn schon alle Elektroden am Patienten kleben. Eine Vorkontrolle kann auch mit Hilfe des Standard-EKG gemacht werden. Dazu nimmt man die Extremitätenelektroden „rot" (−) Pol und „gelb" (+) Pol und schaltet den EKG-Schreiber auf Ableitung I. Um ein EKG zu erhalten, müssen zusätzlich noch die „schwarze" und „grüne" Elektrode ordnungsgemäß angebracht werden. Jetzt wird die rote und gelbe Elektrode so angelegt, daß ein passendes Langzeit-EKG-Signal auf dem EKG-Schreiber erscheint. Sollte das EKG-Signal nicht optimal sein, kann durch einfaches Versetzen der Elektroden eine andere Langzeit-EKG-Ableitung getestet werden (Abb. 114).

Langzeit-EKG-Adapter

Der Adapter besitzt zwei Anschlüsse: einen Anschluß für den Rekorder (Stecker) und einen Anschluß für die Elektrodenkabel des Standard-EKG (Buchsen).

Die Anschlußbuchsen am Rekorder liegen entweder außen am Gehäuse oder innen im Rekorder. Die Art der Anschlußbuchsen des Rekorders und die dazu passenden Stecker des Adapters sind von Hersteller zu Hersteller unterschiedlich (Abb. 115). Nicht jeder Adapter paßt auf jeden Rekorder!

Die Anzahl der Anschlußbuchsen für die Elektrodenkabel des Standard-EKG sind von der Art des Adapters abhängig. Für eine einfache Kontrolle werden mindestens 3 Anschlüsse gebraucht:

● eine Buchse für den roten Stecker,

● eine Buchse für den grünen Stecker und

● eine Buchse für den schwarzen Stecker der Extremitätenableitungen.

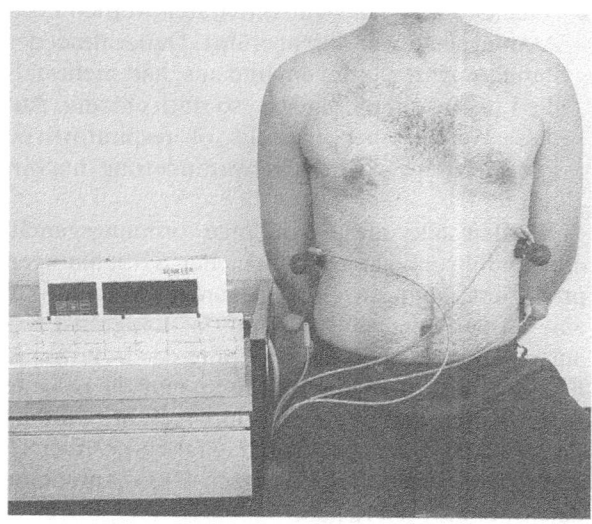

a

b

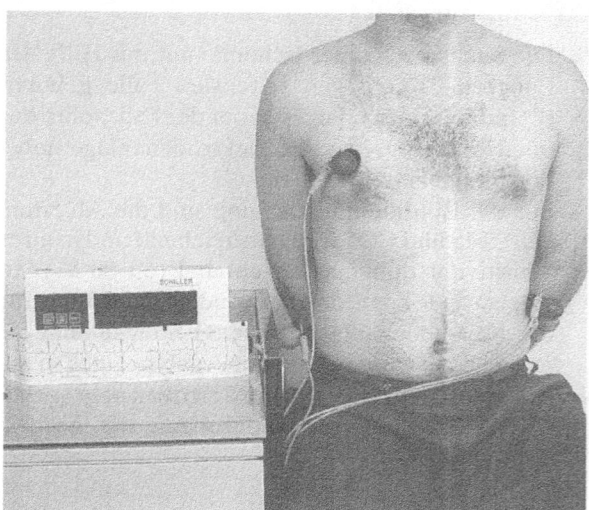

Abb. 114a; 114b. *Suche nach einer optimalen Ableitung mit Hilfe eines Standard-EKG.* Die Extremitätenelektroden „schwarz" und „grün" wurden auf ihre normale Position gesetzt. Mit den Extremitätenelektroden „rot" und „gelb" wird nach einer passenden Ableitung gesucht. Auf der Ableitung I (oberste EKG-Linie) des EKG-Streifens ist deutlich zu erkennen, daß die Ableitung in Bild **a** einen geringeren Ausschlag aufweist als die Ableitung in Bild **b**.

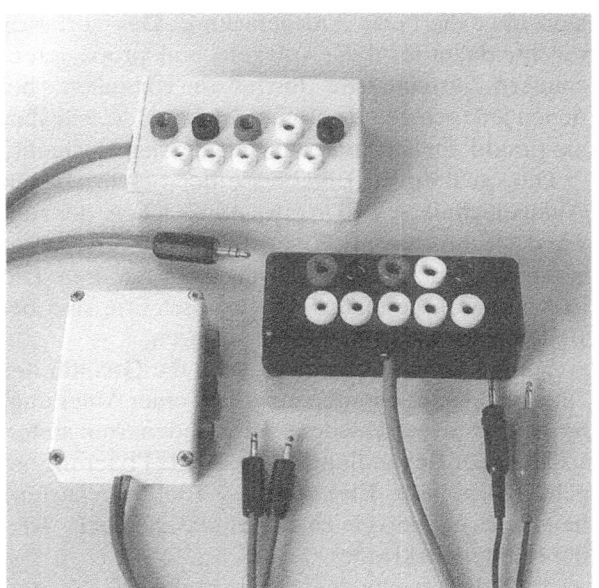

Abb. 115. *Diverse EKG-Adapter.* Dargestellt sind die gängigsten EKG-Adapter. Der obere und der rechte Adapter bieten Anschlüsse für das komplette Standard-EKG, der linke Adapter nur für eine Extremitätenableitung. Unterschiedlich sind auch die Anschlußstecker für die einzelnen Langzeit-EKG-Rekorder.

So kann jeweils eine Langzeit-EKG-Ableitung getestet werden (Abb. 116). Ein Adapter, der mehrere Langzeit-EKG-Ableitungen gleichzeitig übertragen soll, muß weitere Anschlußmöglichkeiten aufweisen.

Grundsätzlich sollte die Gebrauchsanweisung des Adapters bzw. des Aufnahmerekorders beachtet werden. Es ist von erheblicher Bedeutung, welcher Stecker in welche Buchse zu stecken ist! Wird dies verwechselt, kommt es zu unnötigen Verpolungen. Das Signal, welches auf dem EKG-Schreiber erscheint, entspricht dann nicht mehr dem Signal, welches auf dem Rekorder aufgenommen wird.

Bei manchen Langzeit-EKG-Systemen besteht die Möglichkeit, eine EKG-Kontrolle auf dem Monitor des Analysesystems durchzuführen.

Speziell digitale Rekorder sind oft in der Lage, das abgeleitete EKG-Signal selbst zu testen. Entspricht das Signal nicht den „Vorstellungen" des Rekorders, so gibt dieser dem Anleger über einen Signalton oder eine Anzeige dies zu verstehen.

Für die Anwendung

- Bei einer automatischen Kalibrierung muß erst die Kalibrierungsphase abgewartet werden, um das EKG-Signal auf den Monitor bzw. EKG-Schreiber zu bekommen. Es ist vorteilhaft, beim Eintreten des Patienten in den Anlegeraum den Rekorder mit der eingelegten Kassette einzuschalten. Während der Kalibrierungsphase besteht die Möglichkeit, den Patienten vorzubereiten und die Elektroden anzulegen. Das EKG kann anschließend unverzüglich kontrolliert werden.
- Der Adapter erfüllt noch eine weitere Funktion. Mit ihm lassen sich verschiedene elektrische Funktionen des Rekorders testen:
- Während der Analyse wird festgestellt, daß die Kalibrierungssignale in den einzelnen Kanälen unterschiedlich groß sind oder in ihrer Größe variieren:

Der Rekorder wird mittels Adapter an das Standard-EKG angeschlossen. Mit einer langsamen Schreibgeschwindigkeit (z.B. 10 mm/s) wird die komplette Kalibrierungsphase des Rekorders mitgeschrieben. Treten jetzt die gleichen Kalibrierungsfehler wieder auf, ist die Kalibrierungs-

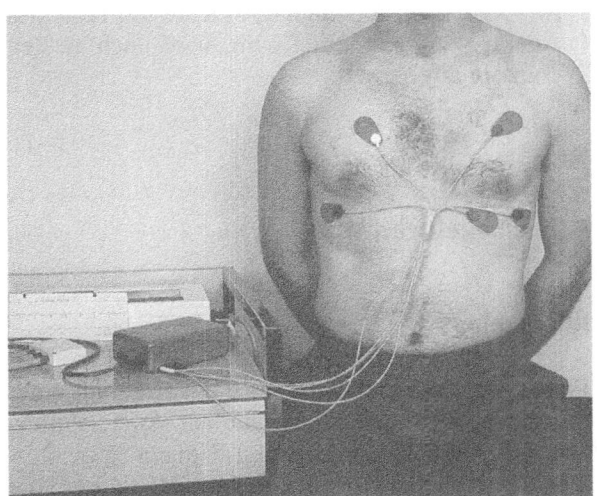

Abb. 116. *Ableitung eines Langzeit-EKG mit Hilfe einer Adapterbox.* Die Kontrolle des EKG-Signals: Abnahme durch die Elektroden, Aufzeichnung durch den Rekorder, Übernahme durch den Adapter und EKG-Schreiber und anschließender EKG-Ausdruck.

einheit des Rekorders defekt oder sollte neu eingestellt werden. Ist das Kalibrierungssignal korrekt, liegt der Fehler entweder an einem zu alten Magnetband oder in der (fehlerhaften?) Signaleinstellung des Analysesystems.

- Das EKG-Signal wird nicht ordnungsgemäß aufgenommen:
Der komplett „angelegte Patient" wird mittels Adapter an das Standard-EKG angeschlossen. Tritt ein Brumm auf oder zeigt sich ein verwackeltes EKG, können zunächst die Elektroden durch leichtes Andrücken (eventuell Austausch) getestet werden. Ist der Fehler noch nicht behoben, sollte abwechselnd an den verschiedenen Kabelenden leicht gezogen bzw. leicht gerüttelt werden. Werden so schwere Artefakte oder sogar ein Totalausfall des EKG provoziert, ist das EKG-Kabel defekt. Ist der Kabeltest negativ ausgefallen und das EKG-Signal weiterhin verzerrt, kann davon ausgegangen werden, daß die elektronische Signalverarbeitung im Rekorder defekt ist. Wird der Rekorder einmal leicht geschüttelt und Wakkelkontakte sichtbar, handelt es sich mit Sicherheit um einen elektronischen Defekt (z.B. gebrochene Lötstelle auf einer Platine). Sind jedoch alle Tests negativ ausgefallen, besteht die Möglichkeit, daß der Tonkopf nicht mehr in Ordnung ist. Denn das EKG-Signal, welches mit Hilfe des Adapters abgenommen wird, wird auch an den Tonkopf abgegeben!

4.2 Anlegetechniken

Allgemeines

Für die Analyse und damit auch das Ergebnis eines Langzeit-EKG ist die Qualität der Aufzeichnung von entscheidender Bedeutung. Um eine gute Qualität zu erreichen, ist eine ausgereifte und geübte Anlegetechnik die erste Voraussetzung. Daß dies nicht so einfach ist, haben schon alle Anwender irgendwann einmal feststellen müssen. Selbst heute, wo die Hilfsmittel (Elektroden usw.) besser sind denn je, besteht immer noch eine angeregte Diskus-

sion über die beste Anlegetechnik. Der Verfasser möchte daher nicht *die* Anlegetechnik propagieren, sondern verschiedene Techniken vorstellen, bei denen jeder einzelne entscheiden kann, welche ihm am praktikabelsten und am geeignetsten erscheint.

Die qualitativen Ergebnisse der beschriebenen Anlegetechniken sind in etwa die gleichen, der Aufwand für die einzelne Anlegetechnik unterscheidet sich jedoch zum Teil erheblich von den anderen. Die in Klammern gesetzten Arbeitsabschnitte sind bei Bedarf oder wahlweise durchzuführen.

Von großer Bedeutung ist auch die Qualität der einzelnen Komponenten innerhalb einer Ableitung. So bedürfen verschiedene Elektrodenarten unterschiedlicher Behandlung, was z.B. die Fixierung angeht. Nicht jede Elektrode (▶ Elektrodenarten) hält gleich gut und gleich lange auf der Haut (▶ Klebekraft der Elektrode).

Auch die verschiedenen Anschlußmöglichkeiten (▶ Elektrodenanschlüsse) der Elektroden sind unter Umständen zu berücksichtigen und entsprechend zu behandeln.

Der Autor möchte im voraus denjenigen, der keine der angegebenen Anlagetechniken verwendet, nicht in Gewissenskonflikte drängen, denn entscheidend für eine Anlagetechnik ist in jedem Fall die *Qualität* der Aufzeichnung.

Im Sinne eines einfühlsamen Patientenumganges ist es mit Sicherheit sinnvoll, sich auch als Untersucher einmal ein Langzeit-EKG anlegen zu lassen. Beim Herumtragen eines Langzeit-EKG über die Dauer einer Aufzeichnungsperiode (24 h), können eventuelle Schwachstellen in der eigenen Anlegetechnik sehr gut ausfindig gemacht werden (z.B. wenn frei umherhängende Kabel stören).

Anlegetechnik I

*(1.) Eventuelle Suche nach Ableitungspunkten mittels eines Standard-EKG: ▶ Ableitungskontrolle/Vorkontrolle. Grundregeln des Anlegens beachten!

---

* Die in Klammern gesetzten Nummern oder Punkte kennzeichnen Arbeitsschritte, die bei Bedarf oder wahlweise durchzuführen sind.

2. Hautvorbereitung:
- Zunächst werden die Ableitpunkte am Patienten abgeschätzt (▶ Ableitungen). Grundregeln des Anlegens beachten!
- Bei männlichen Patienten behaarte Stellen *gründlich* und *ausreichend* rasieren. Das gilt auch für Patienten mit wenig Haaren, denn behaarte Stellen sind grundsätzlich *keine* gute Klebefläche und erhöhen unnötig die Impedanz (▶ Artefakte der Elektrode).
Unter Umständen vorher beim Patienten um Erlaubnis fragen. Es kam schon vor, daß sich Patienten über die entstandenen „Haarlücken" empört haben (besonders bei Badewetter).
- Ist die Haut eingecremt oder naß (Schweiß), sollten die entsprechenden Stellen mit einem *leicht* alkoholgetränkten Tuch abgerieben bzw. gereinigt werden (auch nach einer Rasur).
Keinesfalls sollten andere Chemikalien wie Waschbenzin, Aceton oder dergleichen verwendet werden. Dies strapaziert nicht nur die Gesundheit des Anwenders (ständiger Hautkontakt, ständiges Einatmen der Gase), sondern kann auch zu allergischen Hautreaktionen beim Patienten führen! Bei reichlichem Auftragen der Chemikalien auf die Haut können auch chemische Reaktionen an den Elektroden selbst ausgelöst werden. Das kann bis zur Unbrauchbarkeit der Elektrode führen. Besonders unangenehm ist es, wenn aggressive Chemikalien auf frisch rasierte Stellen kommen. Ein Selbstversuch erklärt mehr als viele Worte!
- Nur die Stellen, die mit dem ▶ Sensor in Berührung kommen mit einem feinkörnigen Schmirgelpapier *leicht* anrauhen. Manche Elektroden haben auf der Rückseite (Klebefolie) schon eine entsprechende Aufrauhmöglichkeit. Denselben Effekt erreicht man auch mit hartem Papier (Ärztekrepp). Am besten eignet sich eine spezielle ▶ Präparationscreme. Sie schmirgelt nicht nur sanft die Haut, sondern verbessert auch deutlich die Übertragung der elektrischen EKG-Signale. Die Klebefläche sollte unbehandelt bleiben (▶ Klebekraft von Elektroden).
Bei hochwertigen Elektroden kann das Präparationsprozedere durchaus reduziert werden. Auch das Aufrauhen führt nur zu einer geringen Qualitätsverbesserung. Auf jeden Fall sollte der An-

wender das Aufrauhen einmal an sich selber ausprobiert haben, um zu sehen, was dem Patienten zugemutet wird!

3. Anbringen der Elektroden:
- Bei Elektroden mit zentralem Druckknopfanschluß (▶ Elektrodenanschlüsse) ist es vorteilhafter, vor dem Aufkleben das Adapterkabel an der Elektrode zu befestigen. Wird erst die Elektrode aufgeklebt und dann das Adapterkabel aufgedrückt besteht die Gefahr, daß das Gel unter der Elektrode herausgequetscht wird und so die Elektrode an Haftung verliert.
- Bei Elektroden mit dezentralem Anschluß (▶ Elektrodenanschlüsse) darauf achten, daß der Exzenter immer in Richtung des später verlaufenden Kabels zeigt!
- Die Klebefläche von der Folie befreien und den Sensor exakt auf die vorbehandelte Stelle bringen.
- Anschließend nur die Klebefläche nachfahren und andrücken. Nicht auf den Sensor drücken (siehe oben)!

4. Anbringen der Kabel:
- Das Adapterkabel an der Elektrode befestigen.
- Zusammenfassen der einzelnen Kabel in der Mitte des Patienten. Dabei ist unbedingt darauf zu achten, daß die Kabel nicht zu stramm gezogen werden. Die Elektroden dürfen auf keinen Fall einem ständigen Zug ausgesetzt sein! Andererseits dürfen die Kabel nicht zu locker durchhängen, sonst kommt es zu unnötigen ▶ Schleuderartefakten durch herunterhängende Kabel.
- Die zusammengefaßten Kabel mit ein wenig Klebeband (vorzugsweise *Leukosilk*) umkleben (vgl. Abb. 112). Hängen die Kabel im weiteren Verlauf noch lose umher, sollten diese zu einem Kabelstrang zusammengefaßt werden.
*(●) Die Elektroden zusätzlich mit Klebeband überkleben (vorzugsweise *Mefix*), um die Klebekraft der Elektrode zu verstärken (vgl. Abb. 117).

---

* Die in Klammern gesetzten Nummern oder Punkte kennzeichnen Arbeitsschritte, die bei Bedarf oder wahlweise durchzuführen sind.

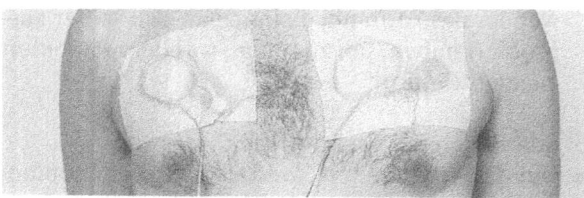

Abb. 117. *Das Elektrodenanlegen mit Entlastungsschlaufe.*
Die Elektrode wird auf dem Körper befestigt, eine Entlastungsschlaufe gebildet und mit einem Klebestreifen fixiert. Für starke Beanspruchung kann, wie hier abgebildet, die Schlaufe samt Elektrode überklebt werden. Hat man es mit kleinen Hautflächen zu tun (z.B. bei Kindern), ist auch ein komplettes Überkleben wegen Platzmangels angesagt.

Vorsicht

Nicht jede Elektrodenart verträgt ein Überkleben (▷ Elektrodenarten)!

Zur Anlegetechnik I

Diese Technik hat mehrere Vorteile:
- Sie ist unkompliziert.
- Sie ist schnell durchgeführt.
- Das Zusammenfassen der Kabel verhindert ein „Abhebeln" der Elektrode und des Kabelanschlusses durch Zugkräfte.
- Durch das Zusammenziehen der Kabel werden Zugkräfte auf alle Elektroden gleichmäßig verteilt und somit Artefakte verhindert.
- Weil keine hängenden oder lockeren Kabel an den Elektroden befestigt sind, werden Schleuderartefakte (▷ Artefakte des Kabels) im Langzeit-EKG minimiert.
- Durch (in der Regel) fehlendes Überkleben der Elektroden werden Material, Haut und Kabel geschont. Diverse ▷ Elektrodenarten sollten erst gar nicht überklebt werden!

Anlegetechnik II

*(1.) Eventuelle Suche nach Ableitungspunkten mittels eines Standard-EKG: ▷ Ableitungskontrolle (Vorkontrolle). Grundregeln des Anlegens beachten!

2. Hautvorbereitung: siehe Anlegetechnik I

3. Anbringen der Elektroden: siehe Anlegetechnik I

4. Anbringen der Kabel:
- Das Adapterkabel an der Elektrode befestigen.
- Etwa 5 cm – 10 cm vom Druckknopfanschluß entfernt wird eine *Entlastungsschlaufe* gebildet. Diese Schlaufe wird anschließend mit breitem Klebeband (vorzugsweise *Mefix*) überklebt. Dabei ist unbedingt darauf zu achten, daß die Kabel nicht zu stramm angezogen werden. Die Elektroden dürfen auf keinen Fall einem ständigen Zug ausgesetzt sein! Anderseits dürfen die Kabel nicht zu locker durchhängen, sonst kommt es zu unnötigen Schleuderartefakten durch herunterhängende Kabel (▷ Artefakte des Kabels).
- Die Kabel, die von den Schlaufen wegführen, zusammenfassen und mit ein wenig Klebeband (vorzugsweise *Leukosilk*) umkleben (vgl. Abb. 112). Hängen die Kabel im weiteren Verlauf noch lose umher, sollten diese zu einem Kabelstrang zusammengefaßt werden.
*(•) Die Elektroden zusätzlich mit Klebeband überkleben (vorzugsweise *Mefix*), um die Klebekraft der Elektroden zu verstärken.

Vorsicht

Nicht jede Elektrodenart verträgt ein Überkleben (▷ Elektrodenarten)!

Zur Anlegetechnik II

- Diese Anlegetechnik ist sehr artefaktresistent.
- Besonders bewährt hat sich diese Methode bei Patienten, die sich stark belasten (z.B. in der Sportmedizin/Arbeitsmedizin oder in der Pädiatrie).
- Sie verlangt aber einen höheren Zeit- und Materialaufwand.
- Durch ständiges Überkleben werden die Kabel überdurchschnittlich mit Klebstoff belastet. Ein wiederholtes Reinigen der Kabel ist unumgänglich, was die Kabel zusätzlich strapaziert.

---

* Die in Klammern gesetzten Nummern oder Punkte kennzeichnen Arbeitsschritte, die bei Bedarf oder wahlweise durchzuführen sind.

Anlegetechnik III

*(1.) Eventuelle Suche nach Ableitungspunkten mittels eines Standard-EKG: ▶ Ableitungskontrolle (Vorkontrolle). Grundregeln des Anlegens beachten!

2. Hautvorbereitung: siehe Anlegetechnik I

3. Anbringen der Elektroden: siehe Anlegetechnik I

4. Anbringen der Kabel:
● Das Adapterkabel an der Elektrode befestigen.
● Zusammenfassen der einzelnen Kabel in der Mitte des Patienten (vgl. Abb. 112). Dabei ist unbedingt darauf zu achten, daß die Kabel nicht zu stramm gezogen werden. Die Elektroden dürfen auf keinen Fall einem ständigen Zug ausgesetzt sein! Andererseits dürfen die Kabel auch nicht zu locker durchhängen, sonst kommt es zu unnötigen Schleuderartefakten durch herunterhängende Kabel (▶ Artefakte des Kabels).
● Überziehen eines passenden Netzes (Abb. 118).
(●) Die zusammengefaßten Kabel mit ein wenig Klebeband (vorzugsweise *Leukosilk*) umkle-

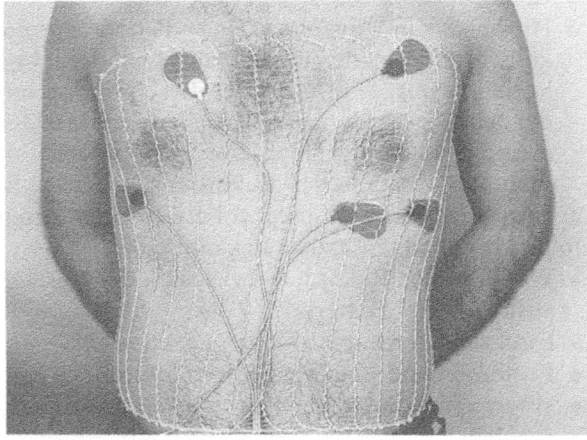

Abb. 118. *Fixierte Elektroden mit übergelegtem Netz.* Nachdem Elektroden und Kabel ordnungsgemäß angelegt worden sind, wurde ein Standardverbandsnetz übergestreift. Der gut sichtbare Vorteil des Netzes liegt darin, daß die gesamten Elektroden und Kabel großflächig und stabil vor äußeren mechanischen Einwirkungen geschützt sind.

ben. Hängen die restlichen Kabel noch lose umher, sollten diese zu einem Kabelstrang zusammengefaßt werden.

Zur Anlegetechnik III

– Der große Vorteil dieser Anlegetechnik besteht in seiner einfachen Anwendung.
– Dieses Verfahren ist extrem sicher gegenüber äußeren Einwirkung (z.B. Lösen von Elektroden und Kabeln) und daher sehr für die Pädiatrie u.ä. geeignet.
– Jegliches Überkleben kann dem Patienten erspart werden, da das Netz Kabel und Elektrode sichert.
– Zugkräfte am Kabel werden durch das Netz wirkungsvoll abgefangen.
– Ein Nachteil besteht im Materialverbrauch (Netze).

4.3 Nach dem Anlegen

Ankleiden und Kontrolle

Während des Ankleidens sollte die anlegende Person dem Patienten zur Seite stehen. Mit dem Verstauen der vielen Kabel und dem Plazieren des Rekorders sind die meisten Patienten überfordert. Selbst wenn die tägliche Routine nur wenig Raum für eine adäquate Patientenbetreuung läßt, sollte daran gedacht werden, daß ein sorgfältiges Ankleiden und eine nachträgliche Kontrolle der fixierten Elektroden und Rekorderfunktion die Grundvoraussetzung für eine gute Aufzeichnung bilden.

Beim Ankleiden können die Kabel zwischen zwei Hemdknöpfen aus einem Oberhemd herausgeführt werden. Bei einem Pulli ist es am günstigsten, die Kabel unten herauszuführen. Das Weglassen eines Unterhemdes vereinfacht unter Umständen das Verstauen der Kabel.

---

* Die in Klammern gesetzten Nummern oder Punkte kennzeichnen Arbeitsschritte, die bei Bedarf oder wahlweise durchzuführen sind.

Bei Frauen sollte der Büstenhalter weggelassen werden. Die Adapteranschlüsse verhaken sich leicht und werden unter Umständen abgerissen. Die Kabel geraten nicht selten unter Spannung und verschlechtern die Aufzeichnung.

Der Rekorder kann in der passenden Tragetasche entweder am Bauch oder diagonal über Kopf und Schulter umgehängt werden. Nicht zu empfehlen ist das einfache Umhängen über die Schulter. Die Tragetasche rutscht leicht von der Schulter ab und fällt samt Rekorder zu Boden. Der Rekorder sollte so plaziert werden, daß er während der Aufnahme nicht auf die Elektroden schlägt (erhöhte Artefaktgefahr). Die richtige Tragegurtlänge sollte vom anhängenden Personal gleich richtig eingestellt werden.

Aus hygienischen Gründen ist es ratsam, daß der Patient mindestens eine Kleiderschicht unter dem Rekorder trägt. Gerade im Sommer lagert sich der Schweiß in der Tasche ein. Das ständige Tragen des Rekorders auf der Haut ist bei den Kunststofftaschen auch nicht angenehm.

Während des Ankleidens sollte stets das angelegte Langzeit-EKG kontrolliert werden. Nicht selten kommt es vor, daß der Patient, ohne es zu merken, beim Verstauen seiner Kleider an einem Kabel zieht und der gute Elektrodenkontakt verloren geht.

Es hat sich als sehr sinnvoll erwiesen, während des Anlegens der Elektroden die entsprechende Kassette in den Rekorder einzulegen und das Gerät einzuschalten. So kann der Rekorder bis zum Verlassen des Raumes von der anlegenden Person auf seine Funktiontüchtigkeit hin kontrolliert werden.

Wenn der Patient mit dem Ankleiden fertig ist, sollte nochmals kontrolliert werden, daß
- der Rekorder läuft,
- die Kassette ordnungsgemäß beschriftet ist,
- das ▷ Patientenprotokoll ordnungsgemäß ausgefüllt und dem Patient mitgegeben wurde.

Einweisung des Patienten

Um ein Langzeit-EKG erfolgreich durchführen zu können, kommt es auf eine gute Kooperationsbereitschaft des Patienten an. Ganz entscheidend ist dabei die *Einweisung* des Patienten in den technischen Ablauf einer Langzeit-EKG-Aufnahme.

Da der Patient in der Regel mehr oder weniger große Berührungsängste mit dem Diagnoseverfahren hat, sollte die einweisende Person beruhigend und mit Verständnis auf den Patienten eingehen.

Über den technischen Ablauf sollten dem Patienten folgende Details bekannt sein:

- Was wird mit dem Langzeit-EKG aufgezeichnet? (Eventuell auch der Grund der Aufzeichnung).
- Die Dauer der Aufzeichnung bzw. das Ende der Aufzeichnung (Tag und Uhrzeit).
- Wo wird der Rekorder wieder abgenommen bzw. wer nimmt den Rekorder wieder ab?
- Verhaltensweise während der Aufnahme. Was darf gemacht werden, was nicht? (Eventuell spezielle Hinweise zur Einnahme von Medikamenten).
- Ort und Funktionsweise der Ereignistaste am Rekorder. Bei Beschwerden nicht permanent den Knopf drücken lassen! Das EKG wird sonst bis zur Unkenntlichkeit verzerrt (vgl. Abb. 108).
- Besonderer Hinweis auf den Wert des Rekorders. Bitte um größte Sorgfalt beim Umgang mit dem Rekorder.
- Kein Öffnen des Rekorders, kein Entfernen der Kabel.
- Hinweise zum Ausfüllen des ▷ Patientenprotokolls: Skizzieren des Tagesablaufes mit der jeweiligen Uhrzeit; Eintragen der Beschwerden mit der jeweiligen Uhrzeit; Eintragen der Medikamenteneinnahme mit der jeweiligen Uhrzeit.

Nimmt der Patient den Rekorder selbst ab (z.B. am Wochenende zu Hause), sollten dem Patienten folgende Details zusätzlich bekannt sein:
- Wie wird der Rekorder abgeschaltet (evtl. Herausnahme der Batterie)?
- Entfernen der Kabel von den Elektroden.
- Entfernen und Entsorgung der Elektroden.
- Wann und wo wird der Rekorder wieder zurückgegeben?
- Soll die Aufzeichnungsdauer über 24 h hinausgehen, muß dem Patienten das eventuelle Wechseln der Batterie, der Kassette und der Elektroden bekannt sein.

KAPITEL 5

Das Verbrauchsmaterial

5.1 Elektroden

Allgemeines

Um ein Oberflächen-EKG – egal welcher Art – (Standard-EKG, Belastungs-EKG, Signalmittlungs-EKG usw.) ableiten zu können, muß der Kontakt zwischen dem Körper als Signal gebendes und dem EKG-Gerät als Signal verarbeitendes Medium hergestellt werden. Die Verbindung zwischen den beiden Medien bilden die *Elektroden*. Die Elektrode gewährleistet den Übergang von elektrischen Potentialen von der Haut zum Gerät (EKG-Schreiber, Monitor) und ist in der Regel die empfindlichste Stelle im System.

Um bei der Übertragung der elektrischen Potentiale mögliche Verluste durch vorhandene Widerstände (z.B. Haut) so gering wie möglich zu halten, wurden verschiedende Ableitungstechniken entwickelt, die sich im Laufe der Zeit ständig verbesserten.

Zu Beginn der Elektrokardiographie fanden Einstichelektroden Verwendung. Sie bestanden aus Gold oder Platin und wurden direkt in die Haut gestochen, um so eine Ableitungsmöglichkeit herzustellen. Diese Technik hat zwar einen sehr guten Ableitungseffekt, ist aber äußerst unangenehm für den Patient und birgt eine latente Infektionsgefahr in sich.

Eine Verbesserung brachten mit Silber beschichtete Plättchen. Diese wurden mit einem speziellen, feuchten Leittüchlein/Leitgel versehen und mit Gummibändern am Körper angebracht.

Die nächste Vereinfachung brachten Saugelektroden (früher Gummisaugnäpfe, die moderneren mit elektrischer Unterdruckpumpe) und silberbeschichtete Klammern für Arme und Beine.

Die genannten Ableitungsmethoden eignen sich aber nicht für eine EKG-Aufnahme über einen längeren Zeitraum, zumal der Patient sich dabei auch noch bewegen soll und muß. Für diesen Zweck wurden selbstklebende Elektroden entwickelt. Diese müssen in der Lage sein, über einen langen Zeitraum stabile Signale zu liefern, ohne dabei den Patient in seiner Bewegungsfreiheit einzuschränken.

So einfach das klingt, so kompliziert ist die Konstruktion einer Klebeelektrode. Mit jeder weiteren Spezialisierung einer Klebeelektrode wurde der Aufwand und die komplizierte Ableitungstechnik erhöht.

Es werden folgende ▶ Elektrodenarten unterschieden:

- Dauerelektrode (Intensivmedizin).
- Kurzzeitelektrode (Standard-EKG).
- Belastungselektrode (Streßtest).
- Langzeitelektrode (Langzeit-EKG).
- Kinderelektrode (Pädiatrie).
- Frühgeborenenelektroden (Neonatologie).
- Röntgentransparente Elektroden.

Daß es in vielen Fällen dennoch immer wieder zu Unstimmigkeiten und Verwechslungen in der Literatur, in Listen, Beschreibungen und Herstellerangaben kommt, liegt daran, daß manche Elektroden eines Bereiches (z.B. eine Belastungselektrode) ebensogut für einen anderen Bereich (Langzeit-EKG) verwendet werden kann.

Eine andere Unterteilung der Klebeelektroden ergibt sich aus dem technischen Aufbau (▶ Elektrodenaufbau) einer Elektrode. So werden

- Elektroden mit Gel (▶ Kontaktgel)

und

- Elektroden ohne Gel (▶ Gellose Elektroden)

unterschieden.

Die verwendeten Inhaltsstoffe (z.B. ▷ Kontakt-gel, Klebstoffe) einer Elektrode sind der entschei-dende Faktor für die Qualität und Stabilität der Signalübertragung (▷ Offsetspannung) und deren Defibrillierbarkeit (▷ Defibrillationstest). Auch die Lagermöglichkeit und die Haltbarkeit sind ein nicht zu unterschätzender Faktor.

Ein wichtiger Aspekt ist die Zusammensetzung der Klebe- und Inhaltsstoffe einer Elektrode (▷ Kle-bekraft von Elektroden). Ebenso ist die dermatolo-gische Verträglichkeit (▷ Hautverträglichkeit) und die Entsorgungsmöglichkeit (▷ Entsorgung von Elektroden) einer Klebeelektrode ein alltägliches Problem.

Als ein bedeutendes Kriterium muß auch das Trä-germaterial genannt werden (▷ Elektrodenträger). So gibt es:
- Schaumstoffelektroden.
- Mikroporelektroden (Kunstseide).
- Folienelektroden.
- Geweebeelektroden.

Desweiteren unterscheidet man Klebeelektro-den nach ihren Anschlußmöglichkeiten (▷ Elektro-denanschlüsse). So gibt es:
- Kabellose Elektroden.
- Elektroden mit integrierter Zuleitung.
- Zentrale Anschlüsse.
- Dezentrale Anschlüsse.

In den folgenden Kapiteln werden die verschie-denen Aspekte zu einer Elektrode tabellarisch zu-sammengefaßt. Die einzelnen Komponenten wer-den kurz erläutert und ihr Bezug zur Praxis erläu-tert. Denn ist man sich über die Funktion und die Grenzen der Anwendbarkeit einer Elektrode im klaren, dann verbessert das nicht nur die EKG-Qua-lität, sondern es erspart in erheblichem Maße den zeitlichen und den finanziellen Aufwand, den miß-lungene Langzeit-EKG-Aufnahmen mit sich brin-gen.

Elektrodenarten

Dauerelektrode (Intensivmedizin)

Eine Dauerelektrode sollte eine Funktionstüchtig-keit von mindestens 2 Tagen besitzen. Dies gilt na-türlich besonders für die Klebekraft (▷ Elektroden-

träger) und die Elektrolytkonstanz. Zudem muß sie unbedingt defibrillationsresistent sein (▷ Defibrilla-tionstest). Im allgemeinen ist dieses Problem von den verschiedenen Herstellern zufriedenstellend gelöst worden. Erfahrungsgemäß empfiehlt es sich verschiedene Elektrodenfabrikate und -typen zu testen. Einerseits werden auch Elektroden ständig weiterentwickelt, andererseits ist die Handhabung einzelner Elektroden durchaus unterschiedlich. Bei der Verwendung von Elektroden mit integriertem Anschluß auf die richtige Kupplung achten!

Kurzzeitelektrode (Standard-EKG)

Die Kurzzeitelektrode ist dahingehend konzipiert, einen kurzen Hautkontakt bei bester Überleitungs-qualität zu gewährleisten. Sie sollte so klein wie möglich sein (Lagerraum, Abfallmenge) und dabei beste EKG-Qualität und eine gute Handhabbarkeit aufweisen.

Eine gute Lösung ist die Entwicklung der kleinen Folienelektrode (▷ Solid-Gel), die mit Hilfe von Krokodilklemmen mit dem EKG-Kabel verbunden wird.

Belastungselektrode (Belastungs-EKG, Streßtest)

Die Belastungselektrode ist ebenfalls eine Elek-trode, die im Kurzzeitbereich angewendet wird. Sie muß naturgemäß zwei Bedingungen erfüllen:
- Sie muß großen mechanischen Kräften (vor allem in der Sportmedizin) und großer Feuchtigkeit (Schweiß) standhalten.
- Sie muß defibrillierbar sein.

Diese Elektroden haben daher einen Kleber, der eine hohe Spontanklebekraft (z.B. Wurzelkleber) aufweist (▷ Klebekraft von Elektroden). Ideal sind Elektroden mit einem feuchtigkeitsresistenten Kle-ber. Dieser entwickelt erst in Verbindung mit dem Schweiß seine volle Klebekraft.

Bei der Verwendung von Elektroden mit inte-griertem Anschluß auf richtige Kupplung achten!

Langzeitelektrode (Langzeit-EKG)

Eine Langzeitelektrode sollte eine Funktionstüch-tigkeit von mindestens 2 Tagen besitzen. Sie muß großen mechanischen Belastungen und starker

Feuchtigkeit standhalten. Sie muß über einen längeren Zeitraum gleichbleibend gute Übertragungsqualität besitzen, defibrillierbar und entsprechend hautfreundlich sein. Gerade im Bereich des Langzeit-EKG empfiehlt es sich, verschiedene Elektrodenmarken und -typen zu testen. Elektroden mit Mikroporträgern (▷ Elektrodenträger) haben sich als sehr geeignet erwiesen.

Die Qualität der Langzeit-EKG-Aufnahme hängt im wesentlichen von der Güte der Elektrode ab. Eine Elektrode, die nicht allen genannten Bedingungen hundertprozentig gerecht wird verschlechtert die Aufnahmequalität erheblich. Aus diesem Grund sollte der Preis für eine billigere aber ungeeignete Elektrode kein Einkaufsargument sein! Spätestens bei der Auswertung eines Langzeit-EKG zeigt sich, was eine gute bzw. schlechte Elektrode bewirkt.

Kinderelektrode (Pädiatrie)

Für Kinderelektroden gelten dieselben technischen Rahmenbedingungen wie für die Elektroden Erwachsener. Auch ihre Entwicklung wurde mit entsprechender Sorgfalt vorangebracht und die mit hohen Maßstäben gesetzten Ziele im allgemeinen verwirklicht. Die Hersteller bieten eine Vielzahl von Elektroden an, die je nach Spezialgebiet variieren (siehe Abb. 123).

Die Größe der Elektroden ist je nach Alter des Kindes variabel. Vielfach sind sie mit einem integrierten Kabel versehen (Anschlüsse beachten!). Der Elektrodenträger muß gerade bei Babys *sehr hautfreundlich* und das Gel (meist Spezialentwicklungen, ▷ Kontaktgel) darf nicht aggressiv sein.

Bei der Verwendung von Inkubatorlampen muß unbedingt auf eine passende Elektrode geachtet werden. Das Gel trocknet unter Heizlampen schnell ein!

Frühgeborenenelektrode (Neonatologie)

Die Prinzipien der Elektroden für die Neonatologie entsprechen denen der Kinderelektroden (siehe Abb. 123). In der Regel sind Elektroden für Frühgeborene mit einem integrierten Kabel versehen (Anschlüsse beachten!), welches aus dem Inkubator geführt wird.

Für diesen sensiblen Bereich wurden Spezialkleber und Spezialgele (▷ Kontaktgel) entwickelt und kombiniert. Wichtig ist, daß die Elektroden für Inkubatorlampen tauglich sind!

Röntgentransparente Elektrode

Eine röntgentransparente Elektrode sollte im Idealfall nicht auf dem Röntgenbild zu sehen sein. Es empfiehlt sich, verschiedene Hersteller zu testen. Auf dem Markt gibt es vereinzelt Elektroden, die noch Restschatten auf dem Röntgenbild hinterlassen. Unter den Elektroden mit integrierter Leitung (Anschlüsse beachten!) gibt es von den verschiedenen Herstellern eigene Entwicklungen, die auch das Kabel (Kohle- oder Karbonfaserkabel) unsichtbar machen (Abb. 119).

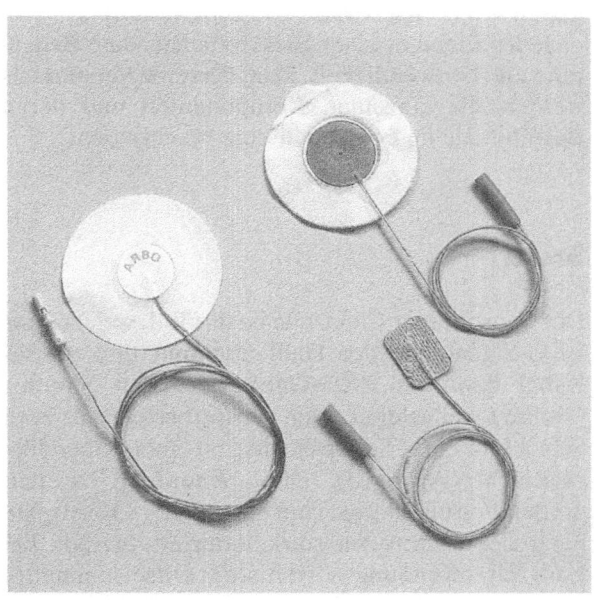

Abb. 119. *Röntgentransparente Elektroden.*
Links: röntgentransparente Karbonfaser mit Sicherheitskupplung (H57PT Arbo).
Unten: röntgentransparente Karbonfaser mit 4 mm Bananensteckerkupplung (BR Blue Sensor, Pädiatrie/Neonatologie).
Oben: röntgentransparente Karbonfaser mit 4 mm Bananensteckerkupplung (wie VL Blue Sensor).

Elektrodenaufbau

Der Sensor einer Silber/Silberchlorid-(Ag/AgCl)-
Elektrode besteht entweder aus Silber oder aus
einem silberbeschichteten Kunststoffteil. Silber hat
eine viel höhere Leitfähigkeit als gewöhnliches Metall und oxydiert (korrodiert) nicht. Der Sensor wird
auf der Kontaktseite mit Silberchlorid (▷ Offsetspannung) beschichtet. Auf der Silberchloridschicht
befindet sich die Elektrolytflüssigkeit, die in der Regel als ▷ Kontaktgel auf einem kleinen Schwamm
gehalten wird. Zusätzlich wird eine Anschlußvor-
richtung (z.B. ein Druckknopf) oder ein Kabel an
dem Sensor angebracht. An dieser Anschlußvor-
richtung wird das EKG-Kabel mit dem entsprechenden Anschluß (▷ Elektrodenanschlüsse) angeschlossen.

Der Sensor und das Kontaktgel befinden sich in
einem Kunstoffgehäuse, welches mit dem ▷ Elektrodenträger verbunden ist. Der Elektrodenträger
wiederum ist mit einer Klebeschicht versehen, welche die Elektrode entsprechend lange auf der Haut
halten soll (▷ Klebekraft von Elektroden).

Jedes Element einer Elektrode hat seine Bedeutung und Notwendigkeit. Zum besseren Verständnis
werden die einzelnen Komponenten und deren
Bestandteile im Folgenden kurz beschrieben.

Sensor

Der Sensor einer Elektrode ist das Teil, welches das
EKG-Signal von der Haut abnimmt und an das
Kabel bzw. das EKG-Gerät oder den Monitor
(Holter) weiterleitet. Der Sensor besteht aus zwei
Schichten: einer Silberschicht und einer Silberchloridschicht (Ag/AgCl). Diese Anordung hat den
großen Vorteil, daß sie zum einen die ▷ Offsetspannung der Elektroden stark reduziert (gerade bei
Langzeitanwendung ▷ statische Offsetspannung)
und zum anderen die Elektrode defibrillierbar
macht. Defibrillierbar bedeutet, daß das EKG-
Signal möglichst schnell nach einer Defibrillation
wieder auf dem Monitor erscheint.

Die Signalstabilität der Silber-/Silberchloridbe-
schichtung beruht auf einer vollständigen Chlor-
ionen-Sättigung an der Silberchloridbeschichtung.

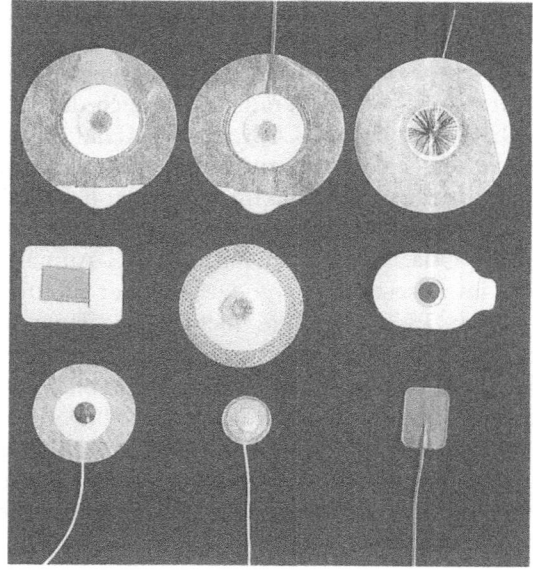

Abb. 120. *Verschiedene Sensoren.* Unterschiedliche Konzep-
tionen von Sensoren bei Klebeelektroden:
Obere Reihe (links) als Metallstreifen mit Feucht-Gel (VL 00
Blue Sensor).
Obere Reihe (Mitte) als röntgentransparenter Metallstreifen
mit Feucht-Gel (VLR Blue Sensor).
Obere Reihe (rechts) als röntgentransparente Karbonfaser
mit Feucht-Gel (H57PT Arbo).
Mittlere Reihe (links) als Metallfolie mit Kleberand und
Solid-Gel (MSB Monitab).
Mittlere Reihe (Mitte) als Metallkern mit Feucht-Gel (H60A
Arbo).
Mittlere Reihe (rechts) als Metallkern mit Solid-Gel (H91
Arbo).
Untere Reihe (links) als Metallfolie ohne Gel (H87L Arbo).
Untere Reihe (Mitte) als Metallfolie mit KARAYA (H87V
Arbo Goldy).
Untere Reihe (rechts) als Metallfolie mit Solid-Gel (BR Blue
Sensor).

Nimmt man den Vergleich mit einer Batterie, so ist
die Elektrode dadurch im geladenen Zustand und
kann durch eine weitere Stromzufuhr (z.B. Defibrillation) nicht weiter aufgeladen (polarisiert) werden.

Die Größe des Sensors ist je nach Hersteller verschieden. Sie ist jedoch in bezug auf die Ableitfähig-
keit von geringer Bedeutung. Vielmehr ist der Aufbau des Sensors und die Zuammensetzung der Elek-
trolytlösung (▷ Kontaktgel) entscheidend für die
Qualität des EKG-Signales.

Elektrodenträger

Schaumstoffelektroden

Schaumstoffelektroden (Abb. 121) haben den Vorteil, daß sie durch ihre große Stabilität auch größeren Belastungen standhalten können (z.B. Belastungs-EKG, Sport). Ein Vorteil des Schaumstoffes ist, daß er Flüssigkeiten sehr gut standhält und keine Aufweicherscheinungen zeigt (z.B. OP-Bereich).

Da der Schaumstoffträger keine Hautatmung zuläßt und auch keinerlei transpirative Fähigkeiten auf der Hautoberfläche besitzt, führt dies in der Regel zum vorzeitigen Ablösen von der Haut. Spezielle Schaumstoffelektroden wurden deshalb mit stärker haftenden Klebern beschichtet (z.B. Wurzelkleber). Für Langzeitanwendungen, vor allem in der Intensivmedizin und bei empfindlichen Patienten, sollte dieser Elektrodenträger mit Bedacht angewendet werden.

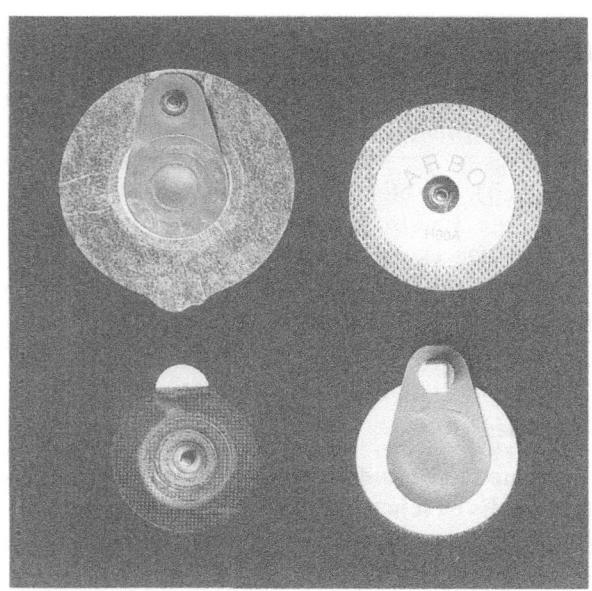

Abb. 121. *Diverse Elektrodenträger.* Dargestellt sind die vier gängigsten Elektrodenträger:
Links oben: Mikropore-Träger (VL 00 Blue Sensor).
Rechts oben: Santra-Gewebe-Träger (H60A Arbo).
Links unten: Folien (Neoderm)-Träger (H997/H1650 Arbo).
Rechts unten: Schaumstoff-Träger (P Midi Blue Sensor).

Mikroporelektroden (Kunstseide)

Der Mikroporelektrodenträger (Abb. 121) stellt wohl die bedeutendste Weiterentwicklung unter den Trägermaterialien dar. Er verbindet zwei wichtige Eigenschaften:
- Stabilität gegenüber Belastungen und
- gute Hautverträglichkeit.

Die hohe Stabilität beruht auf einem Kunstseidenprodukt, das sich genau den Oberflächenbeschaffenheiten der Haut anpaßt, ohne sich dabei von der Haut zu lösen.

Ein weiterer großer Vorteil dieses Trägermaterials ist seine poröse Natur. Die Mikroporen lassen den Schweiß und den Wasserdampf von der Haut durch den Elektrodenträger diffundieren. Somit wird die Klebekraft der Elektrode deutlich verbessert. Außerdem wird die Hautverträglichkeit wesentlich verbessert, da auf aggressive Kleber verzichtet werden kann.

Mikroporelektroden bieten sich somit für empfindliche Hauttypen und längere Anwendungen an.

Folienelektroden (Okklusionselektroden)

Diese Elektrodenart (Abb. 121) findet ihre Hauptverwendung im OP- und Anästhesiebereich. Über diesen Elektrodenträger können Flüssigkeiten (z.B. Blut) hinwegfließen, ohne daß die Elektrode dabei aufweicht und sich von der Haut löst.

Bei dermatologisch sehr empfindlichen Patienten können allergische Reaktionen der Haut sehr früh erkannt werden. Die dünne, durchsichtige Folie läßt jede Rötung der Haut sofort sichtbar werden.

Gewebeelektroden

Gewebeelektroden (Abb. 121) haben im Gegensatz zu Mikroporelektroden ein Naturmischgewebe und sind deshalb sehr hautfreundlich. Sie finden ihren Einsatz besonders in der Intensivpflege. Ihnen fehlt jedoch die nötige Stabilität gegenüber Belastungen und größeren Feuchtigkeitsmengen (Aufweicherscheinung).

Kontaktgel

Elektrische Ströme (wie sie auch vom Herz ausgehen) sind Bewegungen von Elektronen. Ionen („elektrisch geladene Atome") haben die Fähigkeit, diese Elektronen besonders gut weiterzuleiten. Diese Tatsache macht man sich beim *Kontaktgel* zunutze. Zu diesem Zweck fügt man dem Kontaktgel eine ionisierte Substanz bei (meist 1%ige Kaliumchloridlösung (KCl)). Das so angereicherte Gel ist nun in der Lage, elektrische Potentiale optimal weiterzuleiten.

Als weitere Substanzen enthält das Gel:

- Entmineralisiertes Wasser,
- Konservierungsstoffe,
- Farbstoffe und
- Duftstoffe.

Da die Anforderungen an Klebeelektroden stets zugenommen haben, wurde auch das Kontaktgel entsprechend weiterentwickelt. Es finden folgende Gelarten Verwendung:

Feucht-Gel

Das Feucht-Gel ist das am meisten verwendete Gel. Es besteht aus einer neutralen Grundsubstanz und ist mit einer ionisierten Leitlösung (meist Kaliumchlorid) versehen. Der Vorteil des Feucht-Gels besteht in seinem flüssigen Zustand. Dadurch wird ein optimaler Hautkontakt und auf längere Zeit eine relativ stabile Leitfähigkeit gewährleistet.

Allerdings wirkt sich der hohe Flüssigkeitsanteil auch nachteilig aus. Wird die Elektrode nicht dicht genug auf die Haut gesetzt, trocknet das Gel schnell aus. Auch durch äußere Einflüsse, z.B. das Abheben der Elektrode von der Haut, beschleunigen das Austrocknen des Gels. Ein trockenes Feucht-Gel jedoch verschlechtert sofort die Leitfähigkeit. Durch Druck auf den Sensor kann das Gel unter die Klebefläche gelangen und die Elektrode in ihrer Klebekraft sehr stark beeinflussen.

Clear-Gel

In seiner Art entspricht es dem Feucht-Gel. Durch eine höher konzentrierte Ionenlösung wurde das Clear-Gel noch leitfähiger gemacht.

Die höher konzentrierte Ionenlösung macht das Gel jedoch aggressiver für die Haut. Vor allem bei einer Langzeitanwendung kann es verstärkt zu allergischen Hautreaktionen kommen.

Solid-Gel (Festgel)

Das Solid-Gel ist ein gehärtetes Spezialgel, welches sich kaum verformt und durch seine Hafteigenschaften beim Entfernen der Elektrode keine Rückstände auf der Haut hinterläßt. Ein großer Vorteil des Solid-Gels ist seine feste Konsistenz. Das Gel garantiert einen konstanten Entfernungsabstand zwischen Sensor und Haut. Dadurch wir die Signalstabilität verbessert. Das Gel kann durch Druck auf den Sensor nicht verformt werden und unter die Klebefläche gelangen. Solid-Gel kann nicht so schnell austrocknen wie normales Feucht-Gel.

Das zähe Solid-Gel paßt sich jedoch schlechter der Hautoberfläche an als ein flüssiges Gel. Ein Feucht-Gel „fließt" auch in tiefere Hautunebenheiten (z.B. Hautfalten) und vergrößert somit bedeutend seine Kontaktfläche.

Karaya

Karaya ist eine Klebe- *und* Leitsubstanz und besteht aus natürlichem Harz. Karaya hat die Fähigkeit, die Feuchtigkeit der Haut zu absorbieren (hydrophile Fähigkeit). Es bleiben keine Rückstände auf der Haut, die Elektrode kann mehrfach positioniert werden. Da es ein reines Naturprodukt ist, ist es sehr hautfreundlich und wird vor allem in der Pädiatrie und der Neonatologie verwendet (vgl. Abb. 120).

Tangumed

Tangumed ist ein auf Karaya-Basis weiterentwickeltes Gel. Es ist sehr temperaturbeständig (z.B. unter Inkubatorlampen) und im Gegensatz zu Karaya frei von Brom-Polymerisaten.

Distanzring, Klebering

Diverse Elektroden besitzen um den Sensor und das Gel noch einen zusätzlichen Distanzring bzw. Klebering. Dieser Ring hat die Aufgabe, das Gel vor dem Austrocknen zu bewahren. Er gewährleistet einen konstanten Abstand zur Haut. Hierdurch wird die Stabilität der Signalübertragung zusätzlich verbessert.

Zudem verhindert er, daß das Gel bei entsprechendem Druck auf den Sensor unter die Klebefläche gelangt oder vorzeitig austrocknet.

Gellose Elektroden, Dauerelektroden
(Mehrweg-Elektroden)

Gellose Elektroden finden, im Gegensatz zur invasiven kardiologischen Diagnostik und Überwachung, in der Langzeit-Elektrokardiographie keine Verwendung mehr.

Gelegentlich finden sie bei der Ergometrie und beim Standard (12-Kanal)-EKG Verwendung. In der Regel werden aber in diesem Bereich neben Klammern auch Unterdruckelektroden (Saugnapf) und elektrische Sauganlagen verwendet.

Die Konstruktion gelloser Einwegelektroden entspricht der der Klebeelektroden (vgl. Abb. 120, Abb. 123). Der Sensor ist im wesentlichen identisch (bei älteren Versionen dient Messing als Grundlage).

Präparierbare Mehrwegelektroden besitzen einen speziellen Kunststoffträger (Abb. 122). Auf diesen werden extra ringförmige Klebefolien (▶ Präparationszubehör) geklebt. Auch das Kontaktgel findet sich hier in Form einer mehr oder weniger flüssigen Paste/Creme (▶ Präparationscreme) wieder. Diese muß jedoch extra auf den Sensor gebracht werden. Die Ableitung des EKG-Signals findet mit einem integrierten Elektrodenkabel statt.

Der technische Unterschied zu Klebeelektroden besteht in der reduzierten Anschlußmöglichkeit. Gellose Elektroden besitzen in der Regel nur Anschlüsse für Bananenstecker (▶ Elektrodenanschlüsse). Diverse Adapter sind jedoch im Handel erhältlich.

Mehrwegelektroden sind nicht für eine Langzeitanwendung konzipiert. Bei Untersuchungen, die am „ruhigen" Patienten gemacht werden (z.B. die Koronarangiographie, Rechtsherzkatheter, invasive Elektrokardiographie bzw. -stimulation), ist

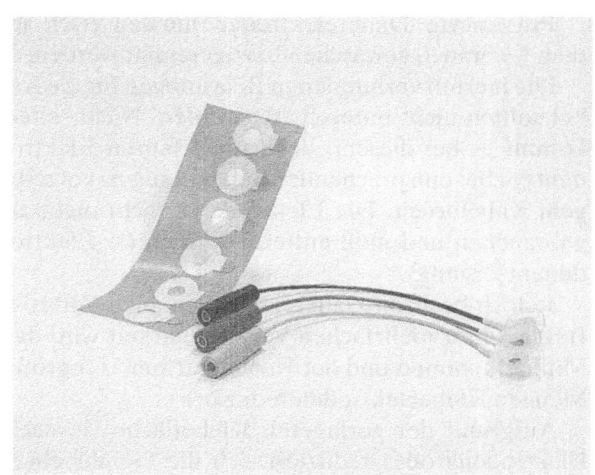

Abb. 122. *Mehrwegelektroden.* Mehrwegelektroden mit 15 cm Kabel und 4 mm Bananensteckeranschluß. Daneben die zu verwendenden Kleberinge.

selbst bei einem häufigen Wechsel der Elektroden eine zufriedenstellende Übertragungsqualität gewährleistet.

Beim kurzzeitigen Belastungs-EKG jedoch kommt die Mehrwegelektrode durch Schweiß und Bewegung relativ schnell an ihre Leistungsgrenze.

In der Intensivmedizin, wo Elektroden in Notfällen sehr schnell angebracht werden müssen, sind Dauerelektroden, die zuerst noch präpariert werden müssen den „schnellen" Klebeelektroden hoffnungslos unterlegen. Auch im Pflegebereich ist die Anwendung von Dauerelektroden nicht sonderlich erfolgreich. Die empfindlichen Klebefolien sind den Belastungen z.B. durch Umlagerung des Patienten oder durch Waschungen nicht gewachsen.

Ein Problem bei der Präparation von Dauerelektroden besteht in der Handhabung des Kontaktgels. Bei unsauberer oder womöglich fehlender Präparation kommt es zu dauerhaften und ausgeprägten ▶ Offset-Spannungen.

Bei einer zu großen Menge Kontaktgel quillt das Gel unter dem Elektrodenträger heraus und die Elektrode rutscht davon.

Zudem ist der Umgang mit Kleberingen und flüssigem Kontaktgel – besonders unter Zeitdruck – nicht sehr angenehm.

Präparierte Dauerelektroden müssen nach jedem Gebrauch gewaschen bzw. gereinigt werden.

Die hiermit verbundenen Belastungen für die Kabel sollten nicht unterschätzt werden. Nicht selten kommt es bei diesem, doch recht teuren Elektrodentyp, bei entsprechender Behandlung zu vorzeitigem Kabelbruch. Die Elektrode ist nicht mehr zu gebrauchen und muß entfernt werden (▶ Elektrodenentsorgung).

Jedoch besitzen Dauerelektroden auch Vorteile. Infolge ihrer mehrfachen Verwendbarkeit wird das Müllaufkommen und der Kostenaufwand für große Mengen Klebeelektroden reduziert.

Aufgrund der geringeren Klebefläche (je nach Elektrodengröße) reduziert sich die Gefahr einer schnellen Hautrötung. Beim Auftreten allergischer Hautreaktionen durch das Kontaktgel oder die Kontaktcreme ist ein schneller Wechsel auf eine andere Gelmarke möglich.

Präparationszubehör

Elektrodencreme

Um die Übertragung von EKG-Signalen zwischen Haut und Elektrode zu verbessern, wurden spezielle Pasten und Gele entwickelt. Diese Pasten bestehen aus einem Gelanteil, der verhindern soll, daß die Paste zu flüssig wird und u.U. abfließt. Außerdem enthalten sie einen Elektrolytanteil, der die Übertragung der elektrischen Potentiale gewährleisten soll.

Die Elektrodencreme wird ausschließlich bei Mehrwegelektroden (▶ Dauerelektroden) oder bei gellosen Klebeelektroden (vgl. Abb. 122, Abb. 120, Abb. 123) verwendet. Die Creme darf nur tropfenweise auf den Sensor aufgetragen werden. Das übermäßige Gel gelangt sonst unter die Klebefläche der Elektrode, was ein Loslösen der Elektrode von der Haut zur Folge hat.

Präparationscreme

Als wichtigsten Bestandteil neben Gel und Elektrolyt enthält die Präparationscreme einen sehr feinkörnigen Sandanteil. Wird die Creme auf die Haut aufgebracht und leicht eingerieben, schmirgelt der Sandanteil die obersten Hautschichten (Hornhaut) vorsichtig ab. Dabei wird gleichzeitig der Elektrolyt tiefer in die Haut eingebracht. Allerdings sollte nur die Fläche ein- bzw. abgerieben werden, die später mit dem Sensor in Berührung kommt (▶ Klebekraft von Elektroden).

Bei dieser Art von Hautpräparation ist eine Impedanzreduktion bis zu 90 % möglich. Die Signalübertragung kann somit erheblich verbessert werden.

Die überschüssige Creme muß sorfältig von der Haut entfernt werden. Sie gelangt sonst unter die Klebefläche der Elektrode, was ein Loslösen von der Haut zur Folge hat.

Kleberinge

Kleberinge werden nur bei Mehrwegelektroden (▶ Dauerelektroden) verwendet. Sie bestehen aus einer dünnen, doppelseitigen Klebefolie (vgl. Abb. 122). Die Folie wird zunächst auf den Elektrodenträger (Kunstoffschale) geklebt. Die Größe der Klebefolie muß auf die Größe der Mehrwegelektrode abgestimmt sein.

Eine einmal auf die Haut geklebte Mehrwegelektrode sollte nicht mehr versetzt werden. Die Klebefolie ist äußerst dünn, reißt schnell und verliert dabei schnell an Klebekraft.

Elektrodenanschlüsse

Druckknopf

Klebeelektroden mit Druckknopf (Abb. 123) sind in den meisten Bereichen Standard. Die meisten Kabeltypen sind ebenfalls mit einer Druckknopfkupplung versehen. Die Handhabung des Anschlusses ist unproblematisch und die Kontaktstabilität ist auch unter Belastung ausreichend.

Ein Nachteil dieser Verbindungsart liegt in der Konstruktion der Kontaktkupplung. Der Druckknopf wird nur an zwei Punkten festgehalten. Je nach Güte und Alter der Kupplung bewegen sich diese Kontaktpunkte, wenn auf die Kupplung eine Belastung ausgeübt wird. Im ungünstigsten Fall ent-

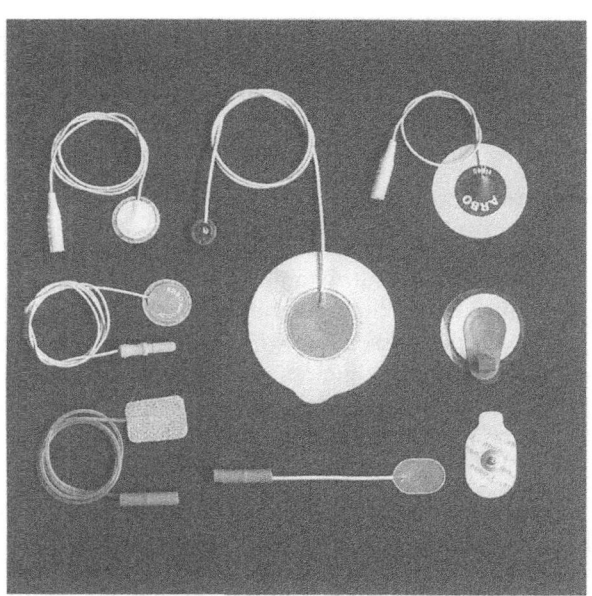

Abb. 123. *Verschiedene Kupplungs- und Anschlußtypen.*
Obere Reihe (links): 4 mm Bananensteckerkupplung mit Zuleitung (Arbo mini, Pädiatrie/Neonatologie).
Obere Reihe (Mitte): Druckknopf mit Zuleitung (wie VL 00 Blue Sensor).
Obere Reihe (rechts): 4 mm Bananensteckerkupplung mit Zuleitung (H87L Arbo, Pädiatrie).
Mittlere Reihe (links): Sicherheitskupplung mit Zuleitung (Goldy Arbo, Pädiatrie/Neonatologie).
Mittlere Reihe (rechts): integrierter Bananensteckeranschluß
Untere Reihe (links): 4 mm Bananensteckerkupplung mit röntgentransparenter Zuleitung (BR Blue Sensor, Neonatologie).
Untere Reihe (Mitte): 4 mm Bananensteckerkupplung mit kurzer Zuleitung und ungeliertem Sensor (Blue Sensor, Neonatologie).
Untere Reihe (rechts): integrierter Druckknopf (H93LZ Arbo, Pädiatrie).

steht ein kurzzeitiger Kontaktverlust. Dabei können Unregelmäßigkeiten bei der Signalübertragung auftreten.

Bananensteckerkupplung

Elektroden mit Bananensteckerkupplung (Abb. 123) werden hauptsächlich beim Standard-EKG (Belastungs-EKG) und bei der Monitorüberwa-

chung verwendet. Die Bananenstecker des EKG-Kabels können hier direkt an die Elektrode angeschlossen werden (Abb. 124). Es bedarf keiner Adapterstecker zum EKG-Kabel. Dadurch werden ▶ Impedanz und Artefaktanfälligkeit bedeutend reduziert.

Allerdings darf diese Kupplungsart keiner größeren Belastung ausgesetzt werden. Der Bananenstecker kann u.U. aus der Halterung rutschen. Durch den relativ schweren Bananenstecker und den dazugehörigen Kabel kann, vor allem beim sitzenden Patienten, eine erhöhte Zugkraft auf die Elektrode entstehen. Die Folgen wären ein vorzeitiges Ablösen der Elektrode von der Haut und eine höhere Artefaktanfälligkeit.

Integrierte Zuleitung mit verschiedenen Anschlußmöglichkeiten

Klebeelektroden mit integrierter Zuleitung (Abb. 123) finden hauptsächlich in der Intensivmedizin Verwendung. Die Anschlußkabel der Monitore können vom Patienten weggeführt werden. Bedeu-

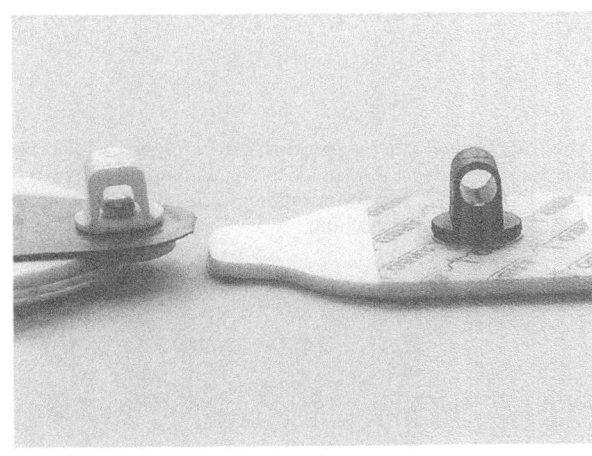

Abb. 124. *Zwei verschiedene Anschlußtechniken für den Direktanschluß eines Bananensteckers.*
Links: dezentraler Anschluß für 3–4 mm Bananenstecker. Die Arretierungskugel paßt sich der passenden Steckergröße automatisch an (P Blue Sensor).
Rechts: zentraler Anschluß für 4 mm Bananenstecker (wie H91 Arbo).

tend ist dies für die Hygiene am Patienten, denn offene Kontakte und Kupplungen bergen die Gefahr, daß Blut oder andere Stoffe sich darin festsetzen. Dies gilt auch für die Hygiene des Kabels selbst. Beim Waschen des Patienten reduziert sich die Gefahr, daß versehentlich das EKG-Kabel aus der Kupplung gezogen wird. Besonders die Verminderung des Risikos, daß der Patient (gerade Kinder!) ungewollt das EKG-Kabel von der Elektorde trennt, ist hier von Bedeutung.

▷ Röntgentransparente Elektroden wären ohne integrierte Zuleitungskabel nicht möglich, denn nur Spezialkabel machen ihre vollständige Transparenz möglich.

Angeboten werden Kabellängen von 10 cm bis 80 cm. Diverse Hersteller fertigen bestimmte Kabellängen auch auf Wunsch an. Für Elektroden mit integriertem Kabel sind inzwischen alle gängigen Anschlußtypen erhältlich (Abb. 125)

Sicherheitskupplung

Es kam in der Vergangenheit vereinzelt zu Unfällen, nachdem Stecker von Elektrodenkabeln versehentlich an Stromversorgungskabel angeschlossen wurden. Um das zu verhindern, wurde die Sicherheitskupplung DIN 42802 entwickelt (Abb. 123). Die Sicherheitskupplungen gewährleisten zudem, daß die

Kabel durch den integrierten Schnappmechanismus nicht so leicht voneinander getrennt werden können. Dazu muß das EKG-Kabel mit einem entsprechenden Kupplungsstück versehen sein.

Raststeckeranschluß

Raststecker mit einem Stift finden in der Regel nur bei speziellen Monitorstammkabeln (▷ Kabel) Verwendung. Diese Stammkabel besitzen Öffnungen, in welche die passenden Stifte eingerastet werden können. Vereinzelt gibt es noch die Anschlußmöglichkeit, bei welcher der Stift mit einer Kontaktschraube festgeschraubt wird (selten).

> Vorsicht

Vor dem Anschluß des Stiftes vergewissern, wo die Elektrode angeschlossen wird!

Gerade beim Langzeit-EKG besteht die Möglichkeit der Verwendung von Raststeckeranschlüssen. Die Adapterkabel können vielfach an bestimmte Stammkabel oder direkt an den Rekorder angeschlossen werden (▷ Kabel).

Krokodilklemmenanschluß

Krokodilklemmen werden nur bei Spezialelektroden verwendet. Es handelt sich dabei um Elektroden, die zum Ableiten eines Standard-EKG verwendet werden. Das EKG-Kabel wird mit einer Krokodilklemme direkt an die Klebeelektrode festgeklemmt (u.U. unter Hinzunahme eines Adapters). Der Vorteil liegt in der schnellen und praktischen Hand-

Abb. 125. *Übersicht der gängigsten Anschlußtypen bei Elektroden mit integriertem Kabel.* A, F, G: Bananensteckerkupplung; C, D, E, H: Raststiftkupplung; J, K: Sicherheitskupplung; S: Druckknopfanschluß

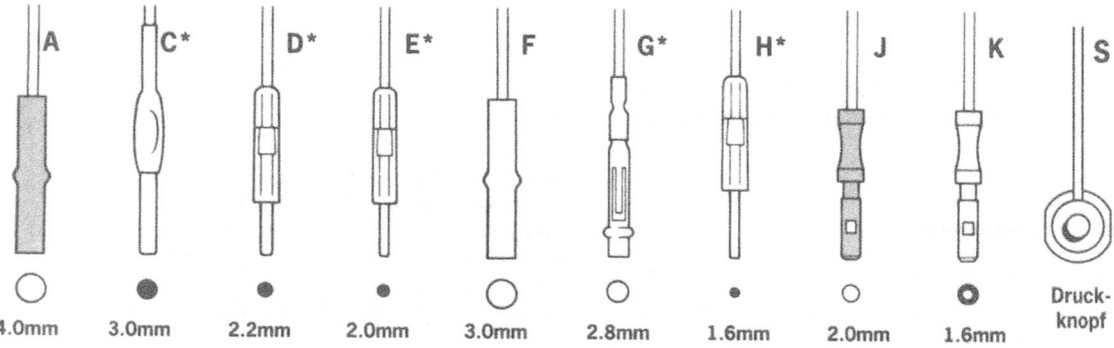

habung. Allerdings hält die Klemme keinen großen Belastungen stand.

Zentraler Anschluß – Dezentraler Anschluß

Wird das EKG-Kabel direkt an der Elektrode befestigt, so besteht die Gefahr, daß bei aufkommenden Zug- und Hebelkräften am Kabel der Sensor der Elektrode mit in Bewegung gesetzt wird. Um diese Zugkräfte vom Sensor wegzuleiten, wurde der Direktanschluß von der Mitte (zentral) nach außen (dezentral) verlegt. Die so entstehende „Lasche" vermindert die unerwünschten Bewegungen am Sensor und stabilisiert somit das EKG-Signal.

Für die Anwendung wurde dieses Konzept von verschiedenen Herstellern für mehrere Anschlußtypen verwirklicht (Abb. 126).

Klebekraft von Elektroden

Die Klebekraft einer Elektrode hängt in erster Linie von ihrem Verwendungszweck (Kurzzeitelektrode, Langzeitelektrode usw.) ab.

Die Haut ist der größte Unsicherheitsfaktor für die Klebestärke einer Elektrode. Eine sehr trockene, schuppige oder dermatologisch erkrankte Haut ist für viele Elektroden ein Problem. Schwierigkeiten mit der Haftung ergeben sich ebenso mit sehr feuchter bzw. nasser Haut. Aber auch für solche Fälle sind schon Spezialelektroden entwickelt worden.

Grundsätzlich gilt, daß die Haut weder zu trocken noch zu feucht sein sollte. Sie darf unter keinen Umständen mit einer Creme oder dergleichen behandelt sein. Einen optimalen Untergrund bietet eine Haut mit natürlichem Fettgehalt. Viele der verwendeten Elektrodenklebstoffe haben die Eigenschaft, mit der Feuchtigkeit und der Wärme der Haut zu „vulkanisieren". Folglich entfaltet sich die maximale Klebekraft auf einer unbehandelten Haut am besten. Das gilt auch für eine vorher durchgeführte Hautpräparierung (▶ Präparationszubehör).

Es ist ratsam, sich vor der Anschaffung einer bestimmten Elektrodensorte beim Hersteller zu vergewissern, ob diese auch wasserresistent ist. Der Patient soll zwar mit angelegten Elektroden nicht baden gehen – und mit einem Langzeit-EKG-Re-

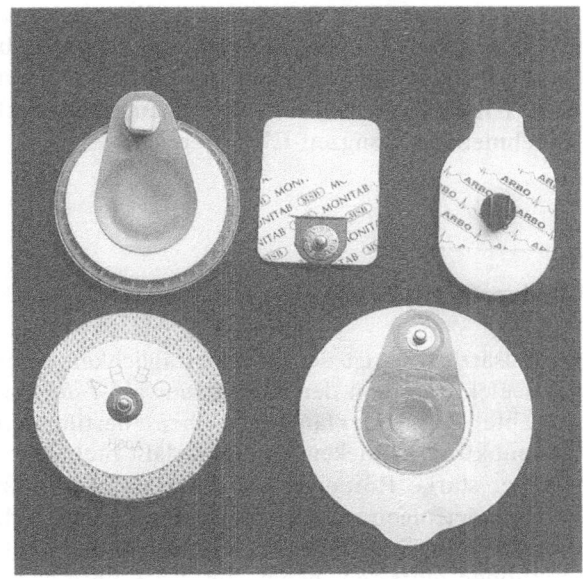

Abb. 126. *Zentraler Anschluß – Dezentraler Anschluß.*
Oben links: dezentraler Anschluß für Bananenstecker (P Blue Sensor)
Oben Mitte: dezentraler Anschluß für Druckknopf (MSB Monitab)
Oben rechts: zentraler Anschluß für Bananenstecker (Arbo).
Unten links: zentraler Anschluß für Druckknopf (H60A Arbo)
Unten rechts: dezentraler Anschluß für Druckknopf (VL Blue Sensor)

korder schon überhaupt nicht! – aber eine Verträglichkeit gegenüber dem Waschen, gerade bei Langzeitanwendung und in der Intensivmedizin, sollte sichergestellt sein. Manche Hersteller geben sogar auf das Duschen eine Garantie!

Bei Elektroden, die Gewebe als ▶ Elektrodenträger haben, ist darauf zu achten, daß das Gewebe bzw. die Klebefläche nicht mit weiteren Klebstoffen überklebt wird. Diese Gewebe haben die Eigenschaft, Feuchtigkeit hindurchzulassen. Werden diese Elektroden mit z.B. *Mefix* überklebt, kann das Wasser nicht mehr hindurchdiffundieren, die Elektrode beginnt auf der Haut zu schwimmen und löst sich schließlich.

Neuere Elektrodengenerationen besitzten Klebstoffe, die ihre Klebekraft über den Preßdruck regulieren. Je fester die Elektrode auf die Haut gedrückt wird, desto stärker wird die Haftung. Diese Klebstoffe werden hauptsächlich bei einfachen Standard-EKG-Elektroden verwendet, neuerdings auch zunehmend im Langzeit-EKG-Bereich.

Hautverträglichkeit

Grundsätzlich hängt die Hautverträglichkeit einer Klebeelektrode von der Klebedauer ab. *Jede* aufgeklebte Elektrode fängt ab einem bestimmten Zeitpunkt an zu jucken und hinterläßt mehr oder weniger starke Rötungen auf der Haut. Bei kurz aufeinanderfolgenden Klebeperioden verstärkt sich dieser Effekt. Wie stark und wie schnell die Hautreaktionen auftreten, hängt von der Empfindlichkeit des einzelnen Patienten ab.

Als allergene Substanz kann allenfalls die Zusammensetzung des Kontaktgels genannt werden. Die Klebstoffe sind im allgemeinen sehr hautverträglich und speziell bei Kinderelektroden durch reine Naturprokukte ersetzt worden (▷ Karaya, Kontaktgel).

Jeder Patient reagiert individuell auf bestimmte Elektroden. Es ist deshalb keine grundsätzliche Unterteilung in verträgliche und unverträgliche Elektroden möglich.

Elektrodenlagerung

Klebeelektroden dürfen nicht über 25 °C oder gar in der Sonne gelagert werden. Es treten insbesondere beim Kontaktgel Stoff- und Flüssigkeitsveränderungen auf.

Klebeelektroden sollten ungeöffnet nicht länger als in den vom Hersteller angegebenen Höchstlagerzeiten (meist zwischen 18 und 24 Monate) gelagert werden. Geöffnet dürfen sie nicht länger als 3 Monate (je nach Temparatur und Luftfeuchte auch kürzer) aufbewahrt werden. Das Kontaktgel beginnt sonst einzutrocknen und die Signalübertragung wird stark gemindert (▷ Offsetspannung, ▷ Impedanz).

Für die Anwendung

- Auf den Verpackungen ist immer ein Haltbarkeitsdatum angegeben. Dieses Datum sollte unbedingt beachtet werden.
- Werden neue Elektroden eingekauft, sollten die alten nicht dazwischen gelagert, sondern für den baldigen Gebrauch gerichtet werden.
- Offene Elektroden nur in der Originalverpackung aufbewahren und diese behelfsmäßig schließen. Werden die Elektroden z.B. in einem Karton aufbewahrt, trocknen sie schneller aus.

Elektrodenentsorgung

Die Entsorgung von Klebeelektroden stellt kein großes Problem dar. Sie gehören nicht zum infektiösen Müll und können deshalb mit dem normalen Abfall entsorgt werden.

Je nach Elektrode sind folgende Grundsubstanzen vorhanden:

- Viskose
- Acrylat
- Eisen
- Silberchlorid
- Zellulose
- Polyethylen
- Wasser
- Glycol
- Kaliumchlorid
- Karbon/Kohlenstoff

Die Klebeunterlagen müssen ebenfalls zum Abfall gerechnet werden. Sie bestehen in der Regel aus Kunststoffolien und gelegentlich sogar aus dicken, festen Kunststoffschalen.

Die größte Abfallmenge entsteht durch die Umverpackungen der Elektroden. Sie bestehen aus Kartonagen aller Größen und aus großen Mengen von Aluminium und Kunststoffolie. Wird Wert auf Müllvermeidung gelegt, sollte deshalb schon beim Einkauf darauf geachtet werden, daß eine Verkaufseinheit möglichst viele Elektroden beinhaltet. Je nach Hersteller werden pro Verkaufseinheit zwischen 5 und 50 Elektroden verpackt.

Offsetspannung

Ein Problem beim Ableiten eines EKG ist das Abdriften der EKG-Grundlinie aus dem Sichtbereich des Monitors. Dieses Phänomen hat seine Ursache in der *Offsetspannung*.

Beim Aufkleben einer Elektrode auf die Haut entstehen folgende Übergänge:

Haut → Elektrolyt (Gel) → Sensor (Ag/AgCl)

An diesen Übergängen werden durch elektrochemische Reaktionen elektrische Potentiale erzeugt (Abb. 127). Wie stark diese Potentiale sind, hängt von der Hautbeschaffenheit, von der Ionenkonzentration des Elektolyts (Gels) und der Oberflächenbeschaffenheit des Sensors ab. Normalerweise sind diese Potentiale an jeder Elektrode gleich groß, so

Abb. 127. *Verlauf der elektrischen Potentiale vom Körper zur Elektrode.* Wie komplex der Übergang der elektrischen Potentiale vom Körper zur Elektrode ist, soll hier dargestellt werden. Jeder einzelne Faktor stellt im Grunde eine unbekannte Größe dar. Denn bei jedem Menschen ist der elektrische Widerstand und die Ionenkonzentration auf der Haut verschieden. Die Konstanz der Elektrodenkomponenten obliegt dem Hersteller und beschreibt u.a. die Güte einer Elektrode.

daß sie sich in ihrer Wirkung gegenseitig aufheben. Gibt es Toleranzen bei einer dieser Faktoren, so entstehen an den aufgeklebten Elektroden *verschieden große* Potentiale. Die Größe der Spannungsdifferenz zwischen den beiden Elektroden wird *Offsetspannung* (▷ statische Offsetspannung) genannt. Die beiden unterschiedlichen Potentiale versuchen sich auszugleichen. Dabei findet ein Stromfluß zwischen den Elektroden statt. Übersteigt die Offsetspannung einen bestimmten Wert (u.U. bereits 200 mV), weicht das EKG aus dem Sichtbereich des Monitors. Aus diesem Grund besitzt jedes Gerät (EKG-Gerät, Monitor usw.) eine Gleichtaktunterdrückung in seiner Eingangsstufe. Zu einem Abdriften der Grundlinie kann es auch erst einige Zeit nach dem Anlegen der Elektroden kommen (▷ dynamische Offsetspannung).

Um die Offsetspannung so gering wie möglich zu halten, sind folgende Faktoren von Bedeutung:

- hohe Fertigkeitskonstanz bei der Herstellung von Elektroden (vor allem der Ionenkonzentration im Gel).
- Beschichtung des ▷ Sensors mit Silberchlorid (AgCl).
- Beachtung der *maximalen* Lagerzeit von Elektroden und der dadurch entstehenden Materialveränderungen (▷ Elektrodenlagerung).
- Präparierung der Haut vor dem Anlegen der Elektroden (▷ Anlegetechnik).

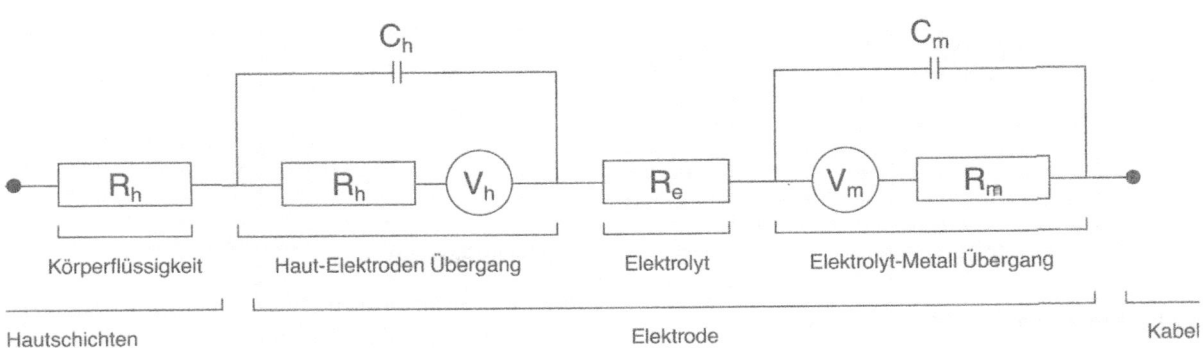

R_h = elektr. Widerstand des Körpers (Haut)
V_h = elektr. Spannung durch Konzentrationsdifferenzen von Ionen
R_e = elektr. Widerstand des Elektrolytes
V_m = elektr. Spannung durch chem. Reaktion zwischen Metalloberfläche und Elektrolyt
R_m = elektr. Widerstand zwischen Elektrolyt und Elektrodenmetall
C_m = Capazität (Kondensatoreffekt) durch Zusammenstellung d. Elektrolyt, der Metalloberfläche und d. Ionenkonzentration
C_h = Capazität (Kondensatoreffekt) durch verschiedene Ionenkonzentrationen und Widerstände

● Für die Ableitung eines EKG immer nur die selbe Sorte Elektroden verwenden! Die z.T. sehr unterschiedliche Zusammensetzung verschiedener Elektrodenarten/-sorten verstärkt die Offsetspannung erheblich.

Definitionen von Elektrodenwerten

Die angegebenen Richtwerte für die Beurteilung einer Klebeelektrode wurden von der *Association for the Advancement of Medical Instrumentation (AAMI) (Standard for pregelled ECG disposable electrodes 1980)* herausgegeben.

Offsetspannungsmessung

Die Offsetspannung wird zwischen zwei *aufeinandergeklebten* Elektroden (Gel auf Gel) desselben Typs gemessen. Bei hohen Werten besteht die Gefahr, daß die Elektrode zu sensibel für Bewegungen (Belastung) wird.

Mindeststandard nach AAMI: 100 mV

Beurteilung nach AAMI in Millivolt (mV) gemessen nach einer Stabilisierungszeit von 1 min sowie die Abweichung nach weiteren 30 s und 300 s:

Offsetspan- nung (mV)	Abweichung 30 s	Abweichung 300 s	Bewertung
0 – 1	0,0 – 0,1	0,0 – 0,5	sehr gut
1 – 5	0,1 – 0,5	0,5 – 2,5	gut
5 – 25	0,5 – 1,0	2,5 – 10,0	brauchbar
25 – 100	1,0 – 5,0	10,0 – 50,0	ausreichend
100 – 500	5,0 – 10,0	50,0 – 250,0	schlecht

Impedanzmessung (elektrischer Widerstand)

Die Impedanz wird zwischen zwei *aufeinandergeklebten* Elektroden (Gel auf Gel) desselben Typs gemessen. Angelegt wird eine Frequenz von 10 Hz. Die Impedanz, die Gel auf Gel gemessen wird, ist natürlich viel niedriger als bei Elektroden, die auf die Haut geklebt werden (zusätzlicher Hautwiderstand).

Der Durchschnittswert wird über eine Woche mit 5 Messungen ermittelt.

Mindeststandard nach AAMI: 2 kΩ

Elektrischer Widerstand (Ω)	Bewertung
0 – 100	sehr gut
100 – 500	gut
500 – 1000	brauchbar
1000 – 2000	ausreichend
2000 – 5000	schlecht

Klinische Impedanzmessung

Die klinische Impedanz wird mit einer *auf die Haut* geklebten Elektrode gemessen.
● Die Kurzzeitmessung: Durchschnittswert über einen Tag mit 4 Messungen.
● Die Langzeitmessung: Durchschnittswert über eine Woche mit 5 Messungen. Durch das Austrocknen des Geles und Kontaktverlust mit der Haut resultiert mit der Zeit eine Impedanzvergrößerung.

Mindesstandard nach AAMI: 250 kΩ

Elektr. Widerstand (kΩ) Kurzzeitmessung	Elektr. Widerstand (kΩ) Langzeitmessung	Bewertung
0 – 30	0 – 30	sehr gut
30 – 60	30 – 60	gut
60 – 125	60 – 125	brauchbar
125 – 250	125 – 250	ausreichend
	250 – 500	schlecht

Defibrillationstest

Der Defibrillationstest wird mit zwei *aufeinandergeklebten* Elektroden (Gel auf Gel) desselben Typs durchgeführt. Hierbei wird untersucht, wie gut sich eine Elektrode nach einem Defibrillationsversuch erholt hat bzw. wie schnell das EKG-Signal wieder auf dem Monitor erscheint.

Nach dem AAMI Standard wird die Ladung einer Elektrode 5 s nach dem vierten Defibrillationsversuch in Millivolt (mV) gemessen.

Mindeststandard nach AAMI: 100 mV	
Spannung einer Elektrode nach Defibrillationsversuch (mV)	Bewertung
0– 10	sehr gut
10– 20	gut
20– 50	brauchbar
50–100	aureichend
100–500	schlecht

Statische Offsetspannung

Die statische Offsetspannung wird zwischen zwei *auf die Haut* geklebten Elektroden gemessen. Die statische Offsetspannung ist höher als die Offsetspannung Gel auf Gel (▶ Offsetspannung).
- Die Kurzzeitmessung: Durchschnittswert über einen Tag mit 8 Messungen.
- Die Langzeitmessung: Durchschnittswert über eine Woche.

Mindeststandard nach AAMI: 300 mV		
Spannung in mV	Bewertung der Kurzzeitmessung	Bewertung der Langzeitmessung
0– 5	sehr gut	sehr gut
5– 20	gut	gut
20–100	brauchbar	brauchbar
100–300	ausreichend	ausreichend
300–600	schlecht	schlecht

Dynamische Offsetspannung

Die dynamische Offsetspannung ist die Abweichung der Offsetspannung nach einer senkrechten Zugkraft von 5 Newton (N)* bei einer *auf die Haut* geklebten Elektrode. Die Größenordnung der Offsetspannung und die Dauer bis zum Erreichen des Ursprungswertes ist das Kriterium für die Empfindlichkeit der Elektrode gegenüber Bewegungsartefakten.

---

* 5 Newton ist die Kraft, mit der eine Masse von 500 g auf die Erde gezogen wird.

- Die Kurzzeitmessung: Durchschnittswert über einen Tag mit 6 Messungen.
- Die Langzeitmessung: Durchschnittswert über eine Woche.

Mindeststandard nach AAMI: 50 mV		
Spannung in mV	Bewertung der Kurzzeitmessung	Bewertung der Langzeitmessung
0– 5	sehr gut	sehr gut
5– 10	gut	gut
10– 20	brauchbar	brauchbar
20– 50	ausreichend	ausreichend
50–100	schlecht	schlecht

5.2 Batterien

Problematik der Stromversorgung

Um bei einer Langzeit-EKG-Aufzeichnung eine gute Qualität zu gewährleisten, bedarf es unbedingt einer ausreichenden und konstanten Stromversorgung des Langzeit-EKG-Rekorders. Daraus ergeben sich eine Vielzahl von Problemen, deren Bewältigung bis heute in manchen Bereichen noch nicht zufriedenstellend gelöst ist.

Die Stromversorgung für einen Langzeit-EKG-Rekorder (gleich welcher Art) sollte folgende Kriterien erfüllen:
- Sicherstellung der Stromleistung über einen langen Zeitraum (min. 24 h).
- Sicherstellung der Konstanz der Stromzufuhr über einen langen Zeitraum.
- Günstiger Anschaffungspreis des Stromspeichers*.

---

* Von einer günstigen Beschaffung kann im Grunde keine Rede sein. Nach Auffassung der „Arbeitsgemeinschaft der Verbraucherverbände" (AgV) sind Primärzellen (Trockenzellen) äußerst unwirtschaftlich. Während eine Kilowattstunde aus der Steckdose durchschnittlich 28 Pfennige kostet, müßte für die gleiche Energiemenge aus Zellen/Batterien rund DM 1000 bezahlt werden.

● Ausreichende Lagerfähigkeit eines Stromspeichers, auch über einen längeren Zeitraum hinweg.

● Gute Handhabbarkeit und aureichende Widerstandsfähigkeit gegen mechanische Beanspruchungen.

● Ausreichende Systemsicherheit (z.B. Auslaufschutz).

● Gute Umweltverträglichkeit bei der Entsorgung.

Je nach Rekorder (▷ Rekorderarten) und Zweck der Verwendung, lassen sich verschiedene stromspeichernde Systeme verwenden. Jedes der hier vorgestellten Systeme hat seine Vor- und Nachteile, die jeder für sich und seine Verhältnisse abwägen muß. Desweiteren wird angemerkt, daß die Auflistung der stromgebenden Systeme nicht vollständig ist. Die vorgestellten Zellen und Batterien stellen den goldenen Standard auf dem Markt dar. Sonderanfertigungen und Spezialgrößen gibt es in vielen Variationen. Sie sind aber für den Bereich des Langzeit-EKG uninteressant.

Unterschied zwischen Zelle und Batterie

Werden zwei verschiedene Metallstreifen in einen Elektrolyt (z.B. Kalilauge) getaucht, entstehen an jedem Metallstreifen entsprechende elektrische Spannungen. Da es sich um verschiedene Metalle handelt, werden an jedem Metallstreifen auch verschiedene Potentiale gebildet. Verbindet man

äußerlich die beiden Pole mit einem elektrischen Leiter, beginnt ein Strom zu fließen.

Die Atome der Anode ((−) Pol) gehen beim Fließen des Stromes als Ionen in den Elektrolyt über und lagern sich an der Kathode ((+) Pol) ab. Ist die Anode aufgebraucht, d.h. daß keine Ionen mehr frei werden, um zur Kathode fließen zu können, ist die Zelle erschöpft (Abb. 128).

Dieser Versuchsaufbau wird eine *Zelle* genannt, da es sich um ein einzelnes „Gefäß" handelt. Werden mehrere Zellen zusammengeschaltet, spricht man von einer *Batterie*. Die im Handel befindlichen Batterien (1,5 V) sind somit keine Batterien, sondern Zellen, da sie nur aus einem Körper bestehen. Die 9 V Blockbatterie ist hingegen eine *echte* Batterie, da sie aus sechs 1,5 V Zellen besteht.

Die elektrochemischen Prozesse in einer Zelle sind in der Regel nicht umkehrbar. Die Zellen müssen nach Gebrauch umweltfreundlich entsorgt werden. Zellen dieser Art werden *Primärzellen* genannt[*].

Wiederaufladbare Zellen werden *Sekundärzellen* genannt. Sie laufen auch unter dem Begriff *Akku-*

---

[*] Es gibt Firmen, die Ladegeräte für Primärzellen anbieten. Vor dem Kauf eines solchen Ladegerätes warnen die „Arbeitsgemeinschaft der Verbraucherverbände" (AgV) und die „Stiftung Warentest"! Trockenzellen, die mehr als 50 % ihrer Kapazität aufgebraucht haben, lassen sich kaum noch aufladen. Außerdem bestehen erhebliche Sicherheitsbedenken: Die Zellen können undicht werden, auslaufen oder sogar explodieren!

Abb. 128. *Entladekennlinien verschiedener Primärsysteme.* Eine Darstellungsform der Entladeeigenschaft einer Zelle stellt die Entladekennlinie dar. Sie zeigt das Verhältnis der Zellspannung im Verlauf der Zeit. Die Primärsysteme Zink/Kohle (a) und Alkali/Mangan (b) weisen den schnellsten Spannungsabfall unter den verschiedenen Systemen auf, wobei die Alkali/Mangan (b) etwas besser abschneidet.

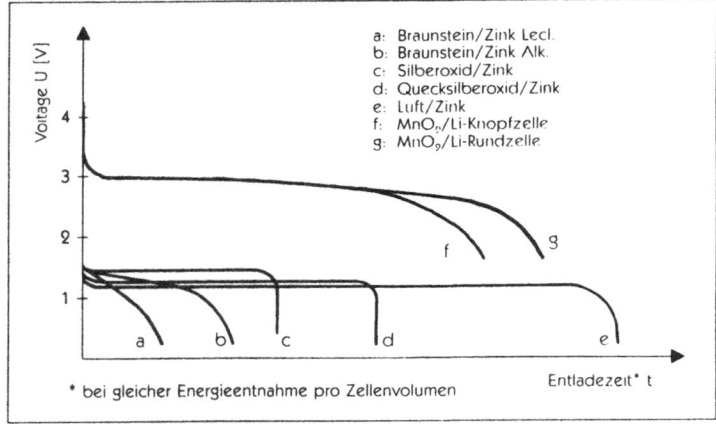

a: Braunstein/Zink Lecl.
b: Braunstein/Zink Alk.
c: Silberoxid/Zink
d: Quecksilberoxid/Zink
e: Luft/Zink
f: MnO$_x$/Li-Knopfzelle
g: MnO$_2$/Li-Rundzelle

Voltage U [V]

* bei gleicher Energieentnahme pro Zellenvolumen

Entladezeit* t

mulatoren, kurz *Akku*. Hierbei wird ein Strom von außen entgegengesetzt geschaltet, damit sich die elektrochemischen Prozesse wieder umkehren können.

Bei der Unterteilung von Primär- und Sekundärzellen spricht man von dem *Betriebssystem* einer Zelle.

Entgegen der Verwendung des allgemeingebräuchlichen Begriffes der Batterie soll in diesem Buch korrekterweise von Zellen die Rede sein.

Kennzeichen einer Zelle/Batterie

Die Unterteilung einer Zelle in „primär" und „sekundär" ist bei der heutigen Vielzahl von Zellenarten nicht ausreichend genug. Je nachdem welche Metalle und Elektrolyte verwendet werden, differieren Leistung, Haltbarkeit und Entsorgung. Somit hat jede Zelle ihre typischen Kennzeichen.

Kapazität

Die Kapazität (C) in Amperestunden (Ah) einer Zelle ergibt sich aus dem Produkt der Entladestromstärke (I), gemessen in Ampere, und der Entladezeit (t), wobei die Entladestromstärke (I) sich aus dem Ohmschen Gesetz herleitet:

$$I = \frac{U}{R} \qquad C = I \cdot t$$

Bei der *Nennkapazität* in Ah wird die Energiemenge genannt, die innerhalb von 5 h bei einem Entladestrom von 800 mA (0,2 CA) entnommen werden kann. Die Entladeschlußspannung* beträgt 1 V bei etwa 20 °C.

Ein Faktor bei der Bestimmung der Nennkapazität ist auch die ▷ Energiedichte einer Zelle.

_____

* Die Entladeschlußspannung definiert die Spannung, die die Zelle am Ende der Entladung noch liefert. Sie ist nicht nur von der Funktion der Zelle abhängig, sondern auch von dem angeschlossenen „Verbraucher" (z.B. Rekorder). Die Entladeschlußspannung ist also die Endspannung, die das Gerät gerade noch am Laufen hält. Die Zeit bis zur Entladeschlußspannung wird *Entladungsdauer* genannt.

Nennleistung

Die Nennleistung oder auch Gesamtenergiebetrag (= Energiemenge einer Zelle) genannt, ergibt sich aus dem Produkt der Spannung und der Kapazität.

$$\text{Nennleistung} = \text{Kapazität} \cdot \text{Spannung}$$

Betriebsdauer

Die Betriebsdauer einer Zelle ist für den Verbraucher von besonderer Bedeutung und ergibt sich aus der Formel:

$$\text{Betriebsdauer} = \frac{\text{Kapazität}}{\text{Stromstärke}}$$

Anhand eines Beispiels sollen *Nennleistung* und *Betriebsdauer* für eine Zelle errechnet werden:

Verwendet wird eine Batterie mit einer Kapazität von 15 Ah und einer Spannung von 1,5 V, die ein Gerät mit 5 Ohm Widerstand speisen soll.

Die Nennleistung ergibt sich aus dem Produkt von Kapazität und Spannung = 15 x 1,5 = 22,5 Wh.

Die Betriebsdauer errechnet sich mit Hilfe des Ohmschen Gesetzes:

$$I = \frac{U}{R} = \frac{1,5}{5} = 0,3 \text{ Ampère}$$

Die Betriebsdauer errechnet sich jetzt aus:

$$\frac{15 \text{ (Ah)}}{0,3 \text{ (Ampère)}} = 50 \text{ h}$$

Energiedichte

Die Energiedichte ist ebenfalls ein Leistungsmaß bei Zellen und Batterien. Dabei handelt es sich um das Verhältnis der *Nennkapazität* zum Volumen (Wh/qm) oder der *Nennkapazität* zur Masse (Wh/Kg).

$$\text{Energiedichte} = \frac{\text{Nennkapazität}}{\text{Volumen oder Gewicht}}$$

Die Energiedichte ist nicht nur von den verwendeten Materialien und Elektrolyten, sondern auch von dem Aufbau einer Zelle abhängig. Sind zwei Zellen mit denselben Materialien grundlegend unterschiedlich aufgebaut, so unterscheiden sich auch die Energiedichten der beiden Zellen (Abb. 129).

Nennspannung – Arbeitsspannung

Die Hersteller geben bei der Spannungsangabe einer Zelle oder Batterie immer die *Nennspannung* an. Dieser Spannungswert ist ein theoretischer Wert, der die Spannung einer Zelle im nicht angeschlossenen Zustand angibt. Sobald die Zelle an einen Stromkreis angeschlossen wird, fällt die Spannung der Batterie auf die *Arbeitsspannung* ab.

Chemische Systeme

Die verschiedenen Zellen und Batteriearten definieren sich aus der Verwendung von verschiedenen Elektroden- und Elektrolytsubstanzen. Die Notwendigkeit, verschiedene Substanzen zu verwenden, ergibt sich aus folgenden Gründen:
- Chemikalienkosten (Kaufpreis).
- Verschiedene physikalische und chemische Eigenschaften bestimmter Materialien lassen nur bestimmte Konstruktionen oder Verwendbarkeiten zu.
- die Erfüllung bestimmter Leistungsmerkmale wie z.B.
  - Spannung,
  - Kapazität,
  - Energiedichte usw.

Die gängigsten auf dem Markt erhältlichen Zellen enthalten folgende *chemische Systeme:*
- Zink-Kohle-Zelle
- Leistungsstärkere Zink-Kohle-Zelle
- Alkali-Mangan-Zelle
- Silberoxid-Zelle
- Quecksilberoxid-Zelle
- Lithium-Zelle
- Nickel-Cadmium-Zelle
- Nickel-Metallhydrid-Zelle

Aufbau einer Zelle/Batterie

Entgegen der bisherigen Beschreibung einer Zelle bestehen die im Handel erhältlichen Zellen bzw. Batterien nicht aus einem flüssigen Elektrolyt sondern aus einer Paste. Die verwendeten Elektroden (Anode und Kathode) sind in der Regel nicht zwei Metalle, sondern ein Metall und ein Metalloxid (nur bei Primärsystemen). Die Paste verbindet die beiden Elektroden. Das Metalloxid der Kathode gibt beim Fließen des Stromes den Sauerstoff ab, welcher durch das Elektrolyt wandert und mit dem höherwertigen Metall der Anode reagiert. Dabei werden überschüssige Elektronen für den Stromkreis frei.

Der innere Aufbau einer Zelle entscheidet auch über die Leistung einer Zelle. Dabei kommt es darauf an, in möglichst großen Zellräumen möglichst viele der chemischen Komponenten zu „lagern". Dabei sollten die Flächen an der Anode/Kathode, an denen die chemischen Reaktionen stattfinden, möglichst groß sein. Insgesamt darf dabei die äußere Stabilität durch die Art des Aufbaus nicht leiden

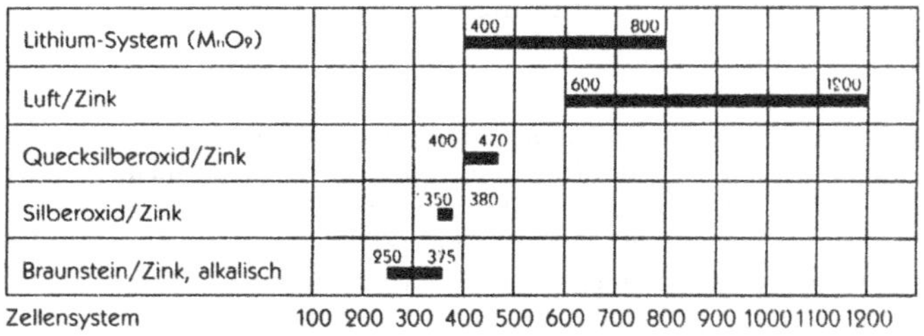

Abb. 129. *Energiedichte von Primärsystemen.* Die für das Langzeit-EKG verwendeten Primärsysteme Zink/Kohle bzw. Alkali/Mangan schneiden in ihrer Energiedichte insgesamt relativ schlecht ab. Eine bedeutende Differenz der Energiedichte besteht allerdings zwischen einer Zink/Kohle mit 250 Wh/dm³ und einer Alkali/Mangan Batterie mit 375 Wh/dm³.

Zellensystem												
Lithium-System (MnO₂)				400			800					
Luft/Zink						600						1200
Quecksilberoxid/Zink				400	470							
Silberoxid/Zink			350	380								
Braunstein/Zink, alkalisch		250	375									

100 200 300 400 500 600 700 800 900 1000 1100 1200

Energiedichte [Wh/dm³] →

und das Gewicht der Zelle ein gewisses Maß nicht überschreiten.

Drei verschiedene Konzepte zum Aufbau eines Primärsystems sind in Abb. 130–132 dargestellt. Die Güte der einzelnen verwendeten Komponenten entscheidet im wesentlichen über den Wert einer Zelle.

Zell-/Batterietypen

Normale Zink-Kohle-Zelle (Leclanché-Zelle)

Typ: Primärzelle.
Chemisches System: Zink-Braunstein (Mangandioxid).
Anode: Zink.

Kathode: Von Braunstein umgebener Graphit-stab.
Elektrolyt: Amonium- und Zinkchlorid.
Nennspannung: 1,5 V.
Aufbau: Die Zinkanode ist gleichzeitig auch der Zellenmantel. In die Kathode ist ein Graphitstab (Kohlenstoff) eingelassen.
Eigenschaften: Die Entladekurve (vgl. Abb. 128) fällt relativ langsam.
Im Preis recht günstig.
Bei niedrigen Temperaturen und/oder hohem Stromentzug schneller Leistungsabfall.
Geringe Auslaufsicherheit.
Diese Zellenart wird in vielen Größen und Formen hergestellt.
Anwendung: Bei genannten Eigenschaften keine Batterie für extreme Bedingungen.

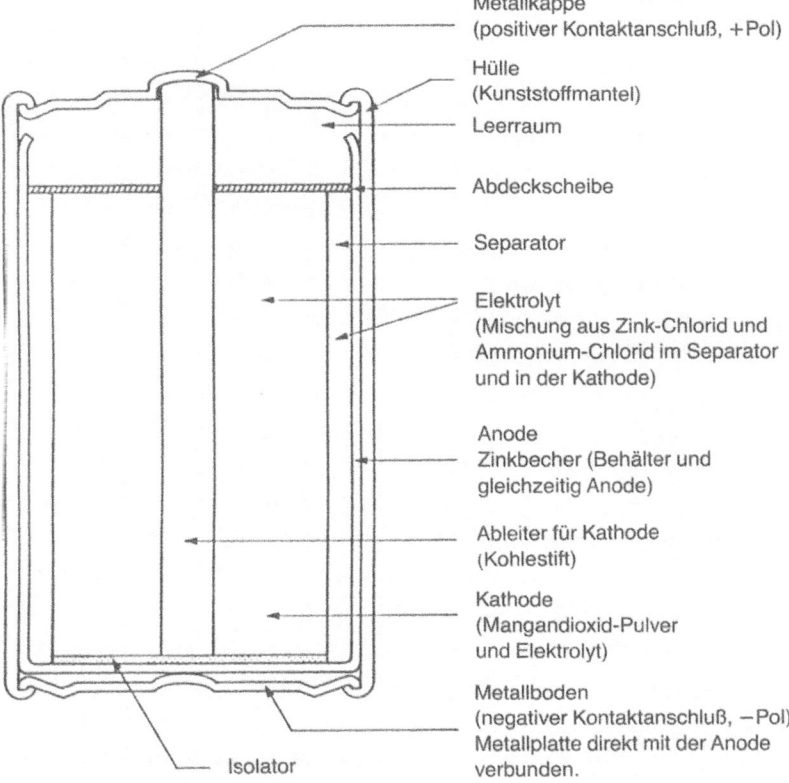

Metallkappe
(positiver Kontaktanschluß, +Pol)

Hülle
(Kunststoffmantel)

Leerraum

Abdeckscheibe

Separator

Elektrolyt
(Mischung aus Zink-Chlorid und Ammonium-Chlorid im Separator und in der Kathode)

Anode
Zinkbecher (Behälter und gleichzeitig Anode)

Ableiter für Kathode
(Kohlestift)

Kathode
(Mangandioxid-Pulver und Elektrolyt)

Metallboden
(negativer Kontaktanschluß, −Pol)
Metallplatte direkt mit der Anode verbunden.

Isolator

Abb. 130. *Schematischer Aufbau einer Zink-Kohle-Zelle*

Leistungsstärkere Zink-Kohle-Zelle (Haevy Duty)

Typ: Primärzelle.
Chemisches System: Zink-Braunstein (Mangandioxid).
Anode: Zink.
Kathode: Mangandioxid.
Elektrolyt: Zinkchloridlösung.
Nennspannung: 1,5 V.
Aufbau: Hauptunterschiede zur einfachen Zink-Kohle-Zelle:
- Der Elektrolyt besteht aus Zinkchlorid (Leistungssteigerung!).
- Der Elektrolyt ist trockener (Auslaufgefahr reduziert!).
- Die Reinheit des Braunsteins für die Kathode ist extrem hoch (Leistungssteigerung!).

Eigenschaften: Diese Zelle wird nicht in allen Größen und Formen hergestellt. Sie zeichnet sich durch bessere Leistungsmerkmale bei niedrigen Temperaturen und mittlerer Belastung aus. Jedoch sinkt ihre Leistung bei starker Belastung extrem ab. Ihre Entladekurve entspricht etwa der der normalen Zink-Kohle-Zelle (vgl. Abb. 128).
Anwendung: Eine Zelle für motorgetriebene Geräte.

Alkali-Mangan-Zelle

Typ: Primärzelle.
Chemisches System: Zink-Mangandioxid.
Anode: Zink.
Kathode: Mangandioxid.
Elektrolyt: Kalilauge (Kaliumhydroxid); ein extrem leitfähiger Elektrolyt.
Nennspannung: 1,5 V.
Aufbau: Da die Anode nicht Teil des Batteriemantels ist, kann sie zur Verbesserung der Leistung aus quecksilberlegiertem (▸ Entsorgung) Zinkgranulat hergestellt werden.
Um den Wirkungsgrad zu erhöhen, ist der Elektrolyt mit dem Zinkgranulat vermengt, was den Kontakt und die Oxidationsmöglichkeit erhöht.
Die Kathode besteht aus synthetischem Mangandioxid (sehr hoher Reinheitsgrad), welches sehr gut leitet und den Gesamtsauerstoffgehalt der Zelle erhöht (längere Lebensdauer).

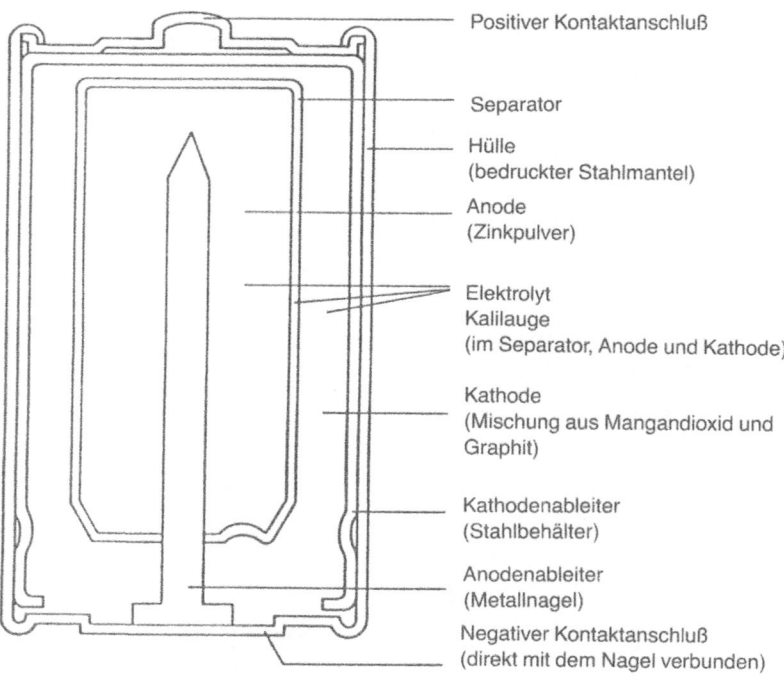

Positiver Kontaktanschluß

Separator

Hülle
(bedruckter Stahlmantel)

Anode
(Zinkpulver)

Elektrolyt
Kalilauge
(im Separator, Anode und Kathode)

Kathode
(Mischung aus Mangandioxid und Graphit)

Kathodenableiter
(Stahlbehälter)

Anodenableiter
(Metallnagel)

Negativer Kontaktanschluß
(direkt mit dem Nagel verbunden)

Abb. 131. *Schematischer Aufbau einer Alkali-Mangan-Zelle*

Eigenschaften:	Entladungskurve ähnlich der Zink-Kohle-Zelle, nur etwas flacher (vgl. Abb. 128). Besonders leistungsfähig bei niedrigen Temperaturen und hohem Stromentzug. Preis deutlich höher als Zink-Kohle-Zelle, aber dafür deutlich bessere Leistung. Gute Auslaufsicherheit. Die Zelle wird als Rund- und Knopfzelle, als 9 V-Block-Batterie vertrieben. Bei den 9 V-Blockbatterien gibt es mittlerweile verschiedene Typen. Je nach ▶ Energiedichte und Höhe des Stromentzuges durch den Langzeit-EKG-Rekorder kann eine solche Batterie bis zu zweimal verwendet werden (abhängig auch vom Rekordertyp)!

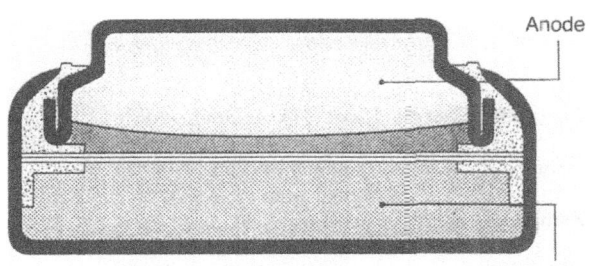

Abb. 132. *Schematischer Aufbau einer Knopfzelle*

Silberoxid-Zelle

Typ:	Primärzelle.
Chemisches System:	Zink-Silberoxid.
Anode:	Zink.
Kathode:	Silberoxid.
Elektrolyt:	Kali- oder Natronlauge.
Nennspannung:	1,5 V.
Aufbau:	Wegen des hohen Silberpreises hauptsächlich als Knopfzelle vertrieben.
Eigenschaften:	Äußerst flache Entladungskurve (vgl. Abb. 128). Ähnliche Energiedichte wie Quecksilber-Zellen, aber geringere Kapazität (bis 210 mAh bei Silberoxid-Zellen; bis 14 Ah bei Quecksilber-Zellen!) Gute Lagerfähigkeit.

Quecksilber-Zelle

Typ:	Primärzelle.
Chemisches System:	Zink-Quecksilberoxid.
Anode:	Zink.
Kathode:	Quecksilberoxid.
Elektrolyt:	Kali- oder Natronlauge.
Nennspannung:	1,5 V.
Aufbau:	Anode bestehend aus einer Zink-Quecksilberlegierung. Vertrieb als Rund- und Knopfzelle.
Eigenschaften:	Hervorragende Spannungsstabilität, aber schneller Spannungsabfall bei Entladungsende (vgl. Abb. 128). Schwache Leistung bei niedrigen Temperaturen; bei normaler Temperatur aber konstante Leistung selbst bei hohem Stromentzug.

Lithium-Zelle

Typ:	Primärzelle.
Chemisches System:	Lithium und diverse Metalloxide.
Anode:	Lithium.
Kathode:	Metalloxid (Mangan- oder Chromdioxid), Schwefeldioxid, Poly-Carbonmonofluorid oder Edelstahl.
Elektrolyt:	Nicht aggressive, organische Elektrolyte, bei hoher Stromentnahme in flüssiger Form; bei niedriger Stromentnahme in fester Form.
Nennspannung:	3 V.
Aufbau:	Da Lithium das leichteste Metall ist, ist die Energiedichte (pro Volumen) sehr hoch. Der ständige Sauerstofffilm an der Anode garantiert ständig hohe Leistung und verhindert die Selbstentladung. In vielen Formen und Größen erhältlich.
Eigenschaften:	Sehr flache Entladungskurve (vgl. Abb. 128). Lange Lager- und Gebrauchsfähigkeit (bis zu 10 Jahre). Geringe Selbstentladung. Hohe Energiedichte. Hohe Systemspannung. Weiter Betriebstemperaturbereich (−30 bis +75 °C). Hohe Betriebssicherheit und Zuverlässigkeit. Hohe Korrosionsfestigkeit. Hohe Auslaufsicherheit durch nichtätzenden Elektrolyt. Je nach Höhe des Stromentzuges durch den Langzeit-EKG-Rekorder kann eine solche Batterie bis zu 7mal verwendet werden! Lithium-Zellen müssen im Sondermüll entsorgt werden!

Nickel-Cadmium-Zelle, Nickel-Metallhydrid-Zelle (Akku)

Typ:	Sekundärzelle.
Chemisches System:	Nickeloxid-Cadmium (Ni/Cd).
	Nickelhydroxid-Metallhydrid (Ni/MH).
Anode:	Cadmium (Ni/Cd).
	Metallhydrid (Ni/MH).
Kathode:	Nickeloxid (Ni/Cd).
	Nickelhydroxid (Ni/MH).
Elektrolyt:	Kalilauge (Ni/Cd + Ni/MH).
Nennspannung:	1,2 V.
Aufbau:	Kathode, Elektrolyt und Anode sind hauchdünne Plättchen, die aufeinandergelegt spiralförmig aufgerollt sind. Der Zellendeckel dient als (+)Pol. Der Zellenbecher (aus vernickeltem Stahlblech) dient als (−)Pol. Als Rund- und Knopfzellen erhältlich.
Eigenschaften:	Die Entladekurve ist relativ flach, sinkt aber gegen Ende der Entladung steil ab. Die Kapazität steht in Abhängigkeit zur Entladungsrate, der Betriebstemperatur (optimal 0 bis 50 °C), dem Alter (bis zu 10 Jahre möglich) und dem Ladezustand (▶ Ladetechniken). Bis 1000mal wiederaufladbar. Der Hauptunterschied zwischen Ni/Cd-Zellen und Ni/MH-Zellen besteht darin, daß Ni/MH-Zellen bedeutend weniger Cadmium beinhalten und somit umweltfreundlicher sind. Akkus müssen im Sondermüll entsorgt werden!

Ladetechniken bei Akkus

Ganz gleich welche Ladetechnik angewendet wird, die Herstellerangaben sind unbedingt zu beachten, um volle Lebensdauer, Ladezyklen und ▶ Kapazität zu erreichen! Bei zu hohen Ladespannungen besteht die Gefahr einer Wasserstoffentwicklung an der negativen Elektrode. Der Wasserstoff kann aber nicht absorbiert werden und mindert somit die Kapazität der Zelle. Ist die Ladespannung zu niedrig, wird keine ausreichende Kapazität des Akkus erreicht.

Beim Laden einer Ni/Cd-Zelle müssen folgende Faktoren beachtet werden:
- Ladestrom in Milliampere (mA).
- Ladestrommenge (Ladestrom x Gesamtladezeit).
- Ladespannung in Volt (V).
- Umgebungstemperatur (Akkutemperatur).

Wird einer dieser Faktoren nicht beachtet oder überschritten, kann es zum Kapazitätsverlust oder zu einem Druckaufbau in der Zelle kommen. Die Folge ist das Öffnen des Ventils, was wiederum zu einem Elektrolytaustritt führt und einen Kapazitätsverlust mit sich bringt.

Normalladen
Hier sind zwei Arten von Ladegeräten im Handel: Ladegeräte mit *ungeregeltem Ladestrom*. Diese laden endlos mit kleinen Strommengen, was zu einem deutlichen Kapazitätsverlust führt. Lebensdauer des Akkus: etwa 200 Lade- und Entladezyklen. Die etwas besseren Ladegeräte (mit oder ohne automatischer Abschaltung), die mit 50 mA *Konstantstrom* bei einer Ladezeit von 14–16 h laden, lassen etwa 300 Lade- und Entladezyklen zu. Die Standardladetemperatur sollte bei einem Ladestrom von 1/10 C zwischen 0 und 45 °C liegen.

Beschleunigtes Laden
Nur mit speziellen Akkus und Ladegräten möglich! Selbst bei schnelladefähigen Akkus führt häufiges Schnelladen zu Leistungsverlust. Die Schnelladetemperatur sollte bei einem Ladestrom von 33 % bis 100 % der Kapazität (= Schnelladen) zwischen 10 und 45 °C betragen.

(Schnell-)laden mit Spannungsüberwachung
Ladegräte mit Spannungsüberwachung kontrollieren ständig den Ladezustand einer Zelle/Batterie und brechen bei Erreichen der Ladeschlußspannung automatisch ab.

Vorsicht

Beim Laden erhöht sich die Temperatur des Akkus und mindert somit die Ladeschlußspannung, was zu einem Kapazitätsverlust führt (auf Außentemperatur achten!). Nur wenige Ladegräte sind zusätzlich mit einer *Temperaturüberwachung* ausgerüstet, was den Kapazitätsfüllgrad deutlich erhöht. Die Akkus werden kurzzeitig bis zu 145 % der Nennkapazität „überladen", damit der Akku bei Herausnahme aus dem Ladegerät seine 100 % Nennkapazität zur Verfügung hat. Diese kontrollierte Überladung hat auf die heutigen Akkus keinerlei negativen Einfluß. Bei guter

Behandlung können 500 bis 600 Lade- und Entladezyklen erreicht werden.

(Schnell-)laden nach Vorentladung
Ein großer Nachteil der bisher genannten Ladetechniken bestand in der unbekannten Restkapazität
des Akkus beim Einlegen desselben in das Ladegerät. Aus diesem Grund gibt es Ladegeräte, welche
den Akku erst bis zu seiner Entladeschlußspannung
(meist 0,9 V) entladen, um ihn anschließend wieder
aufzuladen. So wird nicht nur die Lebensdauer des
Akkus deutlich erhöht, sondern auch die Leistung
verbessert.

(Schnell-)laden mit dem Impulsladeverfahren
Bei diesem Verfahren wird der Akku mit „Stromstö-
ßen" mit bis zu 100 % der Nennkapazität über den
Bruchteil einer Sekunde intervallmäßig geladen.

Dauerladen (Erhaltungsladen)
Akkus haben gegenüber Primärzellen einen großen
Nachteil: Sie entladen sich auch ungebraucht recht
schnell. Um diese Selbstentladung zu vermeiden,
haben bestimmte Ladegeräte die Möglichkeit zur
Erhaltungsladung. Hierbei wird der Akku, nachdem er regulär aufgeladen wurde, mit einem Erhal-
tungsladestrom von 10 % bis 30 % der Nennkapazität dauergeladen. Dies kann auch im Impulsverfah-
ren (bessere Leistung) geschehen. Der Akku kann
so grenzenlos im Ladegerät aufbewahrt werden und
hat bei Entnahme stets 100 % Leistung.

Laden nach Tiefentladung
Unter einer Tiefentladung versteht man eine Entladung unterhalb der Entladeschlußspannung (ca.
4,5 V bei 9 V-Block Akkus und ca. 0,9 V bei Zellen-
Akkus). Diese Akkus können nur mit speziellen
Ladegeräten geladen werden. Ist ein Akku extrem
tiefentladen, so geschieht eine innere Umpolung.
Der Akku muß speziell reaktiviert werden (nur mit
speziellen Ladegeräten möglich).

Bei der Kombination aus Vorentladen, Laden mit
Spannungs- und Temperaturüberwachung, Impuls-
ladeverfahren (mit 140 %iger „Überladung") und
Erhaltungsladung, können diese Akkus bei voller
Leistung zwischen 1000 und 2000 mal verwendet
werden! Ladegeräte dieser Art haben jedoch ihren
Preis.

9 V-Block-Akkus bestehen in der Regel aus sieben 1,2 V Knopfzellenakkus und haben somit eine
Nennspannung von 8,4 V! Bessere 9 V-Block-Akkus
beinhalten 8 Knopfzellen und weisen eine Nennspannung von 9,6 V auf.

Lagerung von Zellen und Batterien

Primär- und Sekundärzellen unterliegen einer ständigen Selbstentladung. Die Frage nach der Lagerfähigkeit von Batterie und Zelle ist somit von großer
Bedeutung. Vor allem dann, wenn diese in größerer
Stückzahl bzw. auf Vorrat gekauft werden.

Die *Lagerfähigkeit* einer Zelle sollte vom Hersteller angegeben werden. Wird die Zelle unter vor-
geschriebenen Bedingungen gelagert, muß sie am
Ende der lagerfähigen Zeit noch mindestens 80 %
der vom Hersteller angegebenen Leistung aufweisen können. Dies bedeutet, je höher die Selbstentladungsrate, desto geringer die Lagerfähigkeit, desto
minderwertiger die Zelle.

Zellen und Batterien sollten unter folgenden
Bedingungen gelagert werden:

- Die Lagertemperatur sollte zwischen 0 und 35 °C
  liegen. Ist die Temperatur höher als 35 °C, so
  nimmt die Selbstentladungsrate deutlich zu, ist
  die Temperatur niedriger als 0 °C, so kann der
  Elektrolyt einfrieren bzw. die Substanzen können
  sich chemisch verändern.
- Die relative Luftfeuchte sollte 50 % nicht überschreiten, da es sonst zu einer höheren Selbstentladungsrate kommt.
- Gelagerte Sekundärzellen sollten vor Inbetriebnahme 24 h mit dem vom Hersteller empfohlenen
  Ladenennstrom geladen werden.
- Zellen und Batterien sollten stets sauber und
  trocken gelagert werden.
- Zellen und Batterien dürfen während der Lage-
  rung nicht beschädigt werden.
- Zellen und Batterien *kindersicher* aufbewahren!

Lebensdauer von Zellen und Batterien

Die Lebensdauer von Batterien und Zellen hängt
ganz davon ab, wie mit ihnen umgegangen wird.

Dazu zählt auch die ▷ Lagerung von Zellen und Batterien.

Um den vollen Wirkungsgrad bzw. die volle Lebensdauer einer Zelle oder Batterie zu bekommen, sollten die technischen Hinweise der Hersteller unbedingt beachtet werden. Desweiteren gelten folgende allgemeine Behandlungs- und Sicherheitshinweise:

- Kein direktes Löten an Zellen und Batterien. Es entstehen sonst Schäden an Zellbauteilen, wie z.B. Dichtung, Überdruckventil, u.v.m.
- Zellen, Batterien und vor allem Akkus nicht kurzschließen. Aufgrund des geringen Innenwiderstandes werden Akkus schnell heiß. Die Akkus können zerstört werden oder gar explodieren!
- Akkus nicht gasdicht verschließen (einschweißen). Akkus entwickeln einen Innendruck, der entweichen können muß.
- Keine Kombinationen aus verschiedenen Zellarten verwenden (auch nicht Ni/Cd und Ni/MH). Dies hat eine Leistungsminderung oder gar Zellschäden zur Folge.
- Parallel geschaltete Akkus nicht gemeinsam laden. Die Akkus werden sonst unterschiedlich geladen (Kapazitätsverlust).
- Beim Einlegen ins Gerät auf richtige Polarität achten!
- Zellen und Batterien nicht über 100 °C erhitzen, sonst Berstgefahr!
- Zellen und Batterien dürfen auf keinen Fall mechanisch geöffnet oder beschädigt werden. Im Inneren einer jeden Zelle sind giftige und ätzende Teile (▷ Batterietypen)!
- Neuerdings werden auch Ladegeräte für Primärzellen angeboten. Vor dem Einsatz solcher Ladegeräte wird dringend gewarnt (Arbeitsgemeinschaft der Verbraucherverbände)! Ihre Effektivität ist sehr gering, das Aufladen u.U. gefährlich (Explosionsgefahr!).

Entsorgung

Die richtige Entgsorgung entladener oder überlagerter Zellen und Batterien ist mindestens so wichtig, wie die richtige Auswahl des ▷ Zell-/Batterietyps für einen bestimmten Zweck. Aus Sicherheitsgründen sollten grundsätzlich *alle* Zelltypen dem Händler zurückgegeben werden! Allein Zink/Kohle-Zellen können notfalls in den Hausmüll gegeben werden. Alle anderen Zelltypen *müssen* fachgerecht entsorgt werden! Geschieht dies nicht, sind ernstzunehmende Gefahren für Natur und Grundwasser zu befürchten. Batterien bestehen z.T. aus sehr giftigen Schwermetallen (z.B. Quecksilber, Lithium). Batterien und Zellen werden im allgemeinen wieder recycelt, da sie wertvolle und teure Rohstoffe (z.B. Silber) enthalten.

In diesem Sinne sollte die Entsorgung bzw. die Umweltverträglichkeit einer Zelle und Batterie schon bei der Auswahl und Anschaffung von Zellen und Batterien berücksichtigt werden!

Auslaufen einer Zelle oder Batterie

Läuft eine Batterie aus, sind Gesundheit und Gerätschaft in Gefahr. Die z.T. sehr ätzenden Substanzen fließen durch das Gerät und zerstören Elektrik und Mechanik.

Seit der ersten kommerziellen Herstellung einer Zelle im Jahre 1890 sind die Hersteller bis heute bestrebt, die Zellen immer auslaufsicherer zu machen. Dies geschieht durch immer raffinierter werdende Dichtungstechniken und -materialien.

Das Auslaufen einer Zelle kann verschiedene Ursachen haben:

- Durch rasche *Tiefentladung* (▷ Ladetechniken); eine zu schnelle Entladung unter die zulässige Entladeschlußspannung (u.a. Kurzschluß!, ständige Entladung mit hohem Stromentzug). Dadurch können gefährliche Innendrücke in der Zelle entstehen, was dazu führt, daß der Elektrolyt herausgedrückt wird.
- Durch Überlagerung der Zelle können Dichtungen durch den Elektrolyt „durchgefressen" werden.
- Batterien minderer Qualität, deren Dichtungssystem nicht ausgereift bzw. schlecht beschaffen ist.
- Bei Akkus kommt es vor, daß sich durch einen entstandenen Überdruck das Überdruckventil öffnet. Der Elektrolyt kann über diesen Weg austreten. Dies bedeutet keinen Verlust oder Kapazitätsminderung des Akkus. Der ausgelaufene Elektrolyt kann mit einem Tuch abgewischt wer-

den. Allerdings sollte man sich darüber Gedanken machen, wie es dazu gekommen ist, daß im Akku ein Überdruck entstehen konnte!

Ist eine Zelle einmal ausgelaufen, muß sie umgehend fachgerecht entsorgt werden. Der Elektrolyt ist ätzend und die Zelle unbrauchbar. Ist die Zelle im Gerät ausgelaufen, muß diese unverzüglich herausgenommen und fachgerecht entsorgt werden. Der ausgelaufene Elektrolyt im Gerät kann vorsichtig ausgewischt werden (Vorsicht ätzend!). Sollte der ausgelaufene Elektrolyt das Gerät angegriffen haben, muß dieses in kompetente Hände gegeben werden, um etwaige Schäden und/oder Funktionsstörungen feststellen zu können.

Gängige Batterie- und Zelltypen

Die Abbildung 133 zeigt die gängigsten Zellen- und Batteriegrößen. Die Beschränkung auf drei Zellen-/Batteriesysteme beruht auf der Tatsache, daß für die primäre Stromversorgung (z.B. Motor, Massenspeicher) hauptsächlich nur diese drei Zellen-/Batteriesysteme verwendet werden. Für die sekundäre Stromversorgung (z.B. Datumspeicher, Datenerhaltungsspeicher, Uhr) werden in der Regel Knopfzellen (▶ Batterietypen) verwendet, welche nur selten gewechselt werden müssen.

Abb. 133 *Zellen, Batterien: Baugrößen, Bezeichnungen und Kapazitäten*

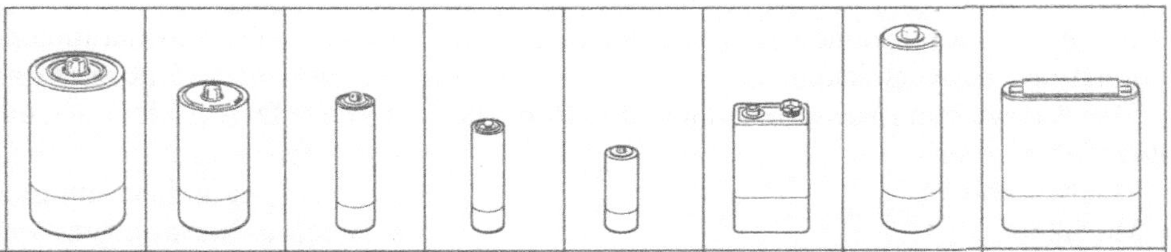

	Bezeichnung	Mono	Baby	Mignon	Micro	Lady	E-Block	Duplex	Normal
Zink-Kohle	Spannung	1,5 V	1,5 V	1,5 V			9,0 V	3,0 V	4,5 V
	⌀ mm ca.	34,2	26,2	14,5			26,5 x 17,5	21,5	62,0 x 22,0
	Höhe mm ca.	61,5	50,0	50,5			48,5	73,6	67,0
	Gewicht ca.	103 g	48 g	19 g			36 g	42 g	106 g
Alkali-Mangan	Spannung	1,5 V	1,5 V	1,5 V	1,5 V	1,5 V	9 V		
	⌀ mm ca.	34,2	26,2	14,5	10,5	12,0	26,5 x 17,5		
	Höhe mm ca.	61,5	50,0	50,5	44,5	30,2	48,5		
	Gewicht ca.	125 g	65 g	23 g	13 g	9,5 g	46 g		
Akku	Spannung	1,2 V	1,2 V	1,2 V	1,2 V	1,2 V	8,4 V		
	Kapazität ±	1200/4000 mAh	1200/1800/ 2000 mAh	500 mAh	180 mAh	200 mAh	110 mAh		
	Typ	D UM 1 IEC R 20	C UM 2 IEC R 14	AA UM 3 IEC R 6	AAA UM 4 IEC R 3	N	E PP 3 IEC 6F 22		
	Gewicht ca.	147 g	75 g	26 g	10 g	9 g	47 g		

5.3 Kassetten

Allgemeines

Die Tonband-Kassette ist auch heute noch eines der wichtigsten Datenträger im Bereich der Langzeit-EKG-Diagnostik. Bei der Vielzahl der einzelnen technischen Komponenten bei der Aufnahme eines Langzeit-EKG bekommt das Magnetband jedoch den geringsten Stellenwert zugewiesen. Das mag daran liegen, daß unabhängig von der Art des verwendeten Bandes eine Langzeit-EKG-Aufnahme zu erstellen ist. Daß die Qualität der Aufnahme durch die Verwendung des richtigen bzw. eines hochwertigeren Bandes gesteigert werden kann, soll in diesem Kapitel gezeigt werden.

Ein Problem bei der Bewertung einer Kassette ist die mangelnde Information der einzelnen Hersteller über ihre Magnetbänder. Zum anderen ist es sehr schwer, die einzelnen Bauteile der Kassetten miteinander zu vergleichen.

Der Aufbau einer Kassette kann in drei Bereiche unterteilt werden:
● Magnetband.
● Mechanik.
● Gehäuse.

Magnetband

Das Magnetband besteht in der Regel aus drei Schichten:
● Einem Trägerfilm.
● Einer Adhäsionsverstärkung.
● Einer Magnetschicht. Bei sehr hochwertigen Bändern existieren zwei Magnetschichten: eine untere für die tiefen und mittleren Frequenzen und eine obere für die hohen Frequenzen.

Der Trägerfilm ist je nach Bandlänge (60er, 90er, 110er, 120er) entsprechend dünn. Die Bedeutung der Dicke des Trägerfilmes liegt, speziell beim Langzeit-EKG, in der Geschwindigkeit und Zugkraft der Einleseeinheiten des Analysesystems (▷ Einlesen einer Langzeit-EKG-Aufnahme). Ab einer gewis-

sen Geschwindigkeit und Zugkraft der Spuleinheit neigen dünne Trägerfilme (z.B. 120er) eher dazu zu reißen als dickere (z.B. 60er).

Die Magnetpartikel (kleinste Einheit auf dem Magnetband) sind einer der Grundpfeiler eines Magnetbandes. Je nach Art der verwendeten Partikel werden die Kassetten in vier Typen eingeteilt:
● Typ I: Eisenoxid.
● Typ II: Chromdioxid.
● Typ III: Ferrochrom.
● Typ IV: Metall.

Die Typen I, II und IV sind im Audiobereich die geläufigsten. Für die Langzeit-Elektrokardiographie wird in der Regel nur noch Typ I verwendet. Der Hauptgrund findet sich in der Einstellung des Aufnahmerekorders auf diesen Bandtyp vom Rekorderhersteller. Unter anderem sind diese Bandtypen auch am preiswertesten.

Die Bedeutung der einzelnen Typen liegt in der Verwendung bestimmter Metallegierungen. Diese sind für die Informationsspeicherkapazität verantwortlich. Mehr Information heißt in diesem Fall ein höherer Dynamikbereich und höhere Aussteuerbarkeit über den gesamten Frequenzbereich. Somit ist bei einer Aufnahme mit einer niedrigen oder einer sehr feindifferenzierten Dynamik ein hochwertigeres Band einem minderwertigen vorzuziehen.

Dies gilt aber in erster Linie für den Audiobereich. Der Audiobereich hat ein Frequenzspektrum von 5 bis 20.000 Hz. Im Langzeit-EKG existiert ein Frequenzspektrum zwischen 0,05 Hz bis max. 1000 Hz (im Vergleich zum Menschen, der ein wahrnehmbares Frequenzspektrum von 16 Hz bis 20.000 Hz und einen Haupthörbereich zwischen 1000 Hz und 4000 Hz besitzt). Von Bedeutung ist, daß die Hauptfrequenzgänge des Langzeit-EKG, wie schon besprochen, in den untersten Bereichen einer Audiokassette liegen. Hier deutet sich schon ein großer Nachteil der Audiokassetten an, denn diese haben gerade mit den untersten Frequenzen große Probleme. Die Probleme sind aber nicht herstellungsbedingt, sondern sind in erster Linie physikalischer Natur. Magnetbänder können die z.T. sehr niedrigen Frequenzen des Langzeit-EKG nicht verzerrungsfrei wiedergeben (▷ ST-Streckensenkung).

Die Magnetpartikel bestehen in der Regel aus ein bis zwei, manchmal auch drei Metallegierungen.

Diese Partikel sollten so fein wie möglich sein. Zum einen, um eine hohe Dichte auf dem Film zu ermöglichen und zum anderen, damit eine möglichst glatte Filmoberfläche entsteht, denn je glatter die Filmoberfläche, desto geringer das *Bandrauschen (Vormagnetisierungsrauschen)*. Bei besseren Bändern sind die Magnetpartikel sogar einzeln (parallel) ausgerichtet. Ein sehr wichtiger Aspekt hierbei ist, daß die Magnetpartikel möglichst gleichmäßig auf dem Trägerfilm verteilt sind. Um dies zu erreichen werden bei minderwertigeren Bändern weiche Bindemittel verwendet. Diese wiederum hinterlassen einen entsprechend hohen Abrieb auf Tonkopf und Andruckwalze. Dadurch verringert sich auch die Möglichkeit der Wiederverwendbarkeit des Bandes.

Mechanik und Gehäuse

Die Mechanik einer Kassette ist von großer Bedeutung. Sie hat eine direkte Einwirkung auf das *Modulationsrauschen*. Das Modulationsrauschen entsteht, wenn sich feine Vibrationen des Aufnahmegerätes oder der Kassette auf das Magnetband übertragen. Ab einer bestimmten Stärke wirken sie sich direkt auf die Aufnahme aus. Um dies so weit wie möglich zu verhindern, haben die Hersteller Mechanik und Gehäuse der Kassetten immer weiterentwickelt. Sie dämpfen nicht nur das eigene Resonanzverhalten, sondern fangen auch die Fremdvibrationen von außen so gut wie möglich auf. Die Gehäuse besserer Kassetten bestehen in der Regel aus mehreren Schichten und Materialien. Diese verhindern, daß sich das Gehäuse auch unter Wärmeeinwirkung verzieht. Besonders wertvolle Bänder sind zusätzlich in mehreren Richtungen kreuzweise verschraubt.

Ein wichtiger Aspekt in einer Kassettenkonstruktion ist der Kontakt des Magnetbandes zum Tonkopf. Das Band sollte *exakt* im rechten Winkel zum Tonkopf mit dem richtigen Andrucksdruck und der richtigen Andrucksverteilung an dem Tonkopf vorbeilaufen. Zu hoher Druck begünstigt Gleichlaufschwankungen, zu niedriger Druck verhindert eine optimale Magnetisierung des Bandes. Nur so ist garantiert, daß die Aufnahme hundertprozentig *phasentreu* aufgenommen wird. Dies bedeutet, daß

beide Kanäle absolut parallel aufgezeichnet und wiedergegeben werden.

Die Führungsrollen wie auch die Wickelkerne müssen dem runden Ideal möglichst nahe kommen, um einen gleichmäßigen Bandlauf (Gleichlaufschwankungen) zu gewährleisten. Sind die Rollen und Spulen nicht sauber gearbeitet, kommt es zu unnötigen Schwingungen. Diese können wiederum ein Modulationsrauschen zur Folge haben (besonders beim schnellen Abspulen der Bänder im Laufwerk des Analysesystems). Mit speziellen Gleitfolien zwischen den Wickelkernen versucht man den Reibungswiderstand beim Spulen der Bänder so gering wie möglich zu halten.

Dieser insgesamt jedoch recht große Herstellungsaufwand hat natürlich seinen Preis. Dieser Preis scheint aber gerechtfertigt, wenn man bedenkt, daß kleinste Abweichungen im Aufnahmeablauf sich deutlich auf der EKG-Aufnahme bemerkbar machen. Zudem kann eine höherwertige Kassette bei sachgemäßer Handhabung auch öfter verwendet werden (bei Bändern minderer Qualität bis zu fünf mal, bei Bändern besserer Qualität bis zu zehn mal).

Sachgemäße Handhabung bedeutet:
- Kassetten keiner Wärmequelle (z.B. Heizung) oder direkter Sonneneinstrahlung aussetzen.
- Kassetten immer trocken lagern.
- Kassetten vor Magnetfeldern schützen! Auf unbespielten Bändern bilden sich Magnetfeldlinien, die die Aufnahme stören (▶ Grundlinienschwankung), bespielte Bänder werden gelöscht!
- Kassetten vor Verschmutzung schützen. Nicht einstauben lassen, nicht mit den Fingern auf das Band fassen.

Löschen von Kassetten

Um eine bespielte Kassette erneut bespielen zu können, muß sie zunächst gelöscht werden. Im Audiobereich geschieht dies durch einen Löschkopf im Kassettenlaufwerk. Dieser löscht automatisch beim Einschalten der Aufnahmefunktion vor der Aufnahme das Band. Für die Langzeit-EKG-Rekorder gilt dies nicht. Sie besitzten (noch) keinen Löschkopf, der in der Lage wäre, das Band zu löschen.

Aus diesem Grund wurden verschiedene Löschverfahren auf den Markt gebracht.

Magnetlöschverfahren

Magnetbänder bestehen u.a. aus Metallpartikeln, die durch Betätigen des Aufnahmekopfes magnetisiert (bespielt) werden. Setzt man das aufgenommene, magnetisierte Band einem starken Magnetfeld aus, werden die magnetisierten Signale auf dem Band wieder zerstört (gelöscht).

Ein unsachgemäßer Umgang mit Magnetfeldern birgt aber auch so manches Problem in sich. Wird die Kassette schräg aus dem Magnetfeld des Löschmagneten gezogen, bleiben die Magnetlinien des Löschmagneten auf dem Band erhalten. Das wiederum führt zu den bekannten ▷ Grundlinienschwankungen im Langzeit-EKG. Diese Grundlinienschwankungen können das EKG bis zur Unbrauchbarkeit verzerren. Um dem entgegenzuwirken, werden die Löschmagnete so ausgerichtet, daß die Kassette über die beiden Magnetpole (Nord/Süd) gezogen werden kann. Da die Feldlinien aller Richtungen in den Polen zusammenlaufen, heben sich die Kräfte der Magnetlinien gegenseitig auf. Das Band kann nicht mehr durch das Magnetfeld des Löschmagneten einseitig magnetisiert werden und ist somit ausreichend gelöscht.

Ältere Löschsysteme bestehen aus einem Gehäuse mit zwei starken Permanentmagneten (normale Eisenmagnete). Zwischen den beiden Magneten ist ein Fach, in welches die Kassette hineingeschoben werden kann. Durch eine äußere Vorrichtung kann das Fach mit der Kassette zwischen den Magneten gedreht werden. Nach mehrmaligem Rotieren des Bandes im Löschgerät kann es aus dem ausgerichteten Magnetfeld entnommen werden.

Problematisch ist allerdings die Lagerung des Löschgerätes. Durch das permanente Magnetfeld besteht die Gefahr, daß in der Nähe umherliegende Datenträger unbeabsichtigt gelöscht werden!

Modernere Löschgeräte arbeiten mit einem Elektromagneten. Dieser wird an eine Steckdose angeschlossen und mittels eines Einschaltknopfes bedient. Der Vorteil eines Elektromagneten liegt in seinem stärkeren Magnetfeld. Dadurch erhält man ein besseres Löschergebnis. Außerdem kann er ohne Probleme aufbewahrt werden, da kein permanentes Magnetfeld in der Nähe liegende Bänder stört. Allerdings muß darauf geachtet werden, daß der Magnet beim Löschvorgang nicht in Reichweite von löschfähigen Datenträgern liegt (Disketten, Festplatten, Magnetbänder usw.)! Diese würden sonst irreparabel geschädigt. Empfohlen wird ein Abstand von etwa 1–2 m.

Im Gegensatz zu den Permanentmagneten ist die Handhabung der Elektromagnete etwas schwieriger. Sie erfordert ein hohes Maß an Sorgfalt. Durch das starke Magnetfeld besteht eine noch größere Gefahr zurückbleibender Magnetfeldlinien auf dem Band. Bei einem Standardlöschgerät hat sich folgende Arbeitsweise bewährt:

- Elektromagneten im sicheren Abstand von Datenträgern (auch Computer!) vor sich hinstellen. Stecker in Steckdose stecken.
- Mit einer Hand wird der Schalter bedient. Mit der anderen Hand wird eine Kassette auf den eingeschalteten Magneten gelegt. Dabei fängt die Kassette zu „brummen" an.
- Die Kassette wird 3–4 mal auf dem eingeschalteten Magneten gedreht (siehe Abb. 134).
- Danach wird die Kassette 3–4 mal *längs* des Magnetfeldes über den eingeschalteten Magneten geschoben.

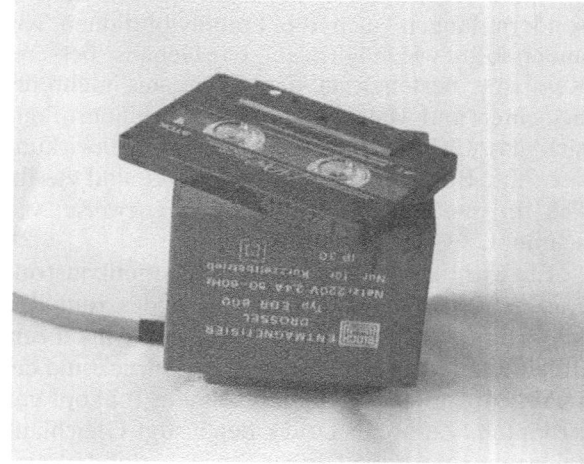

Abb. 134. *Das Löschen einer Kassette.* Um die Kassette wirkungsvoll zu löschen, wird sie auf der eingeschalteten Löscheinheit mehrmals um die eigene Achse gedreht.

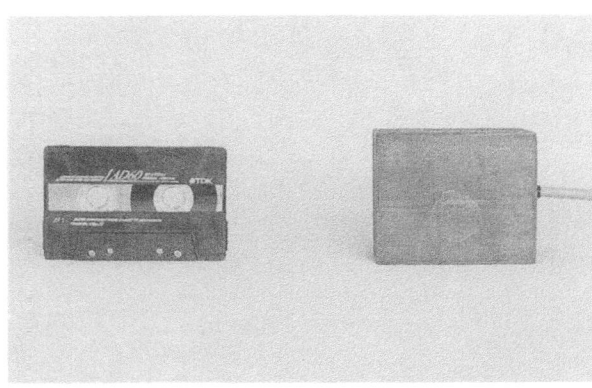

Abb. 135. *Das Herausziehen der Kassette aus dem Magnetfeld.*
Die Kassette muß exakt aus dem Magnetfeld geführt werden,
damit keine Feldlinien auf dem Magnetband zurückbleiben.
Dabei muß darauf geachtet werden, daß die Kassette nicht
nur über eine der beiden Magnetpole gezogen wird, sondern,
daß die Kassette auch auf gleicher Höhe (Ebene) von der
Löscheinheit wegbewegt wird.

- Die Kassette *exakt* und *waagrecht* aus dem Magnetfeld ziehen (Abb. 135).

  Wichtig

  Die Kassette über einen der Magnetpole ziehen!

- Bei einem Abstand von einer Armlänge zwischen
  Kassette und Magnet diesen ausschalten.

  Wichtig

  Das gelöschte Band nicht wieder zum Magneten
  legen! Es würde beim Einschalten des Magneten
  Schaden nehmen!

- Zuletzt das Band zurückspulen, die Beschriftung
  entfernen und ggfs. markieren.

Beim Löschen größerer Mengen von Kassetten
muß auf die Erwärmung des Elektromagneten geachtet werden. Wird der Magnet zu heiß, besteht die
Gefahr, daß die inneren Isolierungen schmelzen
und der Magnet Schaden nimmt!

Hochfrequenzlöschverfahren

Eine andere, sehr wirkungsvolle Löschmethode ist
das Löschen mit einer Hochfrequenz. Dabei löscht
ein Löschkopf das Band mit einer sehr hohen Frequenz. Diese Löschgeräte ähneln in ihrer Funktion
einem normalen Kassettenlaufwerk. Das Band wird
eingelegt und durchgespult. Dabei schaltet sich der
Löschkopf ein und löscht das Band.

Der große Vorteil dieses Verfahrens besteht im
Fehlen jeglicher Magnetfelder. Dadurch können
keine Grundlinienschwankungen auf dem Band erzeugt werden. Außerdem besitzen diese Löschgeräte
eine hohe Löschqualität.

Der Anschaffungspreis eines solchen Gerätes ist
allerdings recht hoch. Auch das Löschen eines
Bandes dauert länger, da dieses vollständig durchgespult werden muß.

Ob das Löschsystem auf zwei Spuren oder auf allen vier Spuren löscht, sollte beim Hersteller erfragt
werden. Beim Löschen von nur zwei Spuren muß
das Band gewendet werden. Ein kompletter Löschvorgang dauert dann doppelt so lang.

Ersatzweise kann auch ein konventioneller Kas-
settenrekorder zum Löschen verwendet werden.
Das Löschen einer 60er Kassette auf beiden Seiten
dauert dann allerdings eine Stunde.

6.1 Analysearten und Verfahren

Allgemeines

Die Geschichte der Analysetechnik ist durch den Fortschritt der allgemeinen Elektrotechnik und der elektronischen Datenverarbeitung (EDV) geprägt. Waren mit Beginn der Langzeit-EKG-Aufzeichnungen vor ca. 30 Jahren (▶ Holter – wer war das?) die analogen Systeme Standard, so sind es heute in zunehmendem Maße die digitalen Systeme (EDV), die mit mehr oder weniger großem Rechen- und Speicheraufwand arbeiten. Die Ausführungen der einzelnen Systeme variieren in zwei Bereichen: im Bereich der Computer, Drucker etc. (Hardware) und den verschiedenen Programmen (Software). Die preisliche Gestaltung der verschiedenen Systeme wird vom jeweiligen Ausführungsstandard bestimmt. Die Versionen auf PC-Basis können durch Aufrüstung mit zwei bis drei zusätzlichen Platinen und dem speziellen Langzeit-EKG-Programm schon für einen geringeren Preis erhältlich sein (Abb. 136). Die höherwertigen, aber teureren Systeme bestehen aus speziellen Computerkonstruktionen (Workstations) und entsprechend aufwendigen Programmen (▶ Analysesystem).

Bei den Aufnahmetechniken hingegen gibt es noch keinen einheitlichen Trend. Hier haben die analogen Aufnahmetechniken nach wie vor einen hohen Stellenwert (▶ Rekorderarten).

Analoge Analyse

Bei den analog arbeitenden Analysesystemen wird das Band mit dem aufgezeichneten Langzeit-EKG mit entsprechender Geschwindigkeit (30:1; 60:1; 120:1) eingelesen. Um das eingelesene Langzeit-EKG kontrollieren zu können, muß dieses *gleichzeitig* am Bildschirm mitverfolgt werden. Norman Holter führte die *Übereinanderprojektion* (Superimposition) des LZ-EKG als erster ein. Dabei wird jeder einzelne QRS-Komplex übereinanderprojiziert. Im fortlaufenden EKG können so die einzelnen R-R-Abstände, verschiedene Morphologien und Änderungen der ST-Strecke erkannt werden. Andere Systeme projizieren längere EKG-Streifen übereinander. Als Weiterentwicklung wurde jedem R-R-Intervall ein proportionaler Ton beigegeben. Dies ermöglichte beim schnellen Durchlauf des Bandes, die verschiedenen Herzfrequenzen (Brady-

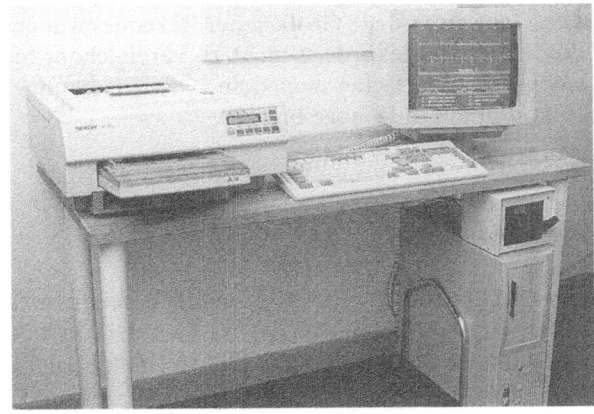

Abb. 136. *Ein Analysesystem auf PC-Basis.* Eine typische Gerätekonfiguration eines Langzeit-EKG-Systems auf PC-Basis: rechts unten ein modifizierter (aufgerüsteter), handelsüblicher Computer. Darüber ein Bildschirm, eine Tastatur (je nach Software noch mit einer Maus) und links ein Laser-Drucker. Der minimale Platzbedarf ist ein großer Vorteil dieser Systemkonzeption, wobei die einzelnen Hardwarekomponenten zusätzlich (z.B. in einem Netzwerk) integriert werden und somit eine Doppelfunktion erfüllen können.

kardie, Tachykardie, SVT, VT) oder auch Extrasystolen je nach Tonhöhe *akustisch* zu erkennen. Man bezeichnet diese zeitgeraffte Analysetechnik auch als *audiovisuelle EKG-Analyse.*

Die nächste Entwicklungsstufe versuchte bei analog arbeitenden Analysesystemen die einzelnen Extrasystolen zu quantifizieren. Diese Systeme hatten aber kaum eine Zukunft, denn die Möglichkeit, verschiedene QRS-Komplexe analog zu analysieren, ist technisch sehr begrenzt. Das zusätzliche Auftreten von Artefakten ergab vielfach unsinnige Ergebnisse. Um zu einem nachvollziehbaren Ergebnis zu kommen, behalf man sich mit einem ▷ Vollausschrieb vom gesamten Langzeit-EKG. Diese angeschlossenen „UV(Ultraviolett)-Drucker" schrieben während des Abspulens des Bandes das EKG auf UV-Papier. Dieses konnte anschließend durchgesehen werden. Mittels Zeitmarkierungen auf dem Vollausschrieb wurden die einzelnen EKG-Episoden auf dem Band aufgesucht und mit Hebelschreibern 1:1 ausgeschrieben.

Die dazu verwendeten Rekorder (▷ Rekorderarten) arbeiteten entweder mit einer amplitudenmodulierten (▷ AM-Aufzeichnung) oder frequenzmodulierten (▷ FM-Aufzeichnung) Aufnahmetechnik. Die Aufnahmegeschwindigkeit der Rekorder (▷ Rekorderarten) lag zwischen 1 mm/s und 2 mm/s. Das Gewicht und die Größe jener Rekorder war mit den heutigen Rekordern nicht zu vergleichen. Sie wogen ein Vielfaches von dem, was ein heutiger Rekorder auf die Waage bringt.

Digitale Analyse

Ein EKG mit Hilfe eines Computers berechnen zu lassen, ist ein alter Wunsch der Medizin. Die digitale Analyse eines Langzeit-EKG jedoch ist eine relativ junge Errungenschaft. Denn um ein Langzeit-EKG digital zu berechnen und zu bearbeiten, bedarf es umfangreicher und komplizierter Programme (▷ Algorithmen). Diese Programme konnten anfangs nur mit großen Computeranlagen bewältigt werden. Seitdem die kommerziellen EDV-Systeme seit Ende der 70er Jahre immer kleiner, kompakter, leistungsfähiger und natürlich auch billiger wurden, war es auch einer breiten Anwendergruppe möglich, ein

Langzeit-EKG digital berechnen und bearbeiten zu lassen.

Die digitale Analyse ist in der Lage, mit vielen Faktoren eines entsprechenden Algorithmus ein EKG als normal oder pathologisch zu erkennen und zu quantifizieren. Dabei werden nicht nur die QRS-Komplexe in pathologisch und nicht pathologisch eingeteilt, sondern auch statistische Bezüge errechnet. Ausführliche Trenddarstellungen (▷ Trend, Histogramm) sowie Statistiken sind für die digitale Analyse kein Problem. Editiermöglichkeiten, flexible Berichtzusammenstellungen und die Möglichkeiten, jederzeit ganz bestimmte EKG-Abschnitte auszudrucken, sind inzwischen Grundstandard.

Diese sehr effektive Methode einer Langzeit-EKG-Analyse wird in den verschiedenen Analysesystemen verwendet und mit Hilfe rechenstarker Computer optimiert.

Die Effektivität der digitalen Analyse ergibt sich somit aus der Güte des Computers (Hardware) und der Qualität des Programmes (Software). Doch genau darin unterscheiden sich die einzelnen Hersteller z.T. erheblich (▷ technische Daten und Optionen).

Algorithmen

Unter einem Algorithmus versteht man die Verknüpfung verschiedener Rechenoperationen. Ein Algorithmus ist in der Software (Programm) integriert und bestimmt durch seine Größe den Rechenaufwand des Computers.

Mit seiner Hilfe ist der Computer in der Lage, die digitalisierten EKG-Daten zu verrechnen. Ein Algorithmus dient dem Analysesystem dazu, bestimmte Entscheidungen zu treffen.

Neilson-Algorithmus

Einen für die Erkennung von Arrhythmien besonders geeigneten Algorithmus entwickelte Dr. James Neilson. Dieser Algorithmus berechnet im Scheibchenverfahren die Fläche jedes einzelnen QRS-Komplexes und vergleicht die Flächen miteinander. Weicht z.B die vergrößerte Fläche eines QRS-Komplexes von der Fläche eines Normal-QRS ab, ist der Computer in der Lage, diesen QRS-Komplex als eine ventrikuläre Extrasystole zu erkennen.

Dieser Algorithmus wurde mit der Zeit immer mehr verbessert. Es kamen weitere Merkmale für die QRS-Erkennung hinzu. So wird das EKG über weitere Parameter berechnet: z.B. QRS-Breite, QRS-Amplitude, QRS-Vektor, Flankensteilheit, Flächenschwerpunkt, Flächenkontur, QRS-Symmetrie. Die Beurteilung der einzelnen R-R-Abstände und Frequenzen erweitern den Analysealgorithmus.

Fourier-Transformation (-Zerlegung)

Ein nicht selten genannter Begriff im Zusammenhang mit der Langzeit-EKG-Analyse ist die *Fourier-Transformation* bzw. *-zerlegung.* Die Fourier-Transformation ist eine mathematische Form, eine bestimmte Funktion* (Schwingung) in viele einzelne Sinusfunktionen (Schwingungen) zu zerlegen. Wie in Abb. 137 dargestellt, wird ein Rechtecksignal (Originalkurve) in vier verschiedene Teilschwingungen zerlegt. Die einzelnen Teilschwingungen haben jeweils die einfache Frequenz (1), die dreifache Frequenz (3), die fünffache Frequenz (5) und die siebenfache Frequenz (7) des Originalsignals. Werden die vier Teilschwingungen wieder addiert, so kommt man annähernd zum Ausgangssignal, dem Rechtecksignal, zurück. Wird das Ausgangssignal in immer mehr Teilschwingungen zerlegt, so wird das resultierende Signal dem Original immer ähnlicher werden. Der große Vorteil dieser Zerlegung liegt darin, daß auf relativ einfachem Wege ein Signal beschrieben und *exakt definiert* werden kann.

Auf diese Weise kann auch ein EKG berechnet werden. Anhand eines Fourier-Algorithmus wird jeder einzelne QRS-Komplex entsprechend dem Algorithmus in einzelne Frequenzanteile zerlegt und so *eindeutig definiert.* Die Frequenzzerlegung ermöglicht es zudem, längere EKG-Abschnitte (bis zur vollen Länge des Langzeit-EKG) in bezug zu-

Originalkurve

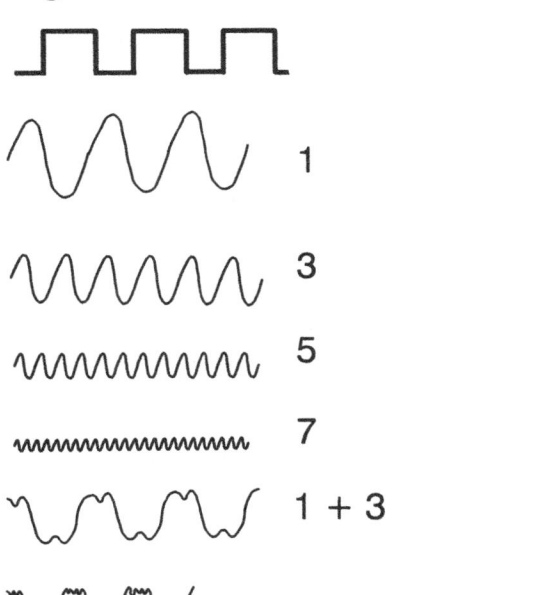

Abb. 137. *Die Fourier-Zerlegung.* Wie im Text beschrieben, kann ein Ausgangssignal (hier die Originalkurve) in eine Vielzahl von Einzelfrequenzen zerlegt werden. Die Summation der einzelnen Frequenzen ergibt in angenäherter Form wieder das Ausgangssignal (1+3+5+7). Die Originalkurve konnte so anhand von vier Einzelfrequenzen annähernd bestimmt und definiert werden.

einander zu setzen, da nur noch einzelne Frequenzanteile interpretiert werden müssen. Das Analysesystem ist so in der Lage schnell mit einer Vielzahl von QRS-Komplexen zu arbeiten.

Echtzeit-Analyse (On-Line)

Unter einer *Echtzeit-Analyse* versteht man die computerisierte Analyse eines (Langzeit-)EKG *direkt* nach Abnahme des EKG-Signals vom Körper *(On-Line).* Dieses Verfahren wird in der Langzeit-Elek-

---

* Nicht nur periodische (gleichmäßige) Funktionen können mit der Fourier-Transformation zerlegt werden, sondern auch aperiodische (ungleichmäßige) Vorgänge. Aus einer Funktion wird dann ein Integral.

trokardiographie schon seit längerem verwendet (u.a. in Monitorsystemen in der Intensivmedizin; neuerdings auch in bestimmten Schrittmachern) und hatte seinen Ursprung in dem Wunsch, die Analyse eines Langzeit-EKG sofort nach Beendigung der Aufnahme schnell zur Verfügung zu haben. Dazu wird das EKG im Rekorder digitalisiert und unmittelbar danach mit einem bestimmten ▷ Algorithmus berechnet.

Die Technik, die für eine vernünftige Analyse im On-Line-Verfahren benötigt wird, ist sehr aufwendig und teuer. Die Ansprüche die an ein solches Analyseverfahren gestellt werden, sind stets gewachsen und für eine ▷ Qualitätssicherung unbedingt erforderlich. Die Echtzeitanalyse legte den Grundstein für die ▷ diskontinuierliche Aufnahme eines Langzeit-EKG.

Off-Line-Analyse

Unter einer *Off-Line-Analyse* versteht man die Analyse eines Langzeit-EKG *nach* seiner Aufnahme auf ein Speichermedium. Bis auf wenige Ausnahmen (ereignisgetriggerte Systeme) arbeiten alle Langzeit-EKG-Systeme mit diesem Verfahren. Selbst die heute im Handel erhältlichen Echtzeitanalysierenden Langzeit-EKG-Systeme (▷ Echtzeit-Analyse) beinhalten die Option einer ▷ Off-Line-Analyse (▷ Qualitätssicherung). Die Off-Line-Analyse ist nicht nur das älteste Analyseprinzip, sondern auch das praktikabelste. Der große Vorteil dieser Analyseart besteht darin, daß mindestens zwei EKG-Kanäle in ungekürzter Form über die gesamte Aufnahmezeit für eine Beurteilung vorhanden sind. Die anschließende Auswertung des aufgenommenen EKG liegt ganz in der Hand des Auswerters. Ein weiterer Vorteil besteht in der problemlosen Archivierung der Langzeit-EKG-Aufnahmen (z.B. bei Bändern). Diese können später noch einmal unter anderen Aspekten einer Off-Line-Analyse unterzogen werden (z.B. bei Studien).

Ein Nachteil dieser Analysemethode besteht in seinem erhöhten Zeitaufwand. Das Langzeit-EKG muß erst für die Analyse verfügbar gemacht werden, was u.U. längere Einlesezeiten zur Folge hat.

Sind die Daten eingelesen, müssen sie noch vom Analysesystem voranalysiert und von einem Auswerter nach ihrer Richtigkeit überprüft werden.

Ein Verfahren, das Einlesen und die Analyse zu beschleunigen, besteht im *Multitasking* des Analysesystemes. Hierbei ist der Computer in der Lage, mehrere Aufgaben gleichzeitig zu lösen, in diesem Falle das Einlesen und die Analyse des Langzeit-EKG. Diese Systeme sind aber in der Regel Spezialentwicklungen und dementsprechend teuer.

Ein-Kanal-Analyse

Die Ein-Kanal-Analyse ist bei den älteren Softwareversionen die gängigste Analyseart. Sie arbeitet entweder parallel während des Einlesens des Bandes, oder nachdem das EKG auf die Festplatte kopiert worden ist. Die Ein-Kanal-Analyse analysiert, wie der Name schon sagt, nur einen Kanal. Dieser muß je nach Hersteller vor der Analyse angeben werden. Um über die EKG-Qualität eine Aussage machen zu können, zeigt das Analysesystem in der Regel eine längere Phase EKG vom Beginn der Aufnahme.

Die Ein-Kanal-Analyse hat den Vorteil, daß sie, je nach Computer, eine schnelle Analyse ermöglicht. Ihr großer Nachteil besteht in der hohen Fehlerquote vor allem bei Artefakten. Da eine Vergleichsmöglichkeit mit der zweiten/dritten Ableitung fehlt, sind die Systeme mit grenzwertigen QRS-Morphologien in der Regel überfordert. Auch das Fehlen der Analyse über einen längeren Zeitraum bei Ausfall des entsprechenden EKG-Kanales wirkt sich sehr ungünstig auf die Gesamtanalyse aus (z.B. bei abgefallenen Elektroden). In solchen Fällen müssen die Bänder unter Angabe des neuen Kanals neu eingelesen oder noch einmal reanalysiert (▷ Reanalyse) werden, was unter Umständen sehr zeitaufwendig sein kann.

Zwei-Kanal-Analyse

Die Zwei-Kanal-Analyse ist inzwischen die gängigste Rhythmusanalysemethode. Unter dem Begriff der Zwei-Kanal-Analyse werden folgende EKG-Analysetechniken unterschieden:

● Die simultane Zwei-Kanal-Analyse

Sie nimmt gleichzeitig beide EKG-Kanäle und analysiert sie synchron, d.h. sie vergleicht *gleichzeitig* jeden Schlag in beiden Kanälen, um den Schlag anschließend zu validieren. Auch bei einer dreikanäligen Aufzeichnung werden in der Regel nur zwei Kanäle für die Rhythmusanalyse akzeptiert. Je nach Hersteller müssen für die verschiedenen Kanäle Prioritäten gesetzt werden, d.h., daß man vor der Analyse einen der Kanäle als den wichtigeren definiert. Das System springt dann je nach EKG-Morphologie für die Primäranalyse automatisch auf einen anderen Kanal um. Dieses Analyseverfahren ermöglicht einen viel höheren Genauigkeitsgrad für die ▷ Validierung eines EKG. Sie minimiert die Ausfallzeit durch Artefakte erheblich, erzeugt aber einen viel höheren Rechenaufwand für das System. Dieser verlängert wiederum die Analysezeit oder macht einen leistungsfähigeren Rechner nötig.

Bei Rekordern, die in „Echtzeit" (On-Line) analysieren, ist dieses Verfahren von größter Bedeutung, da es bei dieser Aufzeichnungsmethode in besonderem Maße auf Genauigkeit ankommt (▷ Echtzeit-Analyse).

● Die getriggerte Zwei-Kanal-Analyse

Sie schaltet sich ein, wenn das System einen abnormen QRS-Komplex erkennt. Nur dann nimmt das System den zweiten Kanal zu Hilfe, um anschließend den QRS-Komplex zu validieren. Diese Analysetechnik besitzt den Vorteil, daß die Analyse, je nach Rechner, schneller arbeitet als die Simultan-Zweikanal-Analyse. Sie benötigt weniger Rechenkapazität, was ihren Einsatz auch in kleineren Computern ermöglicht. Die getriggerte Zweikanal-Analyse ist in ihrem Ergebnis aber auch ungenauer im Vergleich zur Simultan-Zwei-Kanal-Analyse, denn die Genauigkeit hängt im hohen Maße davon ab, wie exakt der Primärkanal analysiert worden ist. Erkennt das System keine Pathologien, wird es auch nicht auf den zweiten Kanal zurückgreifen. Gewöhn-

lich wird dieses Verfahren nur dann zugeschaltet, wenn die ventrikuläre Extrasystole dem Normalschlag sehr ähnlich sieht und das System sich im zweiten Kanal „vergewissert", um welchen Schlag (SVES/VES) es sich letztendlich handelt. Artefakt-Zeiten können somit nicht überbrückt werden, da das System primär nur „einkanalig" analysiert.

Reanalyse

Die *Reanalyse* ist eine der neueren Optionen, die die Hersteller von Langzeit-EKG-Systemen anbieten. Hier ist es möglich, ein schon eingelesenes, gespeichertes und analysiertes Langzeit-EKG nochmal, z.B. mit geänderten Analyseparametern, zu reanalysieren. Die Reanalyse wird anschließend wesentlich schneller vom Analysesystem durchgeführt, da die Grunddaten des Langzeit-EKG schon vorhanden sind. Die Reanalyse kann beliebig oft wiederholt werden.

Von Bedeutung ist diese Analysemethode, wenn z.B. ST-Streckenbefunde vorliegen, von denen nicht genau bekannt ist, ob sie vorher kalibriert worden sind (▷ Kalibrierung). Liegt eine ausgeprägte ▷ Sinusarrhythmie vor, kann der SVES-Vorzeitigkeitsparameter nachträglich geändert werden. Finden sich Rhythmusveränderungen (z.B. ▷ AV-Block) kann der Pausenparameter nachträglich geändert werden.

> Für die Analyse:

Vorsicht
Wird eine Reanalyse durchgeführt, werden alle vorherig ermittelten Daten und EKG-Beispiele gelöscht!

Trennung digitaler Analysesysteme

Die eigentliche Trennung der verschiedenen digital arbeitenden Langzeit-EKG-Systeme wird nicht an der Analyseeinheit selber vollzogen. Vielmehr ist es der Aufnahmerekorder (▷ Rekorderarten), der die Konzeption des Analysesystems bestimmt. Viele Analysesysteme arbeiten nur mit dem vom Hersteller speziell konstruierten Rekorder. Diese können von Hersteller zu Hersteller sehr variieren. Besonders Rekorder mit digitaler Aufnahmetechnik sind bisher noch in keiner Richtung hin kompatibel (austauschbar). Sind alte Rekorder noch im Gebrauch, ist es eine brauchbare Lösung, sich ein Analysesystem anzuschaffen, welches sowohl mit den konventionellen, analogen Rekordern (▷ Aufzeichnungsmethode) als auch mit modernen, digitalen Rekordern arbeiten kann! Wird das Analysesystem in einer Auswertegemeinschaft verwendet, ist eine solche variable Konzeption ohnehin geboten, da für solche Zwecke bisher nur die Kassette als Datenträger Verwendung findet.

Herzfrequenzanalyse (Herzfrequenz(spontan)variabilität)

Unter einer Spontanvariabilität im weitesten Sinne versteht man die Schwankungsbreite eines bestimmten Phänomenes in einem bestimmten Zeitraum. Im Langzeit-EKG wird die Spontanvariabilität hauptsächlich auf die Herzfrequenz angewendet. Ebenso kann die Spontanvariabilität anderer Phänomene, wie z.B. von Arrhythmien, ST-Strecken-Veränderungen oder QT-Zeiten, gemessen werden. Sie haben jedoch für die klinische Routineanwendung eine geringere Bedeutung.

Die Spontanvariabilität der Herzfrequenz ist ein Produkt des vegetativen Nervensystems. Sie wird hauptsächlich durch den Sympathikus (am Tag) und durch den Vagus (in der Nacht) bestimmt. Ebenso wirken sich Streß, neurologische und vor allem kardiale Krankheiten auf die Herzfrequenzvariabilität aus.

Die Spontanvariabilität der Herzfrequenz hat gerade in jüngster Zeit zunehmend an Bedeutung gewonnen. Es wurde erkannt, daß diese Variabilität als ein Risikoparameter nach einem Myokardinfarkt angesehen werden kann. Dies basiert auf der Erkenntnis, daß ein Herz mit verminderter Spontan-

variabilität eher zum ▷ Kammerflimmern neigt, als ein Herz mit einer hohen Spontanvariabilität.

Das Ausmaß der Herzfrequenzvariabilität wird in Frequenzbereiche eingeteilt. In einen

- sehr niedrigen Frequenzbereich um 0,01 Hz (= 10 ms).
- mittleren Frequenzbereich um 0,1 Hz (= 100 ms).
- hochfrequenten Frequenzbereich um 0,25 Hz (= 250 ms).

Der hohe Frequenzanteil entspricht den respiratorischen Arrhythmien, welche durch die Veränderung der parasympathischen Aktivität hervorgerufen werden (Abb. 138). Während einer Ischämie jedoch sinkt die Spontanvariabilität auf das mittlere Frequenzspektrum ab. Ist das Herz erst einmal durch einen Infarkt geschädigt, sinkt die Spontanvariabilität auf die unteren Frequenzspektren ab (Abb. 139).

Das große Problem bei der Bestimmung der Herzfrequenzvariabilität besteht in der bisher noch nicht einheitlich festgelegten Methodik. Prinzipiell kann die Spontanvariabilität aus nur zwei Schlägen abgeleitet werden: nämlich aus der Differenz oder dem Verhältnis des längsten R-R-Intervalls zum kürzesten R-R-Intervall (Valsalva-Verhältnis).

Ungeklärt ist auch die Dauer der Aufzeichnung, die für eine optimale Aussage geeignet ist. So sind Intervalle zwischen 30 R-R-Zyklen, 20 min, 60 min oder 24 h (bisher am geläufigsten) in der Diskussion. Oberste Maxime dabei ist aber, daß in den einzelnen Zyklen *keine* Rhythmusstörungen auftreten (bzw. diese eliminiert werden), da R-R-Abweichungen dieser Art zu einem falsch positiven Ergebnis führen.

Ungeklärt ist ebenfalls, wie mit auftretenden Rhythmusstörungen von Seiten der Analysesysteme umgegangen werden soll. Bekanntlich bereitet allein die Detektion von Rhythmusstörungen diesen Systemen z.T. erhebliche Schwierigkeiten (▷ Validierung).

Uneinig ist man sich auch in der mathematischen Methodik der Spontanvariabilitätsberechnung. Gängig sind Berechnungen über die Standardvariabilität, die Spektralanalyse oder über die ▷ Fourier-Transformation. Die Methodik wird je nach Hersteller unterschiedlich gehandhabt.

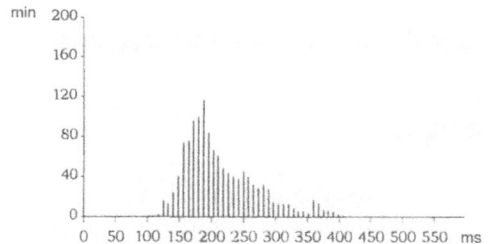

Abb. 138. *Histogramm einer normalen Spontanvariabilität.* Das Histogramm der Herzfrequenzvariabilität zeigt, daß sich das Hauptspektrum zwischen 150 ms und 250 ms bewegt. Hierbei handelt es sich um das Langzeit-EKG eines jungen, herzgesunden Patienten.

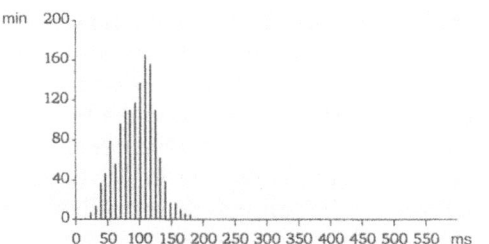

Abb. 139. *Histogramm einer niedrigen Spontanvariabilität.* Hier befindet sich das Hauptspektrum der Herzfrequenzvariabilität im unteren Bereich zwischen 50 ms und 140 ms. Die erhöhte Gesamtdauer dieses Spektrums in min läßt auf eine hohe Homogenität der gesamten Herzfrequenzvariabilität schließen.

Zusammenfassend kann gesagt werden, daß die Spontanvariabilität der Herzfrequenz einen besonderen Risikoparameter zur Abschätzung des plötzlichen Herztodes oder das Auftreten komplexer Arrhythmien darstellt. Eine optimale Methodik steht aber nicht zur Verfügung, da sich die wissenschaftlichen Kreise noch nicht über die Modalitäten der Bestimmung geeinigt haben. Somit ist dies kein Verfahren für die Routineauswertung eines Langzeit-EKG.

Für die Analyse:

Eine insgesamt auffällige Homogenität der Herzfrequenz über den gesamten Aufnahmebereich sollte im Befund durchaus eine Erwähnung finden.

Automatische QT-Zeit und PQ-Zeit Analyse

● Automatische QT-Analyse

Die automatische QT-Analyse ist in erster Linie für die Forschung interessant. Ziel ist es, einen tieferen Einblick in die Dynamik der myokardialen Repolarisationsabläufe (z.B. unter Medikation) während eines Tag- und Nachtzyklus zu bekommen (▶ Grundbegriffe der Elektrophysiologie). Es lassen sich Verlängerungen der QT-Zeit während einer Aufzeichnungsperiode feststellen. Diese stellen eine mögliche Gefahr für einen plötzlichen Herztod da, denn durch eine Verlängerung der QT-Zeit verändert sich auch die ▶ Refraktärzeit eines normalen Herzschlages (QT-Syndrom). Eine vorzeitig einfallende ventrikuläre Extrasystole (▶ R auf T-Phänomen) kann so zu einem ▶ Kammerflimmern/-flattern führen.

Erprobt wurde die automatische QT-Analyse bisher primär bei Hypertonikern. Diese haben von Natur aus eine höhere T-Welle und eine verlängerte QT-Zeit im EKG (▶ Definitionen im EKG). Ebenso weisen sie eine deutliche biozyklische Dynamik (▶ zirkadiane Rhythmik) auf. Für die klinische Routine jedoch ist dieses Verfahren indiskutabel. Zum einen sind entsprechende Algorithmen zur Zeit noch in der Erprobungsphase. Zum anderen stehen handfeste Ergebnisse bzw. Empfehlungen für den Umgang mit der automatischen QT-Analyse noch aus.

Die automatische Berechnung der QT-Zeit im Langzeit-EKG beginnt mit der R-Zacken-Triggerung. Von dort aus legt das Analysesystem den Beginn, den Endpunkt sowie den T-Wellen-Gipfel fest. Die Strecke von der R-Zacke bis zum Endpunkt der T-Welle wird anschließend punktuell abgetastet (▶ Definitionen im EKG). Die vergleichende Schlag-zu-Schlag-Analyse erfolgt dann u.a. in der Art der QRS-Analyse (▶ Neilson-Algorithmus). Von großer Wichtigkeit ist in diesem Zusammenhang natürlich die Qualität des EKG (Artefakte, Impedanzanstieg), denn ohne eine deutlich ausgeprägte T-Welle ist eine sinnvolle QT-Zeitberechnung unmöglich. Ein weiteres Problem ist die Morphologie der T-Wellen. Biphasische T-Wellen sind bis heute für das Analysesystem ein kaum lösbares Problem. Ebenso sind, ähnlich wie bei der ▶ ST Streckenanalyse, Veränderungen der T-Welle während der Aufnahme – z.B. durch Lagetypände-rungen – der QT-Analyse Grenzen gesetzt. Eine Kontrolle der Elektrodenanlage ist somit unumgänglich (▶ Ableitungskontrolle)!

● Automatische PQ-Analyse (P-Wellen-Analyse)

Die automatische PQ-Analyse ist auf der Suche nach Überleitungsstörungen im AV-Knoten (▶ AV-Block). Dabei werden die einzelnen PQ-Zeiten analysiert und in einem Trend dargestellt. Veränderungen der PQ-Zeit werden vom Analysesystem automatisch herausgesucht und in Form eines EKG ausgedruckt.

Extrem wichtig ist dabei die Qualität des EKG. Da die P-Welle die niedrigste Amplitude im EKG aufweist, ist eine artefaktfreie Aufzeichnung unumgänglich. Eine artefaktüberlagerte Aufzeichnung läßt somit keine automatische PQ-Analyse zu. Neben der ausgeprägten Artefaktanfälligkeit ist die starke Lagetypabhängigkeit (▶ Lagetyp) oft ein Verhängnis bei der automatischen PQ-Analyse. Ein Verlust der P-Welle in der Nacht ist keine Seltenheit. Ebenso ist das „Verschmelzen" von P- und T-Welle bei hohen (tachykarden) Frequenzen ein häufig zu beobachtendes Phänomen. Dies gilt vor allem bei ▶ AV-Blockierungen ersten Grades. Eine Kontrolle der Elektrodenanlage (▶ Ableitungskontrolle) ist somit unumgänglich!

Die automatische PQ-Analyse ist bei den meisten Analysesystemen noch eine Seltenheit, aber mit Sicherheit eine Bereicherung in der automatischen Analyse eines Langzeit-EKG.

Für die Analyse

● Vorsicht bei ▶ Vorhofflimmern/flattern! Es muß davon ausgegangen werden, daß das Analysesystem aufgrund einer falschen P-Wellen-Identifikation falsche Rhythmusarten angibt (▶ Sinusrhythmus).

6.2 Beurteilung von Analysesystemen

Validierung

Seitdem Analyseprogramme dem Auswerter die Arbeit abnehmen, das komplette Langzeit-EKG durchzusehen, drängt sich die Frage auf, wie *exakt* ein Analyseprogramm ein EKG beurteilen und klassifizieren kann. Um die Genauigkeit festzustellen, wird das vom Computer bewertete EKG mit dem Original verglichen. Dies wird *Validierung* genannt. Bei der Korrektur des EKG am Bildschirm (Kontrolle der QRS-Schablonen) wird eine Validierung im kleinen vollzogen. Hier werden nur die EKG-Ereignisse bzw. QRS-Komplexe beurteilt, welche vom System als signifikant erkannt worden sind. Diese Validierung jedoch sagt nur bedingt etwas über die Güte des Systems aus. Es ist nicht bekannt, welche Ereignisse das Analysesystem in der entsprechenden Langzeit-EKG-Aufnahme übersehen hat. Um eine Aussage über die Gesamtgüte der Auswertung machen zu können, müßte das vollständige Langzeit-EKG kontrolliert werden. Da dies aber nicht der Sinn und Zweck einer computerisierten Auswertung sein kann, braucht der Anwender einen Wert, der angibt, wie genau des System das Langzeit-EKG ausgewertet hat. Diese Werte werden anhand von speziellen Validierungsstudien ermittelt.

Dabei wird ein Langzeit-EKG von einem Analysesystem analysiert und im Nachhinein von einem Auswerter Schlag für Schlag mit dem Original-EKG (▶ Vollausschrieb) verglichen. Die ausgewerteten Einzeldaten werden anschließend hochgerechnet und miteinander verknüpft. So läßt sich ermitteln, mit welcher ▶ Spezifität, Sensivität und positiven Korrektheit ein System arbeitet. Diese Werte machen es möglich, ein System auf seine Analysegenauigkeit hin zu bewerten. Anhand dieser Werte ist der Anwender erst in der Lage, die Analysequalität der verschiedenen Systeme miteinander zu vergleichen.

Eine Voraussetzung für solche Vergleiche ist jedoch, daß mit ein und demselben Datenmaterial (EKG-Aufnahmen) gearbeitet wurde. Das *Massachusetts Institute of Technology (MIT-Datenbank)* und die *American Heart Association (AHA-Datenbank)* haben Serien von Langzeit-EKGs als Datenbanken herausgegeben, um einen Standardvergleich zu ermöglichen. Der große Vorteil dieser Datenbanken besteht darin, daß schon Einzelschlaganalysen für jede Langzeit-EKG-Aufnahme vorhanden sind. Durch ihre inzwischen weltweite Verbreitung und durch die generelle Verwendung bei Studien und bei der Beurteilung von Programmen, sind diese Aufnahmen von besonderem Wert.

Ein Nachteil dieser Datenbanken ist aber nicht zu unterschätzen. Zum einen sind die Ereignisse, die prognostisch von besonderer Bedeutung sind (komplexe Arrhythmien wie ▶ Couplets und Salven) zahlenmäßig relativ gering. Zum anderen besteht die große Gefahr, daß solch standardisierte Datenbanken für kommerzielle Zwecke mißbraucht werden. Es ist wohl davon auszugehen, daß die Hersteller von Langzeit-EKG-Systemen ihre Programme auf die MIT- und AHA-Bänder ausrichten, um so bessere Analysewerte zu bekommen. Aus diesem Grund wird diskutiert, ob Validierungsstudien mit klinischen Langzeit-EKG-Aufnahmen nicht vorzuziehen sind.

Sensitivität, Spezifität, positive Korrektheit

Seitdem Langzeit-EKG-Registrierungen mit Hilfe analoger/digitaler Analyseverfahren ausgewertet werden, stellt sich die Frage, wie *genau* ein Analysesystem die verschiedenen Arrhythmien erkennt und zählt. Um hier zu einem aussagekräftigen Wert zu kommen, wird ein Originalvollausschrieb (▶ Vollausschrieb) eines Langzeit-EKG herangezogen und *Schlag für Schlag* mit der Bewertung des Analysesystems verglichen. Die dabei gewonnenen Ergebnisse teilt man in vier Klassifikationen ein: in einen

a) richtig-positiven Befund = wirkliche Rhythmusstörung
b) falsch-negativen Befund = „übersehene" Rhythmusstörung
c) falsch-positiven Befund = Normalschlag o. Artefakt als Rhythmusstörung verkannt
d) richtig-negativer Befund = keine Rhythmusstörung, somit Normalschlag

Die so gewonnenen Einzelentscheidungen werden anschließend in folgende Verhältnisse gesetzt:

• Sensitivität	= a : (a + b)
• positive Korrektheit	= a : (a + c)
• Spezifität	= d : (d + c)

Die *Sensitivität* ist somit ein Maß für die *Empfindlichkeit* eines Systems, eine *Rhythmusstörung (Ereignis)* zu erkennen.

Die *positive Korrektheit* ist ein Maß dafür, wie *genau* das System die *Rhythmusstörung (Ereignis)* erkannt hat.

Die *Spezifität* ist das Maß, welches angibt, wie *genau* das System einen *Normalbefund (Normalschlag)* erkennt.

Die so ermittelten Kennwerte sind aber nur *relative Werte* um eine Aussage über die Qualität eines Langzeit-EKG-Analysesystems machen zu können. Denn sie unterliegen stark der Qualität eines LZ-EKG (z.B. Artefakte, Amplitudengröße) und den darin vorkommenden Arrhythmieverhältnissen. So werden in jedem System verschiedene Vorzeitigkeitskriterien für Arrhythmien mit einbezogen. Die Vorzeitigkeit für eine ▶ ventrikuläre Extrasystole ist aber nicht definiert. ▶ Fusions- und ▶ Ersatzschläge werden verschieden erfaßt und interpretiert. ▶ Präexzitationssyndrome und auch aberrant geleitete Schläge (▶ Schenkelblock) werden in diesen Kennwerten nicht genau erfaßt und definiert.

Für die Praxis bedeutet das, daß Systeme mit Kennwerten von

• > 90 % noch als zufriedenstellend,
• > 95 % als gut,
• > 98 % als sehr gut,

in bezug auf ihre Analysegenauigkeit gelten können.

Beachtenswert ist die Tatsache, daß es bislang kein Analysesystem gibt, das mit konstant 100 % arbeitet, woraus gefolgert werden kann, daß es bis jetzt noch kein Analysesystem gibt, welches vollautomatisch und *ohne Korrektur* des Auswerters, arbeiten und analysieren kann. Dies gilt weniger für die einfachen, als mehr für die komplexen Arrhythmien, wie ventrikuläre Salven und Pausen (z.B. ▶ Sinus- und ▶ AV-Blockierungen), die jede für sich ein hohes Maß an diagnostischer, prognostischer und medikamentöser Bedeutung beinhalten. Von besonderer Bedeutung steht in diesem Zusammenhang die Analyse von ST-Hebungen und Senkungen. Die ST-Strecke unterliegt starken Schwankungen, welche vom Analysesystem selten korrekt interpretiert werden. Die Systemanalyse von LZ-EKG-Aufnahmen mit Schrittmacherimpulsen müssen stets kritisch hinterfragt werden. Die immer komplizierter werdende Technik der Schrittmacher kompliziert die Analyse erheblich (▷ computerunterstützte Schrittmacheranalyse). Die bloße Quantifizierung der Schrittmacherpotentiale als Maß für die Güte eines Analysesystems zu nehmen, reicht somit nicht mehr aus.

Zusammenfassend kann gesagt werden, daß die Beurteilung eines Langzeit-EKG-Systems *nur* über die Kennwerte der Sensitivität und der positiven Korrektheit zu wenig ist. Die Problematik dieser Werte ergibt sich nicht nur aus der ▷ Validierung eines LZ-EKG sondern auch aus der Art der verwendeten Datensätze (z.B. MIT- und AHA-Datenbank) und deren Anzahl.

Dies bedeutet, daß firmenunabhängige Studien vorhanden sein sollten, in denen viele klinische Langzeit-EKG-Aufnahmen genauestens validiert und berechnet worden sind. Die so ermittelten Kennwerte der Sensitivität und der positiven Korrektheit können als aussagekräftig angesehen werden.

6.3 Analysesysteme

Kauf eines Langzeit-EKG-Systems

Bei der Anschaffung eines Langzeit-EKG-Systems sollte der Anwender sich darüber im klaren sein, in welchem Rahmen er das System einsetzen möchte, denn sowohl in der Ausstattung der Hardware (Rechnereinheit), als auch der Software (Programme) gibt es eine schier unbegrenzte Vielfalt. Hierbei haben Analysesysteme, welche auf PC-Basis laufen (vgl. Abb. 136), den Vorteil, daß sie sehr flexibel sind (in ihrem Ausmaß und auch technisch) und in der Lage sind, mit Fremdsoftware zu arbeiten. Außerdem sind sie wenig wartungsanfällig und können in der Regel von einem örtlichen Computer-

fachmann gewartet und repariert werden. Eigenkonstruktionen einzelner Langzeit-EKG-Hersteller sind in ihrer Arbeitsweise optimierte Computeranlagen. Ihre Rechenleistung ist in der Regel höher, die Programme (▷ Algorithmus) umfangreicher und vielfältiger einsetzbar. Die Wartung, Reparatur und technische Aufrüstung liegt jedoch ganz in der Hand des Herstellers.

Die Systeme sind zwecks optimaler Vermarktung so eingerichtet, daß mit einer Grundausstattung begonnen werden kann. Steigern sich die Anforderungen im Laufe der Zeit, können die Analysesysteme jederzeit „aufgerüstet" werden. Der Umfang des Speicherplatzes muß dem eigenen Bedarf angepaßt sein. Für wissenschaftliche Zwecke sind große Datenträger sinnvoller als für den Routinebetrieb.

Werden alte Rekorder weiterverwendet, ist dies bei der Systemauswahl zu berücksichtigen (Trennung digitaler Systeme). Werden neue Aufnahmerekorder angeschafft, müssen diese auf das System abgestimmt sein. Die Anschaffung von Aufnahmerekordern und Analysesystem muß somit immer als Gesamtheit gesehen werden (▷ Rekorderarten).

Das Analyseprogramm sollte übersichtlich und nicht zu fein zergliedert sein. Zusammen mit einer zu großen Farbpalette werden die Augen sonst übermäßig strapaziert. Die Programmenüs sollten übersichtlich angeordnet und die Schrift groß genug sein. Die Benutzeroberfläche des Programms sollte sich selbst erklären, um langes Nachschlagen im Handbuch zu vermeiden.

Die Handhabung des Systems sollte sich nicht zu umständlich gestalten. Das Wechseln von einem Arbeitsschritt zum nächsten muß ohne viel Tastenaufwand möglich sein. Von Vorteil ist es, die Bedienung des Programms sowohl mit als auch ohne Maus durchführen zu können.

Soll das Analysesystem an ein Datennetzwerk (Lokal Area Network = LAN) angeschlossen werden, müssen die Bedingungen für einen Anschluß vorab geregelt werden. Spezialanpassungen sind bei manchen Systemen entweder nicht oder nur mit hohem Kostenaufwand möglich. Andererseits ist nicht jede Netzwerksoftware in der Lage, Fremddaten aufzunehmen.

Es ist daher angeraten, vor dem Kauf eines Analysesystems dieses vorher eigenhändig in der Routine zu testen. Je nach Bedürfnis und eigenem Gefallen kann so das optimale System herausgefunden werden. Es lohnt sich durchaus, verschiedene Angebote einzuholen. Selbst Angebote ein und desselben Analysesystems können bei verschiedenen Händlern differieren.

Technische Daten und Optionen

Die hier angeführten technischen Daten und Programmoptionen sollen einen Überblick über die auf dem Markt befindlichen Systeme geben. Die Spezifikationen und Erklärungen beziehen sich dabei nicht auf ein bestimmtes Langzeit-EKG-System. Der Autor hat sich bemüht, die aktuell besten Werte von verschiedenen Analysesystemen herauszusuchen. Diese dürfen deshalb nicht als Standard angesehen werden. Ein Langzeit-EKG-System muß immer in seiner Gesamtheit beurteilt werden. Sie dienen nur zur Orientierung! Ob ein Programmteil Standard oder Option ist, sollte beim entsprechenden Hersteller erfragt werden.

Spezifikation	Erklärung
Arrhythmieanalyse (Standard)	• Analyse & Beurteilung jeglicher Arrhythmien. • Tabellen, Trends & Histogramme (Auflösung: Einzelschlag bis Stundenmittel). • Automatische Suche nach längsten & schnellsten Ereignissen. • EKG-Validierung (QRS-Formanalyse: Ausgabe von VES-Gruppen (Templates), von SVES-Gruppen, von Aberranzen, von Artefakten, von Schrittmacherschlägen). • Automatische Suche nach EKG-Beispielen jeglicher Arrhythmieformen. • Definition jeglicher Analyseparameter. • EKG-Kalibrierung. • Angabe von Anlysezeiten.
ST-Streckenanalyse (Optional)	• Einstellung von 3 ST-Streckenmarkierungspunkten. • EKG-Kalibrierung. • Tabellen- & Trenddarstellung aller Kanäle (Auflösung: Einzelschlag bis Stundenmittel) für J-Punkt und ST-Punkt. • Einzelschlagvermessung. • Definition der Analyseparameter. • Automatische EKG-Ereignissuche. • Definition der EKG-Ereignissuche.
R-R-Variabilität (Optional)	• Tabellen, Diagramme, Trends & Histogramme (Auflösung: Einzelschlag bis Stundenmittel). • Automatische Suche nach längsten & schnellsten R-R-Intervallen. • Definition der Analyse- & Suchparameter. • Statistiken (Standardvariabilität).
PQ- & QT-Analyse (Optional)	• Tabellen, Diagramme, Trends & Histogramme (Auflösung: Einzelschlag bis Stundenmittel). • Automatische Suche nach längsten & kürzesten Intervallen. • Statistiken. • Definition der Analyseparameter.

Spezifikation	Erklärung
Schrittmacheranalyse (Optional)	• Einstellung des Schrittmachermodus. • Einstellung der Schrittmacherdaten. • Analyse des Schrittmacherkanals. • Definition der Analyseparameter. • Bestimmung der Impulsbreiten. • Erkennung von Defibrillationssignalen. • Tabellen, Diagramme, Trends & Histogramme (Auflösung: Einzelschlag bis Stundenmittel). • Automatische Suche nach Schrittmacherfehlfunktionen. • Statistiken. • Definition der Analyseparameter. • QRS-Formanalyse; Ausgabe von Schrittmacherschlägen, Fusionsschläge u.ä. (Templates).
Artefaktanalyse (Standard)	• Automatische Suche nach EKG-Beispielen. • QRS-Formanalyse; Ausgabe von Artefakt-Gruppen (Templates). • Angabe von Ausfallzeiten (Auflösung: Minute bis Gesamtaufnahmezeit). • Statistik. • Definition der Analyseparameter. • Markierung von Artefaktzeiten in EKG, Trend. • Automatische Erkennung von Gleichlaufstörungen (Zeitspur! In der Regel nur mit systemeigenen Rekordern möglich).
Pädiatriemodus (Optional)	• Definition der Analyseparameter.
EKG-Darstellung (Bildschirm) (Standard)	• Einzelschlag bis 30 min-Vollausschrieb. • EKG-Vergrößerung/-Verkleinerung. • 1- bis 3-kanalig, wechselbar. • Separater Schrittmacherkanal (Spikes). • Validierung der QRS-Komplexe. • Farbkodierte Validierung (VES, SVES usw.). • Zeitangabe der R-R-Intervalle. • Ereignisbenennung. • Verschiedene Maßstäbe pro Ereignis. • EKG-Durchlauf (Einzelschlag bis Vollausschrieb) in verschiedenen Geschwindigkeiten.
EKG-Vermessung (Optional)	• Herzfrequenz. • Vertikale Vermessung (ST-Strecke usw.), horizontale Vermessung (QT-Zeit usw.). • Zirkelfunktion. • Ereignisvermessung (VTAC, SVT usw.).

Spezifikation	Erklärung
EKG-Ausdruck (Standard)	• 50 mm/s bis 12,5 mm/s. • 2/3-kanalig. • Vollausschrieb: 5 min/Seite bis 1 h/Seite. • Kanäle frei wählbar. • Zeiten frei wählbar (Anfangs- und Endzeit). • Validierung der QRS-Komplexe. • Uhrzeitangabe. • Patientendaten. • Datumsangaben. • Angaben der ST-Streckenvermessung. • Herzfrequenzangaben (min/mittel/max). • Separater Schrittmacherkanal (Spikes). • Angabe der R-R-Intervalle. • EKG-Ereignisangaben.
Editierung (Standard)	• Tabellen (Einzelwerte, Spalten/Zeilen), Trends & Histogramme (Auflösung: min bis h). • QRS-Validierung (VES, SVES, Artefakt usw.). • EKG-Beispiele (Suchzeiten, Ereignisangabe, Herzfrequenzen, Ereignisfrequenzen usw.). • Berichtformat (Ausdruck). • Befundeingabe. • Adresse. • Bildschirmfarben.
Superimposition *(Übereinanderprojektion)* (Optional)	• Normal QRS, VES, SVES, Artefakte. • Parallele Angabe der R-R-Intervalle. • Zeitangabe. • Suchzeiten. • Stopfunktion. • EKG-Ansicht & Editierung. • Wählbare Durchlaufgeschwindigkeit. • Angabe der ST-Streckenmeßpunkte.
EKG-Kontrolle *(Bildschirm)* (Optional)	• EKG-Kontrolle der aktuellen Ableitungen. • EKG-Vergrößerung/-Verkleinerung. • 1 bis 3-kanalige Darstellung. • Mehrminütige Darstellung. • Kommentar des Langzeit-EKG-Systems.
12-Kanal-Darstellung (Optional)	• Automatische Berechnung der 12 Standardableitungen aus den Langzeit-EKG-(Standard-)Ableitungen X-Y-Z. • Suchzeit frei wählbar. • EKG-Editierung. • EKG-Ausdruck. • EKG-Kanäle frei wählbar.

Spezifikation	Erklärung
Analysezeit (Standard)	• Analysezeit frei wählbar. • Von min bis 48 h.
Reanalyse (Optional)	• Nachträglich/simultan zur Editierung. • Neudefinition der Analyseparameter. • Reanalysezeit frei wählbar.
EKG-Analyse (Optional)	• 1-3-kanalig frei wählbar. • Simultananalyse frei wählbar.
Rekorderwahl (Optional)	• 1 mm – 2 mm Bandgeschwindigkeit frei wählbar. • AM-FM-Modus frei wählbar (▶ Aufzeichnungsmethoden). • Digitalrekorder (nur systemeigene). • Bandgerät.
Benutzeroberfläche (Standard)	• Selbsterklärend. • Farben frei wählbar. • Schrift deutlich. • Schriftgröße nicht zu klein. • Flimmerfrei. • Bildaufbau übersichtlich. • Menüs übersichtlich. • Maussteuerung/Tastatursteuerung frei wählbar. • Menüwege möglichst kurz (Menüvernetzung). • Bildschirm nicht zu klein. • Bildschirm scharf. • Hochauflösender Bildschirm. • Schriftsprache frei wählbar (Deutsch).
Report (Ausdruck) (Standard)	• Druckumfang frei wählbar. • Berichtoptionen frei konfigurierbar. • Patientendaten. • Langzeit-EKG-Zusammenfassung. • Tabellen, Trends, Histogramme. • Statistiken. • QRS-Formanalyse. • EKG-Beispiele. • Vollausschrieb. • Befund. • EKG-Ereignisübersicht. • Reportaufbau übersichtlich. • Schrift nicht zu klein. • Darstellungen übersichtlich.

Spezifikation	Erklärung
Datenbank (Statistik) (Optional)	• Langzeit-EKG-Zusammenfassung bis Rohdaten (Tabellen), verschiedene Trends. • Datenumfang/-zusammenstellung frei wählbar. • Daten transferierbar. • Netzwerktauglich.
Darstellungen (Standard)	• 2/3-dimensional. • Trend, Histogramm, Scatter-Plot. • Einfarbig/Mehrfarbig frei wählbar. • Größe/Maßstab frei wählbar. • Zusammenstellung frei wählbar.
Netzwerktauglichkeit (Optional)	• DOS-Netz, UNIX-Netz, NOVELL-Netz. • Report, Tabellen, Diagramme, EKG-Darstellungen. • Datenimport/-export. • Modemtauglich.
FAX-Modem (Optional)	• Intern/extern. • Transferleisung 9600 Baud. • Menügesteuert. • Gesamtreport inkl. Langzeit-EKG (komplett).
Datenträger (Standard)	• 5 1/4″, 3 1/2″ Floppy-Laufwerk. • Festplatte (40 Megabyte bis 1 Gigabyte). • Optical-Disk (schreib- & löschfähig). • Streamerband. • Wechselplatte.
Analysegeschwindigkeit (Standard)	• 120- (12 min) bis 1000fach (90 S). • Mulitasking. • 80386, 80486 Prozessor (20 MHz – 66 MHz). • Pentium-Prozessor. • DEC-Prozessor. • Workstation (Herstellereigenbau).
Software-Update (Optional)	• Bei Neuerscheinung bzw. 1 mal jährlich. • Vertraglich oder als Zukauf. • Mit/ohne Hardwarezusatz. • Selbst einlesbar.
Hardware-Update (Optional)	• Bei Neuerscheinung bzw. 1 mal jährlich. • Vertraglich oder als Zukauf. • Als kompletter Satz (Platine/Kabel). • Softwarecodierung der Optionen. • Selbst einbaubar.

Spezifikation	Erklärung
Langzeit-Blutdruckmessung (Optional)	● Herstellereigene Soft- & Hardware im Langzeit-EKG-System installierbar. ● Fremdsoft- & Hardware im Computer installierbar.
Langzeit-Ösophagus-EKG (Optional)	● Nur herstellereigene Soft- & Hardware im Langzeit-EKG-System installierbar.
Stapelverarbeitung (Optional)	● Analysevorgang: Es werden nach dem manuellen Einlesen die einzelnen Langzeit-EKGs *automatisch* vom Computer voranalysiert (z.B. über Nacht). ● Einlesevorgang: Über ein spezielles Magazin können eine Reihe Langzeit-EKG-Aufnahmen nacheinander *automatisch* in das Analysesystem eingelesen und voranalysiert werden.

6.4 Systemorganisation

Auswertezentrum, Apparategemeinschaft

Der Begriff *Auswertezentrum* ist in seiner Definition sehr weitläufig. In der Regel versteht man darunter ein unabhängiges Zentrum, welches ihm zugesandte Langzeit-EKG-Aufnahmen auswertet. Dieses Zentrum kann im kommerziellen Sinne als eigenständige Firma tätig sein. Ein Auswertezentrum kann aber auch aus einer einzelnen Praxis bestehen, welche für die entsprechenden Zuweiser die Langzeit-EKG-Aufnahmen auswertet. In der Regel handelt es sich dabei um kardiologisch ausgerichtete Praxen. Die Ärzte, die ihre Langzeit-EKG-Aufnahmen in einer solchen Praxis auswerten lassen, können sich im Grunde darauf verlassen, daß qualifiziertes Personal bei der Auswertung und Beurteilung beteiligt war. Die verantwortlichen Kardiologen erstellen nicht nur einen aussagekräftigen Befund, sondern fügen noch einen Therapievorschlag bei, im Gegensatz zu kommerziellen Auswertefirmen, die durch ihren Rentabilitätszwang oftmals auf unqualifizierteres aber dafür günstigeres Personal zurückgreifen.

Der große Nachteil beim Versand der eigenen Langzeit-EKG-Aufnahme an ein Auswertezentrum besteht im Zeitverlust zwischen dem Beenden eines Langzeit-EKG und der Auswertung bzw. dem Vorliegen eines Befundes. Dies ist bei Hochrisikopatienten (z.B. Patienten mit malignen Arrhythmien oder Synkopen) von großer Bedeutung. Nicht selten ist eine schnelle medikamentöse Therapie bzw. Therapieänderung dringend angesagt. Unter ungünstigen Bedingungen, z.B. über Feiertage, dauert ihre Bearbeitung m.u. sehr lange. Eine Verbesserung dieser Situation brachte das Fax, mit welchem die Auswerteergebnisse ohne Umwege und Postwege zugestellt werden können.

Bei Auswertezentren, die mit den Krankenkassen abrechnen, ist zu beachten, daß die überweisenden Fach- oder Hausärzte einen Überweisungsschein mit Zielauftrag beigeben. Desweiteren ist es von großem Vorteil, wenn ein kurzer Streifen eines 12-Kanal-Ruhe-EKG beigefügt wird, denn eine sinnvolle Analyse eines Langzeit-EKG ist oft nur anhand eines Standard-EKG möglich (z.B. bei starker Artefaktüberlagerung oder sehr niedrigen Amplituden, u.ä.).

Ein wichtiger Aspekt beim Betreiben eines Auswertezentrums ist die Einhaltung einer ▶ Qualitätssicherung und einer ▶ Qualitätsdefinition. Der überweisende Arzt, der eine Langzeit-EKG-Analyse in Auftrag gibt, muß sicher sein können, daß die Analyse eines Langzeit-EKG immer einem gleichbleibenden Qualitätsstandard folgt.

Eine *Apparategemeinschaft* ist ein fester Verbund mehrerer Praxen oder Krankenhäuser, welcher gemeinsam ein Auswertezentrum finanziert. Die Finanzierung kann sowohl ein einzelnes Analysesystem als auch dafür zuständiges Personal beinhalten. Zweifelsohne ist hier die Wirtschaftlichkeit und Effektivität einer Auswerteeinrichtung optimiert. Jedes Mitglied der Apparategemeinschaft trägt nur einen entsprechenden Anteil an dem finanziellen Gesamtaufwand, ohne den Vorteil des eigenen Zugriffes auf das System zu verlieren.

Die entsprechende Abteilung, Fach- oder Hausarzt, benötigt dann nur noch einen mit der zentralen Analysestation kompatiblen Rekorder (▷ Rekorderarten).

Abrechnung

Die Abrechnung eines Langzeit-EKG (Stand Januar 1996) teilt sich in mehrere Bereiche auf:
- die *Aufzeichnung* (Anlegen und Abnehmen) eines Langzeit-EKG;
- die *Auswertung* eines Langzeit-EKG;
- der *Versand* einer Langzeit-EKG-Kassette (Datenträger) und des Befundes.

Aufzeichnung (Langzeit-EKG anlegen und abnehmen)

Für die Aufzeichnung eines Langzeit-EKG kann die Ziffer 606 (400 Punkte) abgerechnet werden.

Voraussetzungen für die Abrechnung:
- eine Genehmigung der Bezirks-KV, im Sinne der ▷ Langzeit-EKG-Richtlinien der Kassenärztlichen Bundesvereinigung;
- eine Mindestaufzeichnungszeit von 18 h. Dies gilt für ▷ kontinuierliche Aufzeichnungen, sowie für ▷ diskontinuierliche Aufzeichnungen;
- eine anschließende, maschinelle (computerisierte) Auswertung mit einer patientenbezogenen Beurteilung.

Auswertung

Um eine Langzeit-EKG-Auswertung nach den folgenden Ziffern abrechnen zu können, muß die Analyse bzw. die Auswertung in jedem Fall maschinell (computerunterstützt) erfolgen. Die Abrechnungsfähigkeit gilt auch für die analogen Auswertesysteme. Dabei müssen neben einem ▷ Vollausschrieb noch ein Frequenztrend (▷ Trend) und mindestens die maschinell gezählten ▷ ventrikulären Extrasystolen angegeben sein. Ebenfalls muß die Möglichkeit bestehen, die im Vollausschrieb aufgetretenen EKG-Ereignisse mit 25 mm-Papiervorschub ausschreiben zu können. Eine ausschließliche Bewertung des Langzeit-EKG nur anhand des Vollausschriebs reicht für die Abrechnung nicht aus!

Es können folgende Ziffern abgerechnet werden:
- die Ziffer 607 (180 Punkte) für eine computergestützte Auswertung einer diskontinuierlichen Aufzeichnung über mind. 18 h Dauer. Diese Leistung ist nur bis zum 31. 12. 1998 berechnungsfähig;
- die Ziffer 608 (250 Punkte) für eine automatische computergestützte Auswertung (unvalidiert), Ergebnisausdruck und miniaturisierter Ausdruck einer kontinuierlichen Aufzeichnung über mind. 18 h (s.o.);
- die Ziffer 609 (450 Punkte) für eine computergestützte (validierte) Auswertung eines kontinuierlich aufgezeichneten Langzeit-EKG von mind. 18 h Dauer mit mind. zweikanaliger Ereigniskontrolle am Monitor und gleichzeitiger echtzeitanaloger Dokumentaion (mind. 25 mm/s) signifikanter Ereignisse. Die Leistungen nach den Nrn. 608 und 609 sind nicht nebeneinander berechnungsfähig. Die Abrechnung der Nr. 609 setzt die Anwesenheit des abrechnenden Arztes bei der Auswertung voraus!

Voraussetzungen für die Abrechnung, zusätzlich zur Ziffer 606:
- die Ziffer 607 oder wenn der Aufzeichner selbst eine Auswerteeinheit besitzt (nicht validierbar), oder
- die Ziffer 608: wenn der Aufzeichner einer Auswertegemeinschaft angehört;
- die Ziffer 609: nur dann wenn der Arzt selber bei der Analyse anwesend ist.

Wird eine Langzeit-EKG-Aufnahme zu einer fremden Auswertestelle geschickt (mit Überweisungsschein: Zielauftrag – Auswertung Langzeit-EKG), darf nur die Auswertestelle die Ziffern 607,

608 oder 609 abrechnen. Es ist nicht zulässig, daß der Aufzeichner und der Auswerter interne Verrechnungen vornehmen!

Bei Privatpatienten kann die Ziffer 659 (400 Punkte bzw. 45,60 DM) abgerechnet werden. Sie beinhaltet die Aufzeichnung und auch die Auswertung eines Langzeit-EKG.

Versand

● Nach den allgemeinen Bestimmungen (A2) für Porto und Versandkosten kann der Versand einer Langzeit-EKG-Kassette mit der Ziffer 7112* (DM 2,50) abgerechnet werden. Bemer-

---

* Die Kostenpauschale für die Ziffer 7112 ist wie folgt definiert: Pauschalerstattung für Versandmaterial sowie für die Versendung bzw. den Transport von Szintigrammen oder Langzeit-EKG-Datenträgern, je Versand DM 2,50.

kenswert ist dabei, daß die Post für das Versenden einer Kassette mindestens DM 3,– verlangt (Stand 95).

● Wird der Befund/Brief als Standardbrief (bis 20 g) verschickt, kann die Ziffer 7120 (DM 1,–) abgerechnet werden. Ist der Standardbrief zwischen 20 g und 50 g schwer, kann die Ziffer 7121 (DM 2,–) abgerechnet werden.

● Wird der Befund/Brief gefaxt, so kann die Ziffer 7120 (DM 1,–) abgerechnet werden.

● Besteht der Befund aus mehreren Seiten und hat ein Gewicht zwischen 50 g und 500 g und/ oder eine Größe von DIN A5, kann die Ziffer 7122 (DM 3,–) abgerechnet werden.

Das Verbrauchsmaterial – wie Elektroden, Batterien oder Kassetten – kann nicht gesondert abgerechnet werden.

KAPITEL 7

Der Aufnahmerekorder

7.1 Rekorderarten

Allgemeines

Bei der Entwicklung von Rekordern wird von zwei Überlegungen ausgegangen:

- Was soll wie lange aufgenommen werden?
- Wie soll es aufgenommen werden?

Diese recht banal erscheinenden Fragen spalten auch heute noch die Fachwelt. Jedes angewandte Verfahren hat seine ganz spezifischen Vor- und Nachteile.

Die Trennung von „was" und „wie lange" kam im Grunde erst nach dem „wie", dennoch war eines der ersten Probleme, wieviele Kanäle (▶ Ableitungen) eigentlich nötig sind, um eine ordentliche Langzeit-EKG-Auswertung zu erstellen. Nachdem die technischen Bedingungen durch Holter (▶ Holter – wer war das?) geschaffen worden waren, fand man sehr schnell heraus, daß ein Kanal zu wenig für eine EKG-Beurteilung ist und einigte sich auf zwei. Später kam noch ein dritter Kanal hinzu.

Das „wie" fördert bis heute noch eine Diskussion unter Fachleuten. Denn die Elektrotechnik kennt zwei Verfahren, um ein Nutzsignal *analog* auf ein Magnetband zu übertragen:

- die Frequenzmodulation und
- die Amplitudenmodulation (▶ Aufzeichnungsmethoden).

Mit dem allgemeinen technischen Fortschritt hielt auch der Computer Einzug in die Langzeit-Elektrokardiographie. Jetzt war es möglich das Langzeit-EKG auch digital zu verwerten (▶ digitale Analyse). Dies ermöglichte völlig neue Möglichkeiten. So wurde die Idee geboren, nicht erst das komplette Langzeit-EKG auf Band aufzunehmen um es anschließend wieder auszuwerten, sondern es sofort, schon während der Aufnahme, zu analysieren.

Am Ende der Aufzeichnung steht das Ergebnis dann sofort zur Verfügung. Die grundsätzliche Frage, damals wie heute, ist die nach der Möglichkeit einer Kontrolle des Langzeit-EKG. Das Hauptproblem ist dabei die Speicherkapazität des Rekorders, die, aufgrund der räumlichen Größe des Rekorders, natürlich nicht unbegrenzt sein kann. Zuerst entschied man sich, nur signifikante Ereignisse zu speichern, welche vom Rekorder ausgesucht wurden. Die ▶ diskontinuierliche Aufnahmetechnik war erfunden. Diese Aufnahmetechnik steht im Gegensatz zur ▶ kontinuierlichen Aufnahme eines Langzeit-EKG, bei der sämtliche Daten jederzeit zur Verfügung stehen.

Da die Wahl der Aufnahmetechnik immer unmittelbar mit dem Analysesystem verknüpft ist, wurde ein Großteil der hier zu behandelnden Themen im ▶ Kapitel 6.1: „Analysearten und -verfahren" behandelt.

Rekorder mit kontinuierlicher Aufzeichnung

Bei der *kontinuierlichen Aufzeichnung* wird, wie der Name schon sagt, das Langzeit-EKG kontinuierlich und komplett mit der entsprechenden Anzahl von Kanälen aufgenommen.

Der große Vorteil besteht darin, daß kein Informationsverlust stattfindet und das Langzeit-EKG jederzeit wieder abgerufen werden kann. Das Langzeit-EKG kann somit komplett durchgesehen, analysiert und ausgedruckt werden. Dies macht aber ein entsprechendes Aufnahmemedium erforderlich. Bei analogen Rekordern besteht es aus einem ▶ Magnetband und bei digitalen Rekordern aus einem Festspeicher (Chip), aus Flashroms (Chipkarten) oder aus der Kombination aus Festspeicher und Magnetband. Dabei hat jedes Medium seine Vor- und Nachteile.

Analogrekorder mit Magnetband

Vorteile

- Am häufigsten verwendetes Speichermedium. Die meisten Analysesysteme sind in der Lage, Magnetbänder einzulesen.
- Es können in der Regel verschiedene Rekordertypen für eine Aufzeichnung verwendet werden.
- Rekorder mit Magnetbändern sind völlig unabhängig einsetzbar (keine vorherige Programmierung nötig).
- Ein Langzeit-EKG kann bis zu 48 h aufgenommen werden (soweit es Elektroden, Batterie und Magnetband zulassen).
- Rekorder mit Magnetbändern sind heutzutage günstiger in der Anschaffung.
- Magnetbänder können bei Bedarf leicht mit der Post verschickt werden (▷ Auswertegemeinschaft).
- Es ist leicht in der Handhabung. Grundregeln des sachgemäßen Umganges eines Magnetbandes beachten!
- Sehr gute Archivierbarkeit. Kassetten lassen sich sehr gut und lange aufbewahren. Es ist somit möglich, nach einiger Zeit wieder eine komplette Langzeit-EKG-Aufnahme zu analysieren (für Studien sehr gut geeignet).
- Mechanische Rekorder sind im Grunde ausgereift und in ihrer Technik gut beherrschbar. Viele Rekordertypen können in unabhängigen Werkstätten repariert werden.

Nachteile

- Der hohe mechanische Anteil führt zu reibungsbedingten Verzerrungen und Unregelmäßigkeiten während der Aufnahme und beim Abspielen.
- In der Regel langsamer Datenzugriff durch vorhergehenden Einlesevorgang bzw. Abspulen (bei direkter Bildschirmbetrachtung).
- Der Arbeitsaufwand bei einer Wiederverwertung. Die Bänder müssen mechanisch gelöscht, gespult und gelagert werden.
- Trotz mehrmaliger Verwendbarkeit müssen Bänder einmal ausgetauscht werden. Die Preise für Magnetbänder sind zwar nicht

mehr so hoch, aber in der Menge sind sie doch ein Kostenfaktor.

- Werden Magnetbänder in größeren Mengen gekauft, sollten sie sachgemäß gelagert werden und benötigen entsprechenden Lagerraum.
- Bänder können zwar nach dem Gebrauch noch anderweitig verwendet werden, verursachen aber dennoch diversen Abfall (Verpackung, Kassettenhülle, usw.).
- Rekorder mit Magnetbändern können in der Regel nur mit normalen ▷ Batterien (Primärsysteme) betrieben werden.
- Aufgrund des hohen Mechanikanteils sind regelmäßige Wartungsarbeiten am Rekorder nötig (▷ Rekorderteile und deren Wartung). Für Wartung und Reparatur eines Analogrekorders werden zwischen DM 600,– und DM 1000,– pro Jahr veranschlagt!
- Im unteren Frequenzspektrum treten Verzerrungen des Nutzsignals auf (▷ ST-Streckenanalyse, Problematik der Aufzeichnungsverfahren).
- Magnetbänder verursachen Abrieb und Verschmutzung an Walzen und Tonkopf (▷ Magnetband, ▷ Rekorderteile und deren Wartung).
- Bei Analogrekordern ist nicht nachvollziehbar, ob die Amplitudengröße während der Aufnahme konstant bleibt (schwankende Kalibrierung)!

Digitale Rekorder mit Festspeicher

Vorteile

- Der Festspeicher nimmt das EKG in digitaler Form auf und gibt es entsprechend wieder.
- Keine Verzerrungen und Unregelmäßigkeiten durch irgendeine Mechanik.
- Kein verschleißbedingtes Auswechseln eines Speichermediums.
- Aktuallisierungsfähig. Die entsprechende Software wird jedesmal neu durch das System geladen.
- Verwendung von Akkus in der Regel möglich.
- Schnelle Zugriffsmöglichkeit auf die gespeicherten EKG-Daten.
- Exakter Frequenzgang! Es treten keinerlei Signalverzerrungen und Amplitudenschwankun-

gen (schwankende Kalibrierung) auf (▷ Problematik der Aufzeichnungsmethoden)!
- Geringer Wartungsaufwand, da keine Mechanik vorhanden.

Nachteile

- Hoher Anschaffungspreis.
- Nur mit dem eigenen Analysesystem verwendbar.
- Es können nur Rekorder des Systemherstellers verwendet werden.
- Aufgrund der technischen Unzulänglichkeit bei der Speicherleistung muß das Langzeit-EKG unter Umständen verlustbehaftet datenreduziert werden (▷ Datenkompression, Datenreduktion).
- Die Aufnahme-Dauer beschränkt sich auf maximal 24 h.
- Bei eventuellem Stromausfall ist damit zu rechnen, daß das gesamte aufgenommene EKG gelöscht wird.
- Während der Aufnahme auftretende, rekorderbedingte Fehler sind oft kaum nachvollziehbar.
- Das gespeicherte Langzeit-EKG muß vor dem nächsten Anlegen erst „entladen" werden. Der Rekorder ist solange blockiert.
- Die EKG-Rohdaten sind meist schlecht oder nicht nach außen hin transferierbar (▷ Auswertegemeischaft). Ein Problem fehlender Kompatibilität der entsprechenden Programme.
- Schlechtere, längerfristige Archivierungsmöglichkeit eines kompletten Langzeit-EKG.
- Bei manchen Systemen kann das Langzeit-EKG nur an die Analyseeinheit angelegt werden, da dem Rekorder erst Programm und/oder Patientendaten eingegeben werden müssen.

Digitale Rekorder mit Flashrom

Der Flashrom ist eine der neuesten und wohl bedeutendsten Errungenschaften in der Datenspeicherung. Hierzu werden sehr flache Speicherchips mit einem Anschluß in eine Karte gegossen. Diese Karten können auch ohne Strom die Daten speichern und sind somit jederzeit mit den aufgenommenen EKG-Daten austauschbar und transferierbar. Der Rekorder kann sofort nach Abnehmen des Lang-

zeit-EKG durch Austauschen einer Flashromkarte wieder angelegt werden. Die Karte mit dem entsprechenden Langzeit-EKG kann später analysiert werden. Durch Zunahme der Speicherkapazität und Vereinheitlichung der Speichersoftware wird man hier einen hervorragenden Ersatz für die Analogtechnik finden. Weitere Vor- und Nachteile:

Vorteile

- Der Flashrom nimmt das EKG in digitaler Form auf und gibt es entsprechend wieder.
- Keine Verzerrungen und Unregelmäßigkeiten durch irgendeine Mechanik.
- Kein verschleißbedingtes Auswechseln eines Speichermediums (bis die Karte defekt ist).
- Aktualisierungsfähig.
  Die entsprechende Software wird jedesmal neu durch das System geladen.
- Verwendung von Akkus in der Regel möglich.
- Schnelle Zugriffmöglichkeit auf die gespeicherten EKG-Daten.
  Diverse Analysesysteme sind in der Lage, durch ein eigenes Laufwerk in der Analyseeinheit die Langzeit-EKG-Daten direkt aus dem Flashrom zu lesen! Selbst das Überspielen der EKG-Daten auf eine Festplatte stellt keinen Zeitfaktor dar.
- Exakter Frequenzgang! Es treten keinerlei Signalverzerrungen und Amplitudenschwankungen (schwankende Kalibrierung) auf (▷ Problematik der Aufzeichnungsmethoden)!
- Geringer Wartungsaufwand, da keine Mechanik vorhanden.

Nachteile

- Hoher Anschaffungspreis.
- *Nur* mit dem eigenen Analysesystem verwendbar.
- Es können nur Rekorder des Systemherstellers verwendet werden.
- Aufgrund der technischen Unzulänglichkeit bei der Speicherleistung (Stand 1995) muß das Langzeit-EKG unter Umständen verlustbehaftet datenreduziert werden (▷ Datenreduktion, Datenkompression).
- Die Aufnahme-Dauer beschränkt sich auf maximal 24 h.

- Während der Aufnahme auftretende, rekorderbedingte Fehler sind meist kaum nachvollziehbar.
- Die EKG-Rohdaten sind in der Regel schlecht transferierbar (die Karten sind sehr teuer!) (▷ Auswertegemeinschaft). Die Karten und Programme der verschiedenen Hersteller sind bisher nicht kompatibel.
- Bei manchen Systemen kann das Langzeit-EKG nur an der Analyseeinheit angelegt werden, da dem Rekorder erst Programm- und/oder Patientendaten eingegeben werden müssen.

Rekorder mit diskontinuerlicher Aufzeichnung

Mit Beginn dieser Technik bestand das gesamte Langzeit-EKG-System nur noch aus einem Rekorder und einem Drucker, die durch eine Verbindungseinheit (Interface) miteinander verbunden wurden. Der Rhythmus und die aufgetretenen Extrasystolien wurden als ▷ Trend/Histogramm und als numerische Tabelle im Rekorder abgespeichert. Zusätzlich hatten diese Rekorder die Funktion, wichtige EKG-Passagen zweikanalig in 25 mm/s Schreibgeschwindigkeit aus der ▷ Echtzeit-Analyse herauszunehmen und separat abzuspeichern. Zum Verhängnis wurde diesen Systemen die zu geringe Rechen- und Speicherkapazität. Die Folge war eine mangelhafte Analysegenauigkeit und die fehlende Möglichkeit einer umfassenden EKG-Kontrolle, da die geringe Speicherfähigkeit keine permanente Zweikanal-EKG-Speicherung zuließ. Die wenigen EKG-Beispiele, die der Rekorder dem Auswerter zur Verfügung stellte, waren unmittelbar mit der Analysegenauigkeit verbunden. Besaß das EKG eine schlechte Qualität, bestanden die gespeicherten Beispiele nur aus Artefakten und die dazugehörigen Tabellen waren nicht mehr zu interpretieren.

Dieses Aufnahmekonzept mit solch gravierenden Nachteilen konnte sich nicht durchsetzten. Um aber den Vorteil der schnell verfügbaren Analyse nicht ganz aufzugeben, wurde damit begonnen, mit verschiedenen Mischkonzepten zu arbeiten. Es wurden Rekorder entwickelt, die

- neben einer herkömmlichen ▷ Echtzeit-Analyse noch ein Band mitlaufen lassen, um das Langzeit-EKG in seiner vollen Länge mit zwei Kanälen *analog* aufzuzeichnen;
- neben einer herkömmlichen Echtzeit-Analyse noch ein Band mitlaufen lassen, um das Langzeit-EKG in seiner vollen Länge mit zwei Kanälen *digital* aufzuzeichnen;
- eine herkömmliche Echtzeit-Analyse durchführen und das Langzeit-EKG in seiner vollen Länge mit zwei Kanälen digital aber stark verlustbehaftet im Festkörperspeicher aufzeichnen (▷ Datenkompression, Datenreduktion).

Somit konnte die Bedingung der vollständigen Kontrolle erfüllt werden. Die Nachteile bestehen aber darin, daß zum einen wieder eine Analyseeinheit gebraucht wird und zum anderen sich der Rekorder durch den höheren technischen Aufwand in seinem Volumen vergrößert. Durch den höheren technischen Aufwand sind die Rekorder entsprechend teuer. In Verbindung mit Magnetbändern übernehmen diese Redorder wieder die Nachteile von Magnetbändern (▷ Kassetten).

Mit dem Fortschritt im Hinblick auf die Speichertechniken (Chipkapazität), ist wohl damit zu rechnen, daß in näherer Zukunft Langzeit-EKG-Systeme entwickelt werden, welche sowohl On-line analysieren (▷ Echtzeit-Analyse) als auch eine komplette, verlustfreie digitale Speichermöglichkeit bieten. Solche Systeme müssen auf alle Fälle den Qualitätsstandard herkömmlicher Langzeit-EKG-Systeme erfüllen.

Analoge Aufzeichnungstechniken

Für die Aufzeichnung eines elektronischen Signals wird vom Rekorder eine Trägerschwingung (Hf) als Grundsignal erzeugt. Diese Trägerschwingung wird dann entsprechend dem Eingangssignal (Nf) – in unserem Fall einem EKG – moduliert und auf ein Magnetband übertragen. Dafür stehen zwei Modulationstechniken zur Verfügung (Abb. 140):

Frequenz-Modulation (FM-Aufzeichnung)

Bei dieser Technik wird die Trägerschwingung in ihrer Frequenz verändert (moduliert).

Tritt bei dem Nutzsignal ein positiver Wellenberg auf, wird die Frequenz der Trägerschwingung entsprechend des Wertes des Nutzsignals angehoben. Im Wellental des Nutzsignals wird die Frequenz der Trägerschwingung entsprechend des Wertes des Nutzsignales reduziert.

Der Vorteil dieser Aufnahmetechnik besteht in der hohen Signaltreue bei der Wiedergabe des Nutzsignals.

Der Nachteil der Frequenzmodulation besteht darin, daß vorausgesetzt wird, daß das Aufnahmemedium – in unserem Falle das Magnetband – die Signale exakt übernimmt. Die große Schwierigkeit liegt darin, daß die Bewegung des Magnetbandes aufgrund des großen Mechanikanteiles nicht hun-

dertprozentig exakt verläuft. Dies führt dazu, daß gerade die niedrigfrequenten Anteile des EKG (z.B. die ST-Strecke) z.T. erheblich verzerrt (verfälscht) werden. Einen großen Vorteil bieten daher digital aufzeichnende Rekorder.

Amplituden-Modulation (AM-Aufzeichnung)

Bei dieser Technik wird die Trägerschwingung in ihrer Amplitude (Größe) verändert (moduliert).

Tritt bei dem Nutzsignal ein positiver Wellenberg auf, so wird die Amplitude der Trägerschwingung entsprechend des Wertes des Nutzsignals vergrößert. Im Wellental des Nutzsignals wird die Amplitude der Trägerschwingung entsprechend des Wertes des Nutzsignals verkleinert.

Der Vorteil dieser Aufnahmetechnik besteht darin, daß geringe Gleichlaufschwankungen des Magnetbandes nicht automatisch zu Verzerrungen des aufgenommenen Nutzsignals führen, da die Frequenz der Trägerschwingung keine Rolle mehr spielt.

Nachteilig wirkt sich die Amplitudenmodulation bei der Wiedergabe des Nutzsignals aus. Gerade die unteren Frequenzen (z.B. für die ST-Strecke) werden nicht so exakt wiedergegeben wie bei einer frequenzmodulierten Aufnahme.

Datenkompression, Datenreduktion

Ein Grundproblem digital aufzeichnender Langzeit-EKG-Rekorder ist die bis heute zu geringe Speicherkapazität*.

Ein Beispiel soll dies verdeutlichen:
Bei einem Langzeit-EKG, welches über 24 h kontinuierlich und mindestens zweikanalig aufgenommen werden soll, liegt eine Abtastrate von 400 Hz an. Daraus ergibt sich eine Gesamtdatenmenge von

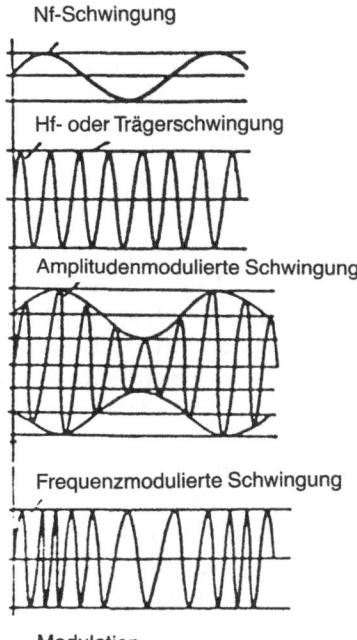

Nf-Schwingung

Hf- oder Trägerschwingung

Amplitudenmodulierte Schwingung

Frequenzmodulierte Schwingung

Modulation

Abb. 140. *Modulationstechniken.* Das Nutzsignal (Nf-Schwingung) soll auf ein Speichermedium (z.B. Magnetband) übertragen werden. Dazu wird eine Trägerschwingung (Hf-Schwingung) entsprechend moduliert (verändert): Bei der Amplitudenmodulation (AM) wird die Größe der Trägerschwingung (Amplitude) verändert, bei der Frequenzmodulation (FM) wird die Frequenz der Trägerschwingung verändert.

---

* Im Grunde gibt es heute schon passende digitale Aufzeichnungsmethoden, die es erlauben, bis zu 4 Gigabyte abzuspeichern. Ein solches Aufnahmeverfahren wird im Audio-Bereich bei den DAT-Bändern (digitale Kassetten) verwendet. Es ist aber im Bereich der Langzeit-Elektrokardiographie noch kein Trend in diese Richtung erkennbar.

rund 86.000.000 Byte (86 Megabyte). Diese Datenmenge original abzuspeichern wäre im Prinzip auch
möglich, würde aber einen entsprechend großen
Rekorder mit der entsprechenden Anzahl von Speicherchips erforderlich machen. Die Folge wäre ein
Rekorder, der im Volumen zu groß und im Preis viel
zu hoch wäre. Um diese Probleme zu umgehen, wurden Methoden entwickelt, die in der Lage sind,
diese enorme Datenmenge digital zu erfassen: die
Datenkompression und die *Datenreduktion*. Korrekterweise wird von einer *verlustfreien Kompression* und von einer *verlustbehafteten Kompression*
gesprochen.

Eine *verlustfreie Datenkompression* besteht aus
einem ▶ Algorithmus, der eine Summe von Daten
so komprimiert, daß ein Entkomprimieren wieder
exakt die ursprüngliche Datenfolge entstehen läßt.

Eine *verlustbehaftete Datenkompression (-reduk-
tion)* reduziert die Datenmenge *nur auf das wesentliche*, um es beim Entkomprimieren in einer *annä-
hernden Form* wieder zusammenzusetzen.

Als Beispiel soll folgender Satz mit 44 Zeichen
sowohl komprimiert als auch reduziert werden:

Reinen Wein einzuschenken, reicht nicht aus.

Die einfachste *Datenkompression* besteht darin,
die Leerzeichen wegzulassen:

ReinenWeineinzuschenken,reichtnichtaus.

Der Satz besteht nur noch aus 39 Zeichen. Definiert man für bestimmte Buchstabenfolgen eine
Zahl, so läßt sich der Satz noch weiter komprimie-
ren:
definiere: ein=1, en=2, icht=3:

R12W11zusch2k2,re3n3aus.

Der Satz besteht nach dieser Kompression nun-
mehr aus 24 Zeichen, von ursprünglich 44. Entkomprimiert man diese Zeichenfolge in umgekehrter
Reihenfolge, so erhält man wieder den vollständigen (verlustfreien) Satz.

Anders bei einer *verlustbehafteten Datenkompression*. Werden bei dem selben Satz die Leerzeichen, das letzte Wort, das Komma und der Punkt

entfernt, bleiben nur noch 34 von ursprünglich 44
Zeichen:

ReinenWeineinzuschenkenreichtnicht

Wird bei den längeren Wörtern die Endsilbe entfernt, entsteht eine Zeichenfolge von nur noch 28
Zeichen.

ReinWeineinschenkreichtnicht

Der Sinn des Satzes bleibt so gerade noch erhalten. Wird die Datenreduktion noch zusätzlich mit
einer zusätzlichen Datenkompression kombiniert,
entsteht eine Zeichenfolge mit nur noch 15 Zeichen:

R1W11sch2kre3n3

Es wurden vom ursprünglichen Satz mit seinen 44
Zeichen 29 Zeichen (= 66 %) gespart. Entscheidend ist aber, daß die letzte Zeichenfolge zwar wieder entkomprimiert, aber niemals wieder vervoll-
ständigt werden kann, weil das letzte Wort, das
Komma, der Punkt und die Endsilben nicht gespeichert worden sind!

Für eine verlustfreie online Datenkompression
stehen inzwischen gute und wirkungsvolle Algorithmen zur Verfügung. Einer dieser Algorithmen ist
das *„Adaptierte Delta-Puls-Code-Modulationsver-
fahren"* (ADPCM-Verfahren). Dieses Datenkom-
pressionsverfahren vergleicht ständig (online) die
aktuellen Daten mit den schon gespeicherten. Finden nun Datenwiederholungen statt (z.B. gleiche
EKG-Anteile), so werden diese entsprechend codiert
und abgespeichert (siehe Beispiel oben). Anders
ausgedrückt, es werden nur die sich veränderten
EKG-Anteile mehr oder weniger komplett gespeichert. Der einzige Nachteil dieses Verfahrens beruht
auf der Voraussetzung einer gewissen Signalstabilität. Ist das Signal aber anhaltend instabil (z.B. ständige Artefakte), wächst die Datenmenge rapide an.
Der Datenspeicher ist unter Umständen vorzeitig
voll.

Noch wirkungsvoller sind *fraktale Kompressions-
verfahren*. Diese arbeiten indirekt verlustbehaftet.
Das Grundprinzip dieser Verfahren liegt in einer
variablen Abtastrate. Nimmt am Beginn eines QRS-

Komplexes die Größe des Signals zu, wird mit einer hohen Abtastrate gearbeitet. Ist das Signal gering, wie bei der isoelektrischen Linie (▶ Definitionen im EKG), wird mit einer geringeren Abtastrate gearbeitet. Einzig problematisch ist die Definition der Abtastrate, d.h. ab welcher Signalgröße der Rekorder mit einer höheren Abtastrate arbeiten soll. Wird das Signal zu klein gewählt, werden zu viele Daten gesammelt, da der Rekorder jede kleinste Signalveränderung hochfrequent abtastet. Wird das Signal zu groß gewählt, wird das EKG zu grobmaschig abgetastet. Ein weiterer Nachteil der niedrigfrequenten Abtastung besteht in der Möglichkeit, daß kleine Signale, die zwischen die Abtastpunkte fallen, übersehen werden.

Andere direkt verlustbehaftete Datenkompressionen arbeiten mit bestimmten Erkennungsmerkmalen im EKG. Hierbei werden in dem Kompressionsalgorithmus bestimmte EKG-Phasen definiert, welche der Rekordercomputer *vor* der Aufnahme erkennen muß. In der Regel werden folgende drei Verfahren eingesetzt:

- Es wird nur der QRS-Komplex verlustfrei übernommen und reduziert, das restliche EKG wird verlustbehaftet übernommen.
- Es werden nur bestimmte, für das *Analysesystem* wichtige EKG-Anteile, verlustfrei abgespeichert (z.B. ST-Strecke, QRS-Komplex), der Rest wird verlußtbehaftet gespeichert.
- Der Rekorder bestimmt jeden einzelnen Komplex, speichert ihn unter einer bestimmten Kategorie ab und entkomprimiert anschließend die QRS-Gruppen wieder zum ursprünglichen EKG.

Ganz gleich wie es gemacht wird, es gehen immer gewisse Daten verloren. Die restlichen Daten werden anschließend vom Computer wieder *gemittelt* entkomprimiert. Diese Art der Datenkompression/-reduktion ist jedoch sehr fragwürdig, da von dem Rekorder verlangt wird, selber nach seinen, für ihn wichtigen Daten zu suchen (▶ Validierung).

7.2 Rekorderspezifikationen

Kauf eines Rekorders

Um einem Rekorder einen Stellenwert in bezug auf seine Güte und Funktionsweise geben zu können, sind verschiedene Parameter nötig. Dazu gehören nicht nur die Elektronik, die von einem Laien kaum einzuschätzen ist, sondern auch Faktoren eher unscheinbarer Art, wie z.B. Gehäuse, Wartungsfreundlichkeit, Akkutauglichkeit, Systemkompatibilitäten, Handhabbarkeit u.v.m..

Grundsätzlich sollte beim Kauf eines Rekorders von dem eigenen bzw. dem zur Verfügung stehenden Analysesystem ausgegangen werden, denn nicht alle Rekorder sind für alle Systeme tauglich, da die einzelnen Hersteller ihre Rekorder mit zusätzlichen Bauteilen ausstatten, ohne die bestimmte Funktionen nicht auszuführen wären (z.B. spezielle Schrittmacherkanäle für eine Schrittmacheranalyse). Desweiteren sollte man sich darüber im Klaren sein, was man von einem Rekorder erwartet. Die hier angeführten technischen Daten und Bauteile sollen einen Überblick über die heute allgemein verwendete Technik geben. Diese Spezifikationen beziehen sich dabei nicht auf einen bestimmten Langzeit-EKG-Rekorder. Der Autor hat sich bemüht, die aktuell besten Werte von verschiedenen Rekordern herauszusuchen.

Technische Daten und Bauteile

Spezifikation	Erklärung
EKG-Kanäle (2 und/oder 3)	Mindestvoraussetzung sind 2 Kanäle. Manche Rekorder sind mit beiden Optionen (2 + 3) zu haben (umschaltbar).

Spezifikation	Erklärung
Aufzeichnungsdauer (mind. 24 h)	Bei analogen Rekordern wird die automatische Aufzeichnungsdauer meist über die Kassettenlänge geregelt (60er, 120er usw.). Neuerdings gibt es auch Rekorder, bei denen die Aufzeichnungsdauer eingestellt werden kann. Diese Rekorder schalten dann automatisch ab. Bei digitalen Rekordern geht sie bisher nicht über 24 h hinaus.
Aufnahmegeschwindigkeit (*Bandgeschwindigkeit*) (1 mm, 1,5 mm oder 2 mm/s)	Die Aufnahmegeschwindigkeit hat nur für analoge Rekorder eine Bedeutung. Sie beschreibt die Vorlaufgeschwindigkeit des Magnetbandes. Technisch gesehen wäre es sinnvoll, eine möglichst hohe Geschwindigkeit zu wählen, um das Grundrauschen des Magnetbandes besser zu unterdrücken. Die Regel ist aber eine Vorlaufgeschwindigkeit von 1 mm/s.

Wichtig

Die Aufzeichnungsgeschwindigkeit des Rekorders muß immer auf das Einleselaufwerk des Analysesystems abgestimmt sein. Manche Analysesysteme haben deshalb die Option, über das Programm die passende Aufnahmegeschwindigkeit einzustellen.

| *Kalibrierung* (1 Hz (60/min), 1 mV 100 ms Rechtecksignal) | Das Kalibrierungssignal muß auf allen Kanälen erscheinen. Die Länge der Kalibrierung schwankt je nach Hersteller zwischen 8 und 15 min und die Kalibrierungsfrequenz zwischen 60 und 120 Impulse/min. Die Kalibrierung kann verschieden ausgelöst werden: |

- manuell durch eine spezielle Kalibrierungstaste (liegt die Taste außen am Rekorder, so besteht die Gefahr der Selbstauslösung während der Aufzeichnung durch den Patienten);
- beim Einlegen der Batterie;
- durch Andrücken des Tonkopfes;
- durch reguläres Einschalten über einen Schalter.

Wichtig

Während der Kalibrierung wird kein EKG aufgezeichnet. In dieser Zeit kann also keine Ableitungskontrolle gemacht werden. Vereinzelt gibt es Rekorder, die bei Betätigung der Ereignistaste den Kalibrierungsvorgang unterbrechen. Bei kurzen Kalibrierungszeiten sollte der Vorspann der Kassette vorgespult werden.

| *Zeitkanal (Zeitspur)* (32 Hz) | Ein separater Kanal auf dem Magnetband, auf welchem eine bestimmte Grundfrequenz aufgezeichnet wird. Das Analysesystem kontrolliert diese Frequenz und erkennt so Gleichlaufschwankungen (durch Schwankungen der Frequenz) während der Langzeit-EKG-Aufnahme. Diese Funktion kann nur in Verbindung mit dem passenden Analysesystem genutzt werden. Digitale Rekorder benötigen diese Art der Information nicht. |

Spezifikation	Erklärung

Schrittmacherkanal
(Schrittmacherspur)
(0,2 – 2,0 ms 0,2 mV)

Ein separater Kanal auf dem Magnetband, auf welchem die Schrittmacher-spikes, die von dem Rekorder *erkannt* worden sind, gesondert aufgenommen werden. Dabei werden in der Regel Spikes von mindestens 0,2 ms Dauer und mindestens 0,20 mV detektiert. Eine Schrittmachererkennung findet nur dann statt, wenn der Rekorder mit einem speziellen Schrittmachermodul aus-gestattet ist! Der Schrittmacherkanal kann nur in Verbindung mit dem passenden Analysesystem genutzt werden. Digitale Rekorder speichern die Schrittmacherspikes ebenfalls gesondert ab.

Frequenzfilter
Frequenzbereich
(0,01 – 250 Hz)

Der Frequenzbereich eines Rekorders gibt an, welche Frequenzanteile des Nutzsignals (EKG) aufgezeichnet werden. Frequenzen des Nutzsignals, die außerhalb dieser Angabe liegen, werden von dem Frequenzfilter herausgefil-tert. Dieser Filter ist notwendig, um hochfrequente Störsignale aus der Auf-nahme herauszuhalten. Andererseits gehen auch Signale verloren, die für eine Aufnahme unter Umständen nötig wären (u.U. bestimmte Schrittma-cherspikes (▶ bipolare Stimulation).
Sollte ein Rekorder gewählt werden, der ein höheres Frequenzspektrum zu-läßt, kann davon ausgegangen werden, daß die Güte des EKG-Signals, im Vergleich zu einem Rekorder mit einem niedrigeren Frequenzspektrum, bes-ser sein wird. Vor dem Kauf eines hochfrequent aufzeichnenden Rekorders sollte abgeklärt werden, ob das entsprechende Analysesystem mit den hoch-frequenten Anteilen korreliert. Diverse Programme sind darauf abgestimmt, daß sie bestimmte Frequenzbereiche als Artefakt definieren.

Eingangsimpedanz
(2,5 – 11 Megaohm)

Die Eingangsimpedanz hat, ähnlich dem Frequenzfilter, eine Filterfunktion. Sie filtert nicht die Störfrequenzen, sondern das niedrigamplitudige Grund-rauschen bzw. die niedrigamplitudigen Grundsignale heraus. Wird dieser elektrische Widerstand nicht vorgeschaltet, besteht die Gefahr, daß auf dem EKG ein unregelmäßiger Dauerbrumm erscheint (▶ Artefakte). Dies hätte zur Folge, daß kleine Nutzsignale (z.B. P-Welle, Vorhofflattern/-flimmern) bis zur Unkenntlichkeit überlagert würden.
Die Eingangsimpedanz wird entweder im Rekorder und/oder durch das vor-geschaltete Langzeit-EKG-Kabel bestimmt. Dieser Faktor ist von großer Be-deutung. Je nachdem, wie und wo die Eingangsimpedanz geschaltet ist, muß auf das richtige ▶ Kabel geachtet werden!

Abtastrate (Sampling Rate)
(800 Hz)

Dieser Wert gilt nur für digitale Rekorder. Er gibt an, mit welcher Frequenz das EKG abgetastet wird. Grundsätzlich gilt, je höher die Abtastrate, desto exakter die EKG-Wiedergabe (▶ Datenkompression, Datenreduktion!).

Eingangsbereich
(Dynamischer Bereich)
(7 mV)

Der Eingangsbereich definiert den Wert, den der Rekorder aufzunehmen ver-mag. Liegt ein Wert im EKG oberhalb dieses Grenzwertes, wird das Signal nicht oder verzerrt aufgezeichnet.

Spezifikation	Erklärung
Speicherkapazität *(Speicherplatz)* (20 (40) Megabyte)	Bei digitalen Rekordern steht dieser Wert für die Größe des Speicherplatzes. Mit dieser Kapazität sollte das gesamte mindestens zweikanalige EKG über mindestens 24 h abgespeichert werden können. Abzuklären ist, ob es sich bei dem Rekorder um eine verlustbehaftete ▶ Datenkompression handelt.
Defibrillationstauglichkeit	Die Defibrillationstauglichkeit eines Langzeit-EKG-Rekorders ist von großer Bedeutung. Ist der Rekorder im Fall einer Defibrillation nicht defibrillationstauglich, kann er anschließend ausgesondert werden, da die gesamte Elektrik zerstört wurde.
Temperaturbereich (0 – 45 °C)	Der für einen Langzeit-EKG Rekorder (0 – 45 °C) bemessene Temperaturbereich ist ein nicht zu unterschätzender Faktor. Gerade bei Patienten, die den Rekorder mit nach Hause nehmen, ist der Rekorder z.T. sehr extremen Temperaturen und Temperaturdifferenzen ausgesetzt (innen – außen, Sonne – Schatten).
Eingangsverstärker (automatisch)	Der Eingangsverstärker verstärkt das abgenommene EKG-Signal so weit, daß es für den Rekorder zu verwerten ist. Bei manchen Rekordern ist diese Verstärkung fest eingestellt, andere wiederum passen die Verstärkung der Größe des eingehenden Signals an. Vorteil: Je weniger verstärkt werden muß, desto weniger wird das Signal von der Elektronik verzerrt.
Gleichlaufkontrolle (automatisch)	Da es sich bei analogen Rekordern um Aufzeichnungsgeräte mit sehr hohem mechanischen Anteil handelt, unterliegt die Aufzeichnung entsprechenden reibungsbedingten Gleichlaufschwankungen. Gute Rekorder haben deshalb eine automatische Gleichlaufkontrolle, die auf elektronischem Wege den Gleichlauf stabil hält.
Gewicht (Analogrekorder inkl. Batterie und Kassette: 328 g Digitalrekorder inkl. Batterie: 265 g)	Das Gewicht ist ein eher zu vernachlässigender Faktor. Dennoch ist zu bedenken, daß Metallausführungen (Aluminium) bedeutend stabiler sind als Vollkunststoffrekorder. Außerdem gilt, je größer die Masse des Rekorders, desto stabiler der Gleichlauf.
Ereignismarkierung (Taste am Rekorder, Signal verzögert)	Die Ereignismarkierung ist ein künstliches Signal im aufgezeichneten Langzeit-EKG. Dem Patienten wird damit ermöglicht, beim Auftreten eines subjektiv verspürten Ereignisses durch Drücken der entsprechenden Taste, dieses auf der Aufnahme zu markieren. Bessere Rekorder verzögern dieses Signal noch für einen Augenblick, um zu verhindern, daß das Markierungssignal in ein pathologisches EKG hineinfällt.

Spezifikation	Erklärung
Statusmarkierung (Autostop)	Neuere Rekordergenerationen besitzen die Option, bei Abbruch einer Langzeit-EKG-Aufnahme den Abbruchgrund mit anzugeben. Hierfür wird ein bestimmter Code auf der Aufnahme hinterlassen, der aussagt, ob • manuell ausgeschaltet, • automatisch ausgeschaltet wurde oder • eine erschöpfte Batterie Grund des Abbruches war. Um den Rekorder zu entlasten und zu schonen, wurde manchen Rekordern eine „Autostop"-Funktion eingebaut. Diese schaltet den Rekorder automatisch ab, sobald das Ende des Bandes (eingegebene Zeit) erreicht ist.
Batterietest (vor und/oder während der Aufnahme)	Diverse Rekorder besitzen eine interne Batteriekontrolle. Diese zeigt entweder den Batteriestatus vor der Aufnahme an oder kontrolliert die Betriebsspannung während der Aufnahme und schaltet rechtzeitig den Rekorder ab. Hierdurch wird verhindert, daß es zu ▶ Gleichlaufschwankungen aufgrund einer abgefallenen Stromspannung kommt.
Rekorderuhr	Die Rekorderuhr spielt in der Regel nur dann eine Rolle, wenn durch sie die Anfangszeit des Langzeit-EKG auf der Aufnahme gespeichert wird. Das *dazugehörige* Analysesystem übernimmt dann automatisch die Anfangszeit des Langzeit-EKG.
Adapteranschluß	Jeder Rekorder, egal ob digital oder analog, muß einen Eingang für den EKG-Adapter besitzen. Der ▶ EKG-Adapter ermöglicht es, das abgeleitete EKG auf ein reguläres Standard-EKG-Gerät zu übertragen und auszudrucken.
Selbsttest; Aufzeichnungskontrolle	Der Selbsttest eines digitalen Rekorders findet meist zu Anfang der Aufzeichnung statt. Dieser ermittelt u.a. die Batteriespannung und EKG-Signalqualität und führt programmspezifische Tests durch.
Rekorderanalyse	Unter einer digitalen Rekorderanalyse versteht man eine Summe von automatischen Programmabläufen wie z.B.: ▶ Echtzeit-Analyse, ▶ Datenreduktion, ▶ digitale Analyse, ▶ diskontinuierliche Analyse u.v.m..
Motor und Getriebe (Direktantrieb)	Der Motor und das Getriebe sind das Herzstück eines analogen Rekorders. Hier gelten Bedingungen, die von der HiFi-Technik weit entfernt sind. Die Gleichlaufschwankungen dürfen 1/1000stel nicht überschreiten. Dabei haben Motoren mit Direktantrieb bedeutend bessere Chancen. Bei Direktantrieb fallen Verschleißteile – wie z.B. Gummiriemen – aus dem Wartungsbereich.
Datensichtfenster („On-line-Beobachtung")	Digitale Rekorder werden zunehmend mit einem Datensichtfenster ausgestattet. Hierbei handelt es sich um eine Flüssigkeitskristallanzeige, auf welcher Patientendaten, Aufzeichnungsdaten und sogar das EKG aufgezeigt werden. Eine ständige EKG-Kontrolle ist so leicht möglich.

7.3 Rekorderteile und deren Wartung

Tonkopf

Der Tonkopf überträgt das vom Rekorder aufgenommene und aufbereitete Nutzignal (EKG) auf das Magnetband (Kassette). Dies geschieht mittels kleiner Magnete (Elektromagnete), die sich unter den Tonkopfspuren befinden. Während das Magnetband mit einer bestimmten Geschwindigkeit (▷ Technische Daten und Bauteile) am Tonkopf vorbeiläuft, wird dieses entsprechend magnetisiert.

Das umgekehrte Prinzip wird beim Abspulen bzw. Einlesen eines Bandes verwendet. Das Band streicht am Tonkopf vorbei und übergibt die auf

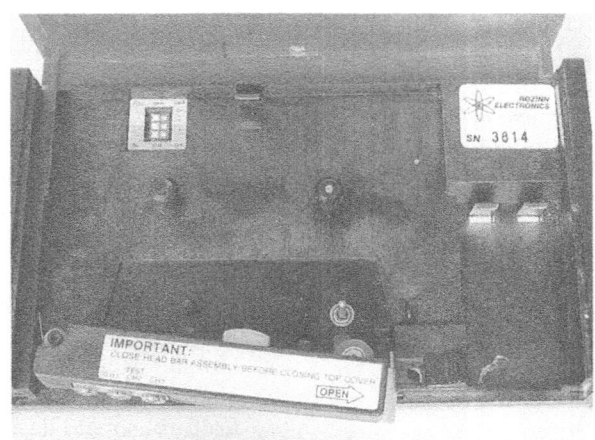

Abb. 142. *Innenansicht des Analogrekorders Rozinn 151.* In der Mitte die beiden Spulkerne, wobei sich der Antriebsriemen der Wickeleinheit im Gehäuse befindet. Der Tonkopf und die Andruckwalze sitzen auf einem schwenkbaren Arm, welcher an die Kapstanstange gedrückt wird. Durch das Andrücken des Armes wird der Rekorder eingeschaltet. Links am Schwenkarm sind drei Buchsen für den EKG-Adapter angebracht. Rechts befindet sich das Batteriefach, links oben drei Schalter für das einzelne Zuschalten der jeweiligen EKG-Ableitung. Das EKG-Stammkabel wird an der Rekorderseite angeschraubt. Die Uhr und der Ereignisknopf befinden sich an der Rekorderseite. Das Gehäuse sowie die Grundplatine sind aus Kunststoff gefertigt.

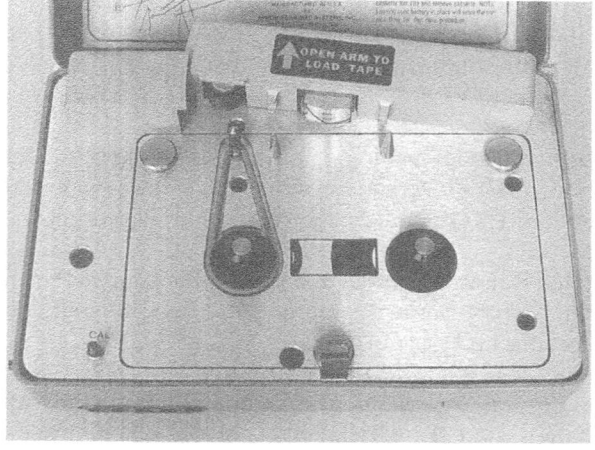

Abb. 141. *Innenansicht des Analogrekorders ACS 8500.* In der Mitte die beiden Spulkerne, wobei die Wickeleinheit über die Kapstanstange und durch einen außen liegenden Riemen angetrieben wird. Der Tonkopf und die Andruckwalze sind in einem schwenkbaren Arm fixiert (hier in geöffneter Position). Links unten ein Knopf zum manuellen Kalibrieren. Die Grundplatine sowie das Gehäuse sind aus Aluminium gefertigt. Das Batteriefach und die Schalter für Uhr und Betrieb (EIN/AUS) befinden sich in einem Fach auf der Rückseite des Rekorders. Die Elektrodenkabel werden einzeln an der Rekorderseite mit einem Raststecker befestigt (siehe Abb. 144). Der Anschluß für den EKG-Adapter befindet sich an der Seite. (vgl. Abb. 116). Die Uhr und der Ereignisknopf befinden sich an der Rekorderseite.

dem Magnetband gespeicherten Signale wieder an den Tonkopf. Dieser wandelt dann mit Hilfe der Magnetspulen die magnetischen Informationen in elektrische Signale um, die dann vom Analysesystem übernommen werden können.

So simpel dieses Verfahren auch klingt, es birgt manche Komplikationen:

● Die Signale werden nur dann exakt auf- und abgenommen, wenn das Magnetband absolut *spurentreu* an dem Tonkopf vorbeiläuft. Unter Spurentreue versteht man, daß die einzelnen Spuren des Tonkopfes exakt und winkelrecht über den magnetisierten Spuren des Bandes verlaufen. Ist der Tonkopf verdreht oder verschoben, läuft das Magnetband nicht mehr spurentreu über den Tonkopf. Es kommt zu mehr oder weniger starken Verzerrungen.

- Da der Tonkopf ständig elektromagnetischen Wechselwirkungen ausgesetzt ist, kommt es mit der Zeit zu einer *Selbstmagnetisierung* des Tonkopfes. Überschreitet diese Selbstmagnetisierung ein bestimmtes Maß, werden die Signale nicht mehr getreu auf- und abgenommen.
- Das Hauptproblem, unter dem alle Tonköpfe zu leiden haben, ist die Reibung an der Tonkopfoberfläche durch das Magnetband. Da alle Magnetbänder mehr oder weniger weiche Magnetschichten (▶ Magnetband) besitzen, kommt es, zusammen mit den Schmutz- und Fettpartikeln auf der Bandoberfläche, zu einer *Tonkopfverschmutzung*.

Ist die Einstellung der Spurentreue und die Entmagnetisierung des Tonkopfes Sache eines fachkundigen Kundendienstes (Service), so kann eine *Tonkopfreinigung* vom Anwender selber durchgeführt werden.

Reinigung des Tonkopfes

- Gerät ausschalten!
- Mit einem leicht alkoholgetränkten Wattestäbchen wird die Tonkopfoberfläche vorsichtig abgerieben.
- Mit einem trockenen Wattestäbchen wird die Oberfläche vorsichtig trockengerieben. Es sollten keine Schlieren mehr auf dem Tonkopf sichtbar sein.

Für die Anwendung

- Tonkopf nie mit den Fingern berühren!
- Tonkopf nie mit Metallgegenständen berühren!
- Tonkopf nie in Kontakt oder in Wirkungsbereiche von Magneten (Löschmagnete!) bringen!
- Nie am Tonkopf herumrütteln oder herumschrauben!
- Das Reinigen des Tonkopfes sollte je nach Benutzungsgrad, etwa alle vier Wochen routinemäßig durchgeführt werden.
- Nicht nur der Tonkopf des Rekorders muß gereinigt werden, sondern auch der Tonkopf des Laufwerkes am Analysesystem!

Andruckwalze, Kapstanstange

Die Kapstanstange zieht zusammen mit der Andruckwalze das Band mit einer entsprechenden Geschwindigkeit (▶ Technische Daten und Bauteile) über den Tonkopf (vgl. Abb. 141/142). Die Kapstanstange hat dabei direkten Kontakt zu Motor und Getriebe, während die Andruckrolle das Magnetband an die Kapstanstange drückt und somit einen Bandtransport ermöglicht. Der Vorteil des Zusammenspiels zwischen Kapstanstange und Andruckrolle besteht darin, daß Motor, Getriebe und somit die Kapstanstange sich ständig und unabhängig von der Kassette drehen können. Dies verhindert eine Gleichlaufschwankung beim Starten der Kassette und stabilisiert somit die Aufnahmegeschwindigkeit.

Folgende Komplikationen können u.U. auftreten:
- Durch ein ausgeleiertes Lager kann die Kapstanstange unsauber und somit ungleichmäßig laufen.
- Durch grobe Kräfte kann sich die Kapstanstange verbiegen (z.B. gewalttätiges Einlegen bzw. Herausnehmen der Kassette).
- Verschleißbedingtes Abnutzen der Andruckwalze.
- Verunreinigungen auf der Andruckwalze und Kapstanstange.

Wie beim Tonkopf, so bedürfen die mechanischen Probleme der Hände eines Fachmannes. Das Reinigen der Andruckwalze kann vom Anwender durchgeführt werden.

Reinigung der Andruckwalze

- Gerät einschalten und Andruckwalze an Kapstanstange bringen.
- Mit einem *leicht* alkoholgetränkten Wattestäbchen wird die sich drehende Andruckrolle vorsichtig abgerieben. Am zweckmäßigsten hinter der Kapstanstange in Laufrichtung der Walze.
- Mit einem trockenen Wattestäbchen wird die Oberfläche vorsichtig trockengerieben.
  Vorsicht
  Die Walze stets vorsichtig behandeln. Das weiche Gummi wird beim Reinigen mit abgerieben!

- Andruckwalze und Kapstanstange nie mit den Fingern berühren!
- Andruckwalze und Kapstanstange nie mit Metallgegenständen berühren!
- Nie an Andruckwalze und Kapstanstange herumrütteln oder herumschrauben!
- Das Reinigen von Andruckwalze und Kapstanstange sollte etwa alle vier Wochen routinemäßig durchgeführt werden.
- Nicht nur die Andruckwalze und Kapstanstange des Rekorders muß gereinigt werden, sondern auch die Andruckwalze und Kapstanstange des Laufwerkes beim Analysesystem!

Gummiriemen

Gummiriemen spielen nicht bei allen Rekordertypen eine Rolle. Sie werden vielfach bei der Übertragung der Motorkraft auf die Kapstanstange und bei der Übertragung der Antriebskraft auf die Wickelspule des Laufwerkes verwendet (vgl. Abb. 141). Jeder Gummiriemen unterliegt einem gewissen Verschleiß und wird mit der Zeit rissig, brüchig und/oder verliert an Zugkraft.

Aus diesem Grund haben die verschiedenen Hersteller diverse Vereinfachungen entwickelt:

- Der Antriebsriemen für die Kapstanstange wurde durch einen Direktantrieb des Motors ersetzt. Der Direktantrieb läuft auch exakter als ein Riemenantrieb.
- Die Kraftübertragung auf die Wickelspule wurde durch einen Direktantrieb ersetzt.
- Die Kraftübertragung auf die Wickelspule wurde nach außen verlegt. Der Gummiriemen läuft nicht mehr im Gerät, sondern unter der Kassette und ist somit für den Anwender erreichbar (vgl. Abb. 141).

Das Reinigen oder Ersetzen von Gummiriemen im Gerät sollte dem Service-Fachmann überlassen werden. Liegt der Riemen außen am Gerät, kann er mühelos gereinigt und/oder ausgetauscht werden.

- Gerät ausschalten!
- Mit einem *leicht* alkoholgetränkten Wattestäbchen wird der Gummiriemen vorsichtig abgerieben.
- Mit einem trockenen Wattestäbchen wird der Gummiriemen vorsichtig trockengerieben.
  Vorsicht
  Den Gummiriemen stets vorsichtig behandeln, da immer ein wenig Gummi beim Reinigen mit abgerieben wird! Wird das Gummi beim Reinigen zu sehr strapaziert, besteht die Gefahr, daß das Gummi reißt!

- Gummiriemen möglichst nicht mit den Fingern berühren!
- Gummiriemen nie mit Metallgegenständen berühren!
- Das Reinigen des Gummiriemens sollte – je nach Benutzungsgrad – etwa alle vier Wochen routinemäßig durchgeführt werden.
- Beim Reinigen des Gummiriemens auf Risse oder andere Beschädigungen achten.
- Das Auswechseln des Gummiriemens sollte nur mit trockenen und sauberen Fingern geschehen!

Kabel

Das Kabel ist eines der empfindlichsten Komponenten bei der Ableitung eines Langzeit-EKG. Die gegen äußere Einflüsse nur wenig geschützte elektrische Leitung wird dabei über lange Zeiträume hinweg in hohem Maße Zug- und Drehkräften unmittelbar ausgesetzt. Dabei kommt gerade dem Kabel die wichtige Aufgabe zu, geringste elektrische Potentiale im Millivoltbereich über eine relativ weite Strecke zu „transportieren". Um das optimal zu gewährleisten, ist zusätzlich eine Abschirmung notwendig, die etwaige Störsignale (elektrische Felder, magnetische Felder) von außen abschirmt. Dabei sollte es noch flexibel und doch reißfest bzw. bruchsicher sein. Trotz aller Verwendung hochwertiger Materialien und moderner Fertigungsmethoden, sollte der Preis für ein solches Kabel jedoch nicht ins Unermeßliche steigen. Obwohl es inzwischen gute und ausgereifte Kabel gibt, welche den Bedingungen durchaus gerecht werden, ist und bleibt das Kabel ein *Verschleißobjekt*.

Im Gegensatz zum Kabel des Standard-EKG, welches ausschließlich von medizinischem Fachpersonal bedient wird, kommt das Langzeit-EKG-Kabel in Hände von Laien. Es befindet sich somit über einen langen Zeitraum außerhalb der Kontrolle des Fachpersonals. Obendrein gelangen die Langzeit-EKG-Kabel in Bereiche, in die Standard-EKG-Kabel nie gelangen: das Langzeit-EKG beim Sport, im Beruf, in der Freizeit, vor dem Fernseher, im Garten, usw.. Eine regelmäßige und intensive „Kabelpflege" wird so zum festen Bestandteil dieses Diagnoseverfahrens.

Grundsätzlich werden zwei Kabelarten unterschieden:

Stammkabel

Das Stammkabel beinhaltet alle Ableitungskabel inklusive der nötigen Abschirmung. Dieses wird auf den entsprechenden Rekorder geschraubt oder ist mit einem gesicherten Steckanschluß versehen (▶ Kabel). Am anderen Ende des Kabels ist der Anschluß für die ▶ Adapterkabel, welche direkt an den Elektroden befestigt werden (Abb. 143). Die optimale Länge des Stammkabels sollte den eigenen Bedürfnissen und Verhältnissen einerseits und den Empfehlungen des Herstellers anderseits angepaßt werden. Im Handel sind Kabellängen von 45 cm bis 120 cm erhältlich.

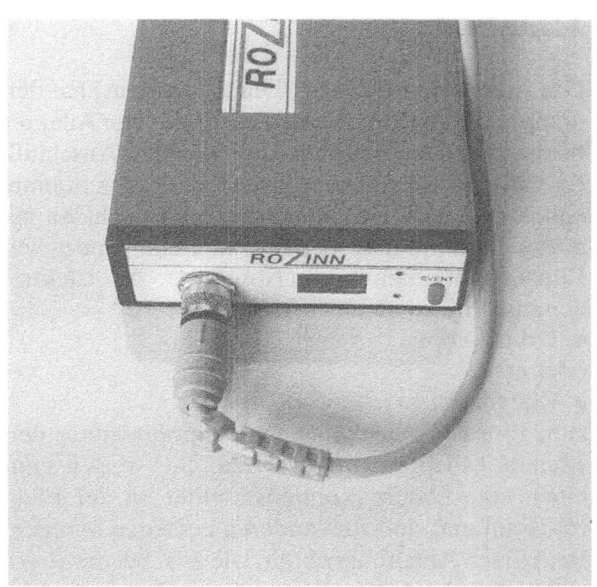

Abb. 143. *Stammkabel.* Ein fünfadriges Stammkabel mit Schraubanschluß. Typisch ist die Sollbruchstelle am Steckeransatz. Durch enges Aufwickeln des Kabels werden solche Bruchstellen zusätzlich provoziert. Am Ende des Stammkabels befindet sich ein Sammelanschluß, in welchem die einzelnen Adapterkabel mit einem Raststecker angeschlossen werden können.

Achtung
Das Stammkabel muß mit entsprechenden Anschlüssen ausgestattet sein!

Vorteile

- Einfaches „Verstauen" des Kabels am Patienten.
- Sicherer Anschluß am Rekorder. Kabel kann auch unter großem Zug nicht herausgezogen werden.
- Gute Abschirmmöglichkeit gegenüber äußeren Störeinflüssen (elektrische Felder, magnetische Felder).
- Leichtes Reinigen des Kabels.
- Anschlußmöglichkeit für Elektroden mit integriertem Kabel (▶ Elektrodenanschlüsse).

Nachteile

- Unnötiges Verlängern des gesamten EKG-Kabels. Zu dem Stammkabel kommen noch die Adapterkabel (zusätzlicher Impedanzanstieg)!
- Kostenintensiv in der Anschaffung.
- Gefahr der ungeeigneten Eigenimpedanz!
- Relativ geringe Haltbarkeit (Sollbruchstelle am Stecker-Kabelübergang) (vgl. Abb. 143).
- Keine Einsicht in innere Kabelbrüche. Unter Umständen schlechte Prüfbarkeit des elektrischen Durchganges (▶ Fehlersuche).
- Keine Austauschbarkeit einzelner gebrochener Ableitungskabel.

Adapterkabel

Das Adapterkabel (auch „Leads" genannt) hat den unmittelbaren Kontakt zur Elektrode. Der Adapter bildet dabei den direkten, individuellen Anschluß. Es wird als Einzelkabel in das Ende des Stammkabels gesteckt. Das Adapterkabel besteht im allgemeinen aus einem Leitkern und einer speziellen Kunststoffummantelung (Abb. 144). Als Elektrodenanschluß kommen entweder ein

● Druckknopf

oder eine

● Klammer

zum Einsatz. Dabei sind Druckknopfadapter den Klemmenadaptern vorzuziehen. Sie weisen zum einen eine höhere Kontaktstabilität an der Elektrode auf und sind zum anderen besser zu reinigen. Bei kurzen Ableitungszeiten, wie z.B. bei der Ergometrie, sind Klemmadapter die praktischere Methode.

Für Adapterkabel gibt es mehrere Anschlußarten (▶ Elektrodenanschlüsse):

● 2 mm (Rast-) Stiftstecker (-kupplung)
● Sicherheitskupplung (*Lifelinc*, berührungsgeschützte Spezialstecker, nur bei ganz bestimmten Herstellern erhältlich).

Manche Hersteller kombinieren beide Kabelarten. Das kurze Stammkabel geht übergangslos in

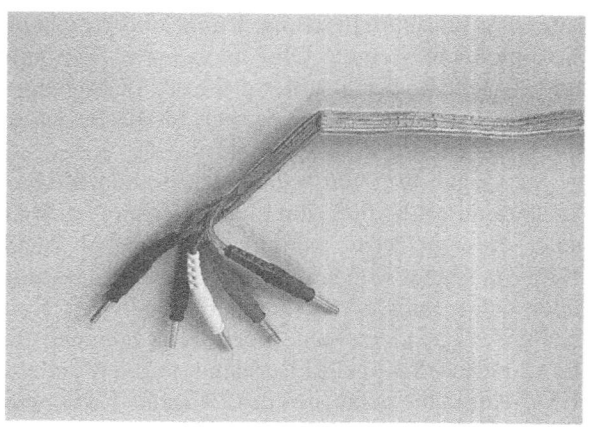

Abb. 145. *Zusammengeschweißtes Adapterkabel mit Kabelbruch.* Eine praktikable Lösung zur einfacheren Handhabung von Adapterkabeln ist der zusammengeschweißte Kabelsatz. Die einzelnen Kabel können so nicht herumhängen und sich womöglich verhaken. (Dieser Kabelsatz wurde in diesem Zustand von einem Patienten zurückgegeben. Es bedarf nicht sehr viel Phantasie, um zu erahnen, mit welcher Kraft diese Kabel geknickt wurden.)

das Adapterkabel über (▶ Rekorder- und Kabelanschlüsse). Die einzelnen Ableitungen können so intern miteinander verschaltet werden. Damit ist man in der Lage, aus wenigen Ableitungspunkten mehrere Ableitungen zu erhalten. Dieses Verfahren erspart das Anlegen von bis zu drei Ableitungen.

Bei dieser Kabelart besteht aber keine Möglichkeit, einzelne Adapterkabel bei Beschädigung auszuwechseln. Bei Beschädigung auch nur eines Adapterkabels muß der komplette Satz samt Anschlußstecker gewechselt werden, eine für Hersteller und Händler sehr lukrative Angelegenheit!

Eine andere, dabei sehr einfache Variante, besteht darin, das Adapterkabel gleich *direkt* an den Rekorder anzuschließen (vgl. Abb. 144). Manche Hersteller haben dieses schon seit langem realisiert und liefern komplette Adapterkabelsätze in verschiedenen Längen.

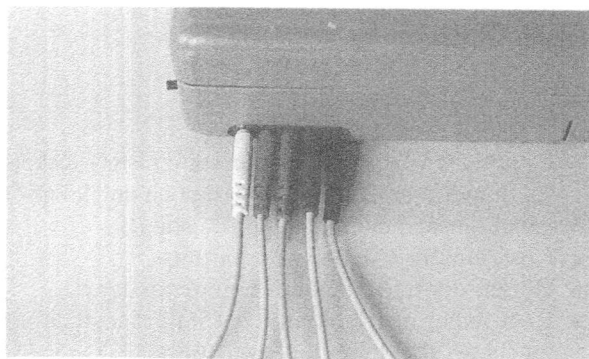

Abb. 144. *Adapterkabel.* Die hier abgebildeten Adapterkabel werden mit einem Raststecker am Rekorder angeschlossen und sind am Ende mit Druckknopfanschlüssen versehen. Die weiche Gummiummantelung macht diese Kabel besonders haltbar und sicher gegen Kabelbrüche.

Vorteile

● Einfaches „Verstauen" des Kabels am Patienten. Die Kabel sind von den Anschlüssen auf etwa 2/3 der Kabellänge zusammengeschweißt.

- Sicherer Anschluß am Rekorder. Die Kabel können auch unter großem Zug nicht herausgezogen werden. Die einzelnen Stiftstecker haben einen Sicherheitswulst, der im Rekorder einrastet.
- Die Kabel können bei Beschädigung auch einzeln ausgetauscht werden!
- Die Adapteranschlüsse können jederzeit ausgetauscht werden.
- Keine Gefahr der unnötigen Kabelverlängerung (▶ Technische Daten und Bauteile, Eingangsimpedanz).
- Kostengünstige Anschaffung.
- Einfache Prüfbarkeit des elektrischen Durchganges (bei Kabelbruch), da die einzelnen Kabel voneinander getrennt werden können.

Nachteile

- Geringere Kabelabschirmung gegen störende Fremdsignale (elektrische Felder, magnetische Felder).
- Da die Kabel dünner sind, können sie leichter durch äußere Einwirkungen beschädigt werden (vgl. Abb. 145)
- Unter Umständen umständlicheres Reinigen der Kabel, wenn Kabel einmal vereinzelt wurden.

Welche Kabelart für einen Langzeit-EKG-Rekorder benötigt wird, hängt ganz vom Hersteller des Rekorders ab. Da Kabel nicht gleich Kabel ist, und sich fast jeder Hersteller seine eigenen Kabel konstruiert, gilt es, verschiedene Aspekte zu bedenken:

- Das Anschlußproblem: Es gibt mittlerweile eine Vielzahl von Stecker- und Anschlußtypen, die je nach Rekorderart variieren (s. Abb. 146).
- Das Problem der Eingangsimpedanz (▶ Technische Daten und Bauteile). Selbst unter derselben Typenbezeichnung eines Kabels gibt es, je nach Hersteller und Händler, verschiedene Impedanzstärken! Wird die Eingangsimpedanz im Gerät bestimmt, so ist es äußerst unzweckmäßig, ein Kabel mit einer hohen Eigenimpedanz vorzuschalten, da das Nutzsignal sonst unnötig verkleinert und verzerrt wird!
- Entwicklungsbedingte Wechsel von Anschlüssen, speziell zwischen Stammkabel und Adapteran-

schlüssen (Stiftanschluß und Sicherheitskupplung), lassen so manches Kabel mit der Zeit zu einer Rarität werden.

Reinigung des Kabels

- Kabel stets sehr behutsam behandeln (innere Bruchgefahr!).
- Kabel mit einem feuchten Tuch und ein wenig Kernseife abwischen.
  Achtung
  Auf keinen Fall mit Alkohol oder anderen Chemikalien an die Kabel gehen. Dadurch kann die Isolation des Kabels angegriffen oder in ihrer Eigenschaft verändert werden (z.B. Leitfähigkeit, Materialfestigkeit)!
- *Kabel nie in Flüssigkeiten legen.* Dies kann zu Wassereinbrüchen in den Steckern oder Leitungen führen und elektrische Störungen verursachen. Auch die Stecker können dadurch korrodieren und unbrauchbar werden.

Desinfektion

- Kabel stets sehr behutsam behandeln (innere Bruchgefahr!).
- Kabel wie oben beschrieben reinigen.
- *Keine aldehyd- oder alkoholhaltigen Oberflächendesinfektionsmittel verwenden!*
- *Auf richtige Verdünnung achten,* sonst besteht die Gefahr, daß die Isolation des Kabels angegriffen oder in ihrer Eigenschaft verändert wird (z.B. Leitfähigkeit, Materialfestigkeit)!
- *Kabel nie in Flüssigkeiten legen* (siehe oben).
- Das Kabel nur unter geeigneten Bedingungen trocknen (möglichst keim- und staubfrei)!

Sterilisation

- Kabel wie oben beschrieben reinigen.
- *Kabel nie durch Abkochen oder im Autoklaven sterilisieren!*
- Eine Sterilisation mit Ethylenoxid (EtO) sollte unter folgenden Bedingungen stattfinden (als Empfehlung! Zusätzlich noch beim entsprechenden Hersteller nachfragen!):

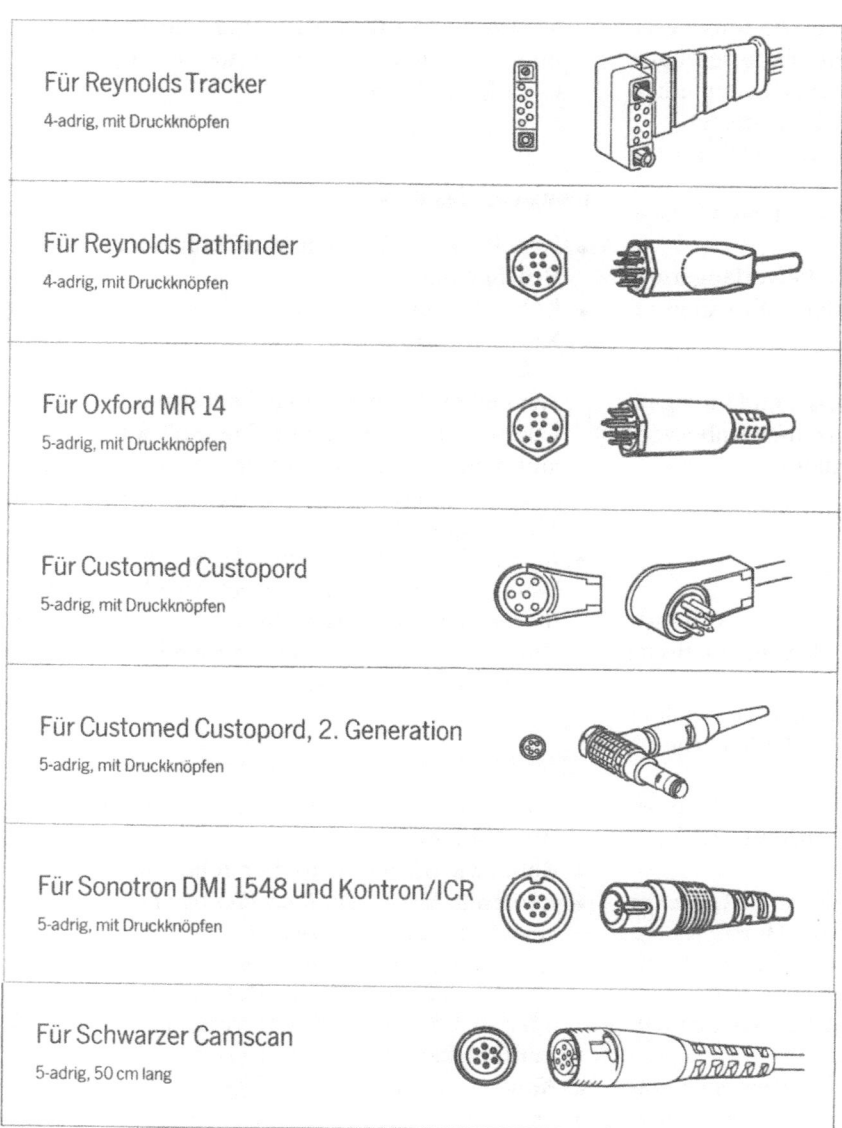

Für Reynolds Tracker

4-adrig, mit Druckknöpfen

Für Reynolds Pathfinder

4-adrig, mit Druckknöpfen

Für Oxford MR 14

5-adrig, mit Druckknöpfen

Für Customed Custopord

5-adrig, mit Druckknöpfen

Für Customed Custopord, 2. Generation

5-adrig, mit Druckknöpfen

Für Sonotron DMI 1548 und Kontron/ICR

5-adrig, mit Druckknöpfen

Für Schwarzer Camscan

5-adrig, 50 cm lang

Abb. 146.
*Verschiedene Stammkabel-
anschlüsse*

- Zeit: ca. 30 min
- Feuchtigkeitsgehalt: ca. 30 – 60 % RH
- Gaskonzentration: ca. 0,35 kg/cm^3
- Temperatur: systemabhängig
- Auf richtige Ausgasungszeiten achten!

Für die Anwendung

- Kabel stets sehr behutsam behandeln (innere Bruchgefahr!).

- Kabel nie knicken, drehen oder quetschen!
- Kabel immer so kurz wie möglich und nur so lang wie nötig lassen. Je länger das Kabel, desto störanfälliger ist es gegen elektrische (kapazitive) und magnetische (induktive) Störsignale und äußere Einwirkungen (z.B. Hängenbleiben des Kabels an der Türklinke).
- Kabel immer trocken und staubfrei lagern!
- Kabel nur am Stecker und nie an der Leitung ziehen!

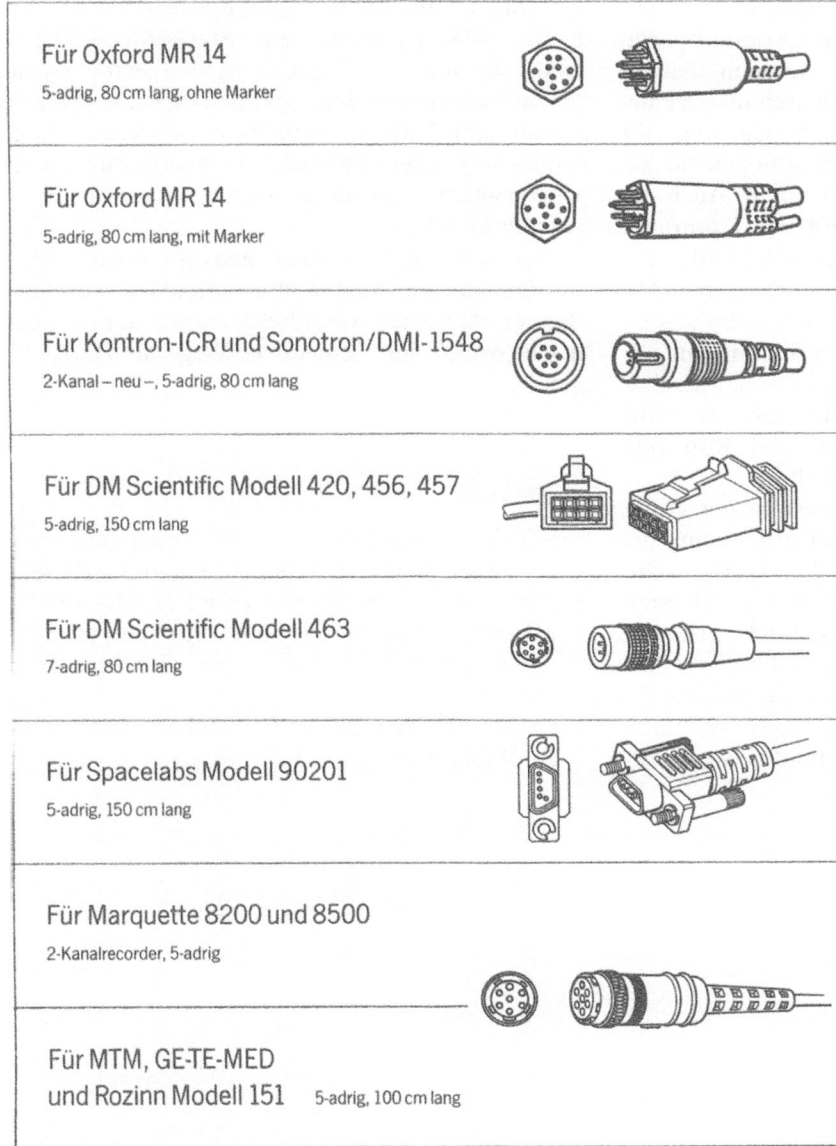

Für Oxford MR 14

5-adrig, 80 cm lang, ohne Marker

Für Oxford MR 14

5-adrig, 80 cm lang, mit Marker

Für Kontron-ICR und Sonotron/DMI-1548

2-Kanal – neu –, 5-adrig, 80 cm lang

Für DM Scientific Modell 420, 456, 457

5-adrig, 150 cm lang

Für DM Scientific Modell 463

7-adrig, 80 cm lang

Für Spacelabs Modell 90201

5-adrig, 150 cm lang

Für Marquette 8200 und 8500

2-Kanalrecorder, 5-adrig

Für MTM, GE-TE-MED
und Rozinn Modell 151   5-adrig, 100 cm lang

- *Kabel nie unbekannten Spannungsquellen aussetzen!*
- Kabel nie reparieren! „Geflickte" Kabel verursachen meist unangenehme Störsignale (▷ Artefakte des Kabels) und ihre Belastbarkeit ist meist sehr reduziert.
- Kabel nie um den Rekorder wickeln! Das Kabel knickt am Stecker ab und bricht früher oder später dort ab (vgl. Abb. 143).

Rekorder- und Kabelanschlüsse

Der Kabelanschluß spielt von der technischen Seite her eher eine untergeordnete Rolle. Da fast jeder Rekorderhersteller eigene Kabel und Anschlüsse konstruiert, bleibt dem Anwender meist auch keine andere Wahl, als diese Gegebenheit zu akzeptieren.

Die Verwendung eines speziellen Anschlusses steht in unmittelbarem Zusammenhang mit dem

▶ Stammkabel. Ein Vorteil der Stammkabel besteht darin, daß in einem sehr kurzen Zeitraum ganze Kabelsätze ausgetauscht werden können. Außerdem können in einem speziellen Anschluß auch bestimmte Sonderfunktionen, wie z.B. Eingänge für Abschirmungen oder Kreuzverschaltungen für zusätzliche Ableitungen integriert werden. Auch die Kontaktstabilität ist ein besonderes Kriterium. Durch spezielle Steck- und Schraubverbindungen ist ein dauerhafter Kontakt auch unter extremen Bedingungen gesichert. So mancher Rekorderhersteller kombiniert auch die Steckerverbinung mit der Einschaltfunktion des Rekorders. Sitzt der Stecker nicht richtig in der Buchse, läuft der Rekorder nicht an. Somit hat der Anwender eine gute Kontrolle über eine mögliche Kabelunterbrechung.

Wie oben schon beschrieben besteht der große Nachteil darin, daß jeder Hersteller sich seinen eigenen ganz speziellen Anschluß konstruiert. Die Folge ist, daß auch nur die Kabelsätze des Herstellers verwendet werden können. Dadurch entstehen Preismonopole der Hersteller. Daß die Hersteller dieses billigend in Kauf nehmen, ist umso ärgerlicher, wenn sich dabei herausstellt, daß ein bestimmter Kabeltyp nicht die Qualitäten aufweist, wie es

bei einem Kabeltyp der Konkurrenz der Fall wäre (z.B. Sollbruchstellen am Stecker-Kabel-Übergang). Besteht die Möglichkeit, zwischen verschiedenen Rekordern wählen zu können, sollte auch die Anschlußproblematik berücksichtigt werden. Empfehlenswert ist ein Rekordertyp, welcher mit einem Universalkabel bestückt werden kann (z.B. ▶ Adapterkabel).

In Abbildung 146 sind die gängigsten Anschlüsse mit Stecker und Buchse abgebildet. Der Vergleich der verschiedenen Anschlußtypen soll u.a. verdeutlichen, welch unterschiedliche Wege die Hersteller gehen.

Für die Anwendung

- Für die Anwendungs- und Reinigungsanweisungen gelten dieselben Regeln wie für die ▶ Kabel.
- Insbesondere bei Steckern und Buchsen sollte darauf geachtet werden, daß kein Schmutz oder Flüssigkeiten in die Stecker und Buchsen kommen.
- Kabelverbindungen nur am Stecker lösen und nie am Kabel ziehen!

KAPITEL 8 **Die Fehlersuche**

8.1 Fehlfunktionen des Rekorders

Allgemeines

Ein Großteil aller Fehlfunktionen im Langzeit-EKG wird vom Rekorder verursacht. Temperaturschwankungen, Stoßeinwirkungen, allgemeiner Verschleiß und nicht zuletzt die Feuchtigkeit setzen der Mechanik und der Elektronik in hohem Maße zu. Fehlende bzw. unregelmäßige Wartung, Fehlbedienung und grober und unsachgemäßer Umgang tragen ebenfalls ihren Teil zu den zahlreichen Fehlfunktionen bei.

Die Kabel stellen potentielle „Sollbruchstellen" dar (vgl. Abb. 143). Diese führen zu zahlreichen Artefakten oder zu kompletten EKG-Ausfällen (► Artefakte des Kabels).

Ungeeignetes Verbrauchsmaterial (z.B. Batterien, Kassetten) verschlechtern die Aufnahme des Langzeit-EKG und strapazieren Motor und Getriebe.

Hier bietet der digitale Rekorder einen großen Vorteil (► Rekorderarten). Ihm fehlt in der Regel die gesamte mechanische Komponente (digitaler Rekorder). Dafür wirken sich aber Spannungsabfall oder gar Stromausfall u.U. verheerend auf die Aufnahme aus. Die Mikroelektronik ist auf eine konstante Stromzufuhr angewiesen, um das Langzeit-EKG aufzuzeichnen. Bei Stromausfall können die gesamten Daten verlorengehen. Zwar entfällt eine Wartung vollständig, dafür kann der Anwender kaum noch etwas am Rekorder ausrichten. Selbst bei einer „Kleinigkeit" (z.B. defekte Batteriekontakte) muß der Rekorder zur Reparatur eingeschickt werden. Der innere Aufbau und die Elektronik sind zu kompliziert, als daß Fehler diagnostiziert oder behoben werden könnten. Sind einzelne Prozesso-

ren oder Speichereinheiten defekt, müssen komplette Bausätze ausgetauscht werden. Reparaturen solcher Art sind immer sehr kostspielig.

Für eine Fehlerdiagnose sind Erfahrung, ein wenig Grundwissen und bestimmte Hilfsmittel Grundvoraussetzung. Sind diese Komponenten vorhanden, kann man sich so manche teure Reparatur ersparen. Denn nicht nur die Werkstatt verlangt ihr Geld, sondern auch Ausfallzeiten und Arbeitsaufwand (z.B. Verpacken und Versenden) erhöhen die Kosten beträchtlich. Eine selbstdurchgeführte Fehlerdiagnose ermöglicht daher nicht nur eine Beurteilung des Ausmaßes der Reparatur, sondern gestattet auch gleich ein gezielteres Vorgehen. Sind bestimmte Bauteile oder Defekte bekannt, können präzise Kostenvoranschläge von verschiedenen Werkstätten eingeholt werden.

Für die Anwendung

- Ist noch Garantie auf dem Rekorder, sollte dieser im Zweifelsfall besser in die Werkstatt gegeben werden. Bei unsachgemäßer Handhabung erlischt die Garantie!
- Bei der Fehlersuche am Rekorder darf nie Gewalt angewendet werden!
- Vorsicht mit Lötarbeiten im und am Rekorder! Unsachgemäßes Löten bringt die Elektronik in Gefahr.
- Den Rekorder nie an fremde Energiequellen anschließen! Man bringt nicht nur den Rekorder, sondern auch sich selbst in Gefahr!

Bei der folgenden Fehlersuche bezieht sich das Zeichen − auf den möglichen Grund für die entsprechenden Funktionsstörung, das Zeichen < auf eine mögliche Wahrnehmbarkeit des Fehlers und Zeichen > auf eine mögliche Lösung des Problems.

Funktionsfehler am analogen Rekorder

Rekorder/Kassette läuft nicht

- Gerät eingeschaltet?
< Kein Motorgeräusch hörbar!
> Gerät einschalten.

- Batterie eingelegt?
< Kein Motorgeräusch hörbar!
> Batterie einlegen.

- Batterie leer bzw. zu niedrige Spannung?
< Kein Motorgeräusch hörbar!
> Batterietest (V/mV) mit einem ▶ Multimeter.

- Kassette richtig eingelegt?
< Motorgeräusch hörbar (nur bei Rekordern ohne „Autostop")!
> Die Kassette darf nicht schief im Rekorder liegen. Wickelkerne der Kassette dürfen nicht mit den Spulen des Rekorders verkanten. Kassette u.U. nochmals entnehmen und die Spulen ein wenig weiterdrehen.
Der Tonkopfarm muß sich immer leicht an die Kassette drücken lassen.

- Kassette richtig herum eingelegt?
< Motorgeräusch hörbar!
> Legt man die Kassette mit der offenen Seite vor sich hin, läuft die volle Spule von links nach rechts.

- Antriebsriemen gerissen?
< Motorgeräusch hörbar!
> Kontrolle des Antriebsriemen, u.U. Rekordergehäuse vorsichtig öffnen.

- Motor/Getriebe defekt?
< Evtl. Motorgeräusch hörbar!
> Alle anderen Störfaktoren ausschließen (s.o.).
> Durchmessen der Stromleistung (mA) mit einem ▶ Multimeter. Sind die Meßwerte normal, ist mit großer Wahrscheinlichkeit die Steuereinheit des Motors defekt.

- Stromzufuhr unterbrochen?
< Kein Motorgeräusch hörbar!
> Durchmessen des Widerstandes (Ohm) an den Kontakten der Batteriehalterung des Rekorders.

Rekorder ist während der Aufnahme ausgefallen

- Kassette zu Ende?
< Motorgeräusch hörbar!
> Kassette war nicht vollständig zurückgespult?
> Motor/Steuereinheit defekt (läuft zu schnell)?
> Auf jeden Fall Aufnahme kontrollieren!

- Batterie defekt?
< Kein Motorgeräusch hörbar!
> Durchmessen der Batterie (V) mit einem ▶ Multimeter.
Wenn Batterie leer:
> Neue Batterien testen (evtl. falsche Lagerung (Selbstentladung)),
> Bei Akku: ungenügend geladen?
> Motor/Getriebe defekt?
Wenn Batterie voll:
> Stromzufuhr unterbrochen?, wenn akut aufgetreten
> Motor/Getriebe defekt?

- Batterie hat sich von Halterung gelockert?
< Kein Motorgeräusch hörbar!
> Batterie wieder fest an Kontakte und Halterung drücken.
> Halterung defekt?

- Stromzufuhr unterbrochen?
< Kein Motorgeräusch hörbar!
> Durchmessen des Widerstandes (Ohm) an den Kontakten der Batteriehalterung des Rekorders.

- Haarrisse an Lötstellen?
< Kein Motorgeräusch hörbar!
> Rekorder in Kühlschrank/Gefrierfach legen. Bei Temperaturabfall zieht sich Metall zusammen, gebrochene Kontaktstellen gehen auseinander und unterbrechen den Stromkreislauf. Aufnahme ansehen (langsamer oder abrupter Abbruch?)!

Rekorder/Kassette läuft zu schnell

Wenn die EKG-Frequenz im Analysesystem zu langsam (bradykard), das EKG in der Breite verzerrt ist (zu breit); je nach Ausmaß für geübte Augen während des Laufens der Kassette im Rekorder sichtbar.

- Die Frequenz des Kalibrierungssignales ist im Analysesystem zu niedrig (kleiner 60 Impulse/min).
< Visuell erkennbar.
> Kalibrierungsstreifen auf Papier oder am Bildschirm ausmessen.

- Tonkopfarm mit Andruckwalze richtig eingerastet?
< U.U. visuell erkennbar.
> Tonkopfarm bis zum Einrasten andrücken.

- Genügend Druck der Andruckwalze auf die Kapstanstange?
< U.U. visuell erkennbar!
> Gummierung der Kapstanstange und der Walze überprüfen. Wenn die Gummierung zu glatt oder abgerieben sind, Rekorder einschicken.
> Andruck-/Zugfeder des Tonkopfarmes testen. Bei reduziertem Zug/Druck auf dem Arm, Rekorder einschicken.

- Motor/Steuereinheit defekt?
< Evtl. am Motorgeräusch hörbar!
> Alle anderen Störfaktoren ausschließen (s.o.).
> Durchmessen der Stromleistung (mA) mit einem ▶ Multimeter. Sind die Meßwerte zu hoch, ist die Steuereinheit des Motors defekt.

- Scheint der Rekorder in Ordnung, das Abspiellaufwerk des Analysesystems kontrollieren.
< Das Band wird zu langsam abgespult.
> ▶ Testband einspielen.

Rekorder/Kassette läuft zu langsam

Wenn die EKG-Frequenz im Analysesystem zu schnell (tachykard), das EKG in der Breite zu schmal ist; je nach Ausmaß für geübte Augen schon während des Laufens der Kassette im Rekorder sichtbar (▶ Ankleiden und Kontrolle).

- Die Frequenz des Kalibrierungssignales ist im Analysesystem zu hoch (größer 60 Impulse/min).
< Visuell erkennbar.

> Kalibrierungsstreifen auf Papier oder am Bildschirm ausmessen.

- Motor/Getriebe defekt?
< Lautes Laufgeräusch, pfeifendes Laufgeräusch;
> Motor-/Getriebetest.

- Antriebsriemen rutscht durch.
< Motorgeräusch hörbar.
> Antriebswelle/-spule mit der Hand drehen und beobachten, ob Riemen leicht durchrutschen.
> Antriebsriemen erneuern. Waren Riemen zu groß oder zu alt?

- Batterie zu niedrige Spannung?
< Motorgeräusch hörbar!
> Batterietest (V/mV) mit einem ▶ Multimeter.

- Kassette richtig eingelegt?
< Motorgeräusch hörbar!
> Die Kassette darf nicht schief im Rekorder liegen. Wickelkerne der Kassette dürfen nicht mit den Spulen des Rekorders verkanten. Kassette nochmals entnehmen und die Spulen ein wenig weiterdrehen.

- Temperaturbelastung durch Kälte im Winter.
< (Quälendes) Motorgeräusch hörbar!
> Antriebsriemen können an „Griffigkeit" verlieren (durchrutschen).
> ▶ Batterieleistung geht beträchtlich zurück.
> Widerstand der Kassette erhöht sich.

- Scheint der Rekorder in Ordnung, das Abspiellaufwerk des Analysesystemes kontrollieren.
< Das Band wird zu schnell abgespult.
> ▶ Testband laufen lassen.

Magnetband hat sich verwickelt

- Band falsch eingelegt?
< U.U. visuell erkennbar!
> Wickelkerne der Kassette an Spuleinheit verkantet/blockiert: Band wird nicht aufgewickelt.

- Gummi von Andruckwalze/Kapstanstange verklebt, verunreinigt?
< U.U. visuell erkennbar!

> Reinigung von ▶ Andruckwalze und Kapstanstange.

– Kassette war nicht richtig gespult (lockere Bandschlaufen)?
< Nur vor dem Einlegen des Bandes in den Rekorder sichtbar!
> Vor dem Einlegen der Kassette in den Rekorder muß das Magnetband *straff* in der Kassette liegen. Befinden sich mehrere lockere Schlaufen in der Kassette, kommt die Spuleinheit nicht mehr mit dem Aufwickeln nach, das Band wickelt sich um die Kapstanstange.

– Kassette defekt?
< Oft am Gehäuse erkennbar!
> Gequetschte, gesprungene Kassettengehäuse können die Wickelkerne blockieren.
> Innere Schäden des Kassettengehäuses können Bandtransport behindern.

– Antriebsriemen der Spuleinheit defekt, gerissen?
< U.U. visuell erkennbar!
> Antriebsriemen erneuern. Riemen zu groß, Riemen zu alt?

Funktionsfehler am digitalen Rekorder

Die Suche nach Funktionsfehlern bei einem digitalen Rekorder sollte eng mit dem entsprechenden Handbuch des Rekorders geschehen. Digitale Rekorder sind für jedes Analysesystem unterschiedlich konzipiert. Sie haben daher ihre ganz spezifischen „Tücken", die aus dem Handbuch ersichtlich sind. Die Elektronik ist um ein Vielfaches komplizierter als bei analogen Rekordern. Das Speichermedium Kassette wird in der Regel durch einen Festspeicher oder durch Flashroms ersetzt (▶ digitale Rekorder). Die hier aufgelistete Fehlersuche ist je nach Rekordertyp nur bedingt möglich.

Keine Aufnahme im Rekorder

– Rekorder eingeschaltet?

< Wenn vorhanden, auf Sichtfeld (Display) erkennbar!
> Funktion kontrollieren. Entweder am Rekorder (Sichtfeld) oder am Analysesystem möglich.

– Batterie defekt?
< Wenn vorhanden, auf Sichtfeld (Display) erkennbar!
> Durchmessen der Batterie (V) mit Multimeter. Wenn Batterie leer:
  > Neue Batterien testen (evtl. falsche Lagerung (Selbstentladung)),
  > Bei Akku: ungenügend geladen?
  Wenn Batterie voll:
  > Stromzufuhr unterbrochen?

– Batterie hat sich von Halterung gelockert?
< U.U. visuell erkennbar!
> Batterie wieder fest an Kontakte und Halterung drücken.
> Halterung evtl. defekt?

– Stromzufuhr unterbrochen?
> Durchmessen des Widerstandes (Ohm) an den Kontakten der Batteriehalterung des Rekorders mit Multimeter.

– Haarrisse an Lötstellen?
> Rekorder in Kühlschrank/Gefrierfach legen. Bei Temperaturabfall zieht sich Metall zusammen, gebrochene Kontaktstellen gehen auseinander und unterbrechen den Stromkreislauf. Aufnahme ansehen (langsamer oder abrupter Abbruch?)!

– Rekorder richtig gestartet?
< U.U. auf Sichtfeld (Display) ablesbar!
> Eingabe der Personaldaten im Rekorder kontrollieren.
> Eingaben am Analysesystem und Rekorder ordnungsgemäß durchgeführt (richtige Rekorderwahl)?
> Überspielkabel korrekt an Analysesystem und Rekorder angeschlossen?

– Probleme mit Überspielkabel (▶ Elektrodenkabel)?
< U.U. am Kabel sichtbar!

> Kabelbruch? Durchgang beim Überspielkabel mit einem Multimeter (Ohm) testen.
> Kontakte am Stecker auf Verschmutzung überprüfen.
> Überspielkabel korrekt an Analysesystem und Rekorder angeschlossen?

– Speichermedium korrekt angeschlossen?
< U.U. visuell erkennbar!
> Bei wechselbaren Speichermedien auf exakten Kontakt der Stecker (Anschlüsse) im Rekorder achten.
> Bei digitalen Magnetbändern auf richtiges Einlegen achten (▶ Kassette richtig eingelegt?)

– Speichermedium defekt?
< Äußere Schäden sichtbar!
> Wenn möglich, Speichermedium durch Analysesystem durchmessen lassen. Evtl. gibt es spezielle Softwarepakete der Hersteller, die eine eigenständige Fehlerdiagnostik am Rekorder betreiben können.

– Signaleingang defekt?
> Testen, ob eine Ableitung von EKG-Signalen möglich ist. In der Regel sind direkte Ableitungsmöglichkeiten im Analysesystem integriert.

8.2 Fehlfunktionen des Analysesystems

Allgemeines

Fehlfunktionen im/am Analysesystem sind zwar selten, aber nicht auszuschließen. Dabei werden zwei Bereiche unterschieden: der Hardware-Bereich (Computer, Kassettenlaufwerke, Drucker, usw.) und der Software-Bereich (Programme). Diese Bereiche sind von Hersteller zu Hersteller jedoch so spezifisch, daß hier nur sehr allgemeine Fehlfunktionen besprochen werden können. Alles, was die Hardware und Software betrifft, sollte unbedingt vom entsprechenden Kundendienst betreut werden! Besitzt der Anwender nicht weitreichende EDV-Kenntnisse, befinden sich die Daten sowie auch das System in Gefahr, ernsthaften Schaden zu nehmen!

Fehlersuche am Analysesystem

Schlechte EKG-Qualität

– Schlechter Elektrodenkontakt?
< U.U. am Patienten sichtbar!
> Sorgfältiges Anlegen der Elektroden (▶ Ableitungen im Langzeit-EKG).
> ▶ Ableitungskontrolle mit Adapterbox.
> Überprüfung der Klebequalität der Elektroden (evtl. schlechte Herstellung, Wahl der falschen Elektrodensorte usw.)

– Unbrauchbare Elektroden?
< U.U. an den Elektroden sichtbar!
> Überprüfung des Alters, Lagerzeit und Verpakkung der Elektroden.
> Überprüfen, ob Gel auf Elektrode vorhanden oder eingetrocknet ist.

– Defekte Kabel?
< U.U. äußerlich sichtbar!
> ▶ Durchmessen der Kabel.
> ▶ Ableitungskontrolle mit Adapterbox.

– Schlechter Kontakt des Kabelsteckers in Buchse/Halterung des Rekorders?
< U.U. äußerlich sichtbar!
> Nachdrücken/-schrauben der Stecker.
> U.U. Reinigung der Anschlüsse.
> ▶ Ableitungskontrolle mit Adapterbox.

– Kassette in Ordnung?
< U.U. äußerlich sichtbar!
> Kassette zu alt, Gehäuse defekt?
> Kassette falsch gelöscht, doppelt bespielt?

– Defekte Rekorderelektronik?
< Äußerlich nicht sichtbar!
> ▶ Tonkopf reinigen!
> Prüfen der Elektrik mit dem ▶ EKG-Adapter. Ist ein optimales Signal auf dem Monitor sichtbar, ist Tonkopf defekt?

− Scheint der Rekorder in Ordnung, das Abspiellaufwerk des Analysesystems kontrollieren.
< Fehler u.U. äußerlich sichtbar.
> ▶ Testband laufen lassen.
> Sitzen Überspielkabel richtig in Buchse? Kabel nachdrücken, nachschrauben.
> Überspielkabel defekt?
> Kabel mit Multimeter durchmessen.
> ▶ Tonkopf des Laufwerkes reinigen!

EKG falsch gepolt (invertiert)

− Verpolung durch falsche Farbenzuordnung bei der Elektrodenanlage?
< Äußerlich sichtbar!
> Kabelfarben überprüfen (▶ Ableitungen im Langzeit-EKG), evtl. Gebrauchsanleitung durchlesen.

− Verpolung durch falsche Steckerzuordnung am Rekordereingang?
< Äußerlich sichtbar!
> Steckerfarben überprüfen, evtl. Gebrauchsanleitung durchlesen.

− Verpolung durch falsche Kabelzuordnung zwischen Einleseeinheit und Analysesystem?
< Äußerlich sichtbar!
> Kabel Ein- und Ausgänge überprüfen.

Falsche EKG-Kanalzuordnung auf Monitor

− Verpolung durch falsche Zuordnung der Überspielkabel zwischen Laufwerk und Computer?
< U.U. äußerlich sichtbar!
> Gebrauchsanleitung durchlesen.
> Kabel solange vertauschen, bis EKG-Kanäle richtig zugeordnet sind.

Fehlende EKG-Kanäle auf Monitor

− EKG-Kanäle im Rekorder richtig zugeschaltet (nur bei 3-Kanal-Rekordern)?
< Im Rekorder sichtbar!
> Gebrauchsanleitung durchlesen.
> Fehlende EKG-Kanäle zuschalten (Schalter oder Hebel umlegen).

− Richtige Kanalwahl im Analysesystem?
< Am Bildschirm (Menüauswahl) sichtbar!
> Wenn Programm 3-kanaltauglich, entsprechende Option anwählen.

− Richtige Rekorderwahl im Analysesystem?
> AM/FM Aufnahme?
> Analog/Digital-Aufnahme?
> Richtige Rekorderart (Hersteller)?

− Fehlendes Überspielkabel/Kontakt zwischen Kassettenlaufwerk und Computer?
< U.U. äußerlich sichtbar!
> Kabelkontakt an Buchse überprüfen.

− Kassette richtig herum in Kassettenlaufwerk eingelegt?
< Äußerlich sichtbar!
< Kassetteneingabe überprüfen.

Gleichlaufschwankungen des Kassettenlaufwerkes

In der Regel nur im EKG sichtbar.

− Kassette richtig im Laufwerk?
< U.U. äußerlich sichtbar!
> Kassette nicht mit Gewalt in Laufwerk legen, bzw. Klappe schließen.
> Laufwerktest mit ▶ Testband.
> Lockerer Anschluß (Wackelkontakt) des Verbindungskabels (Stromversorgung)?
> Spannungsschwankungen im System (Überlastete Stromversorgung, z.B. durch Mehrfachstecker)?

Multimeter

Das Multimeter ist ein elektronisches Meßinstrument, mit dem eine Vielzahl elektrischer Funktionen überprüft und gemessen werden können. Dieses Meßinstrument gehört in der Elektrotechnik zur Grundausrüstung und ist, je nach Verwendungszweck, in vielen Ausführungen, Größen und Preisklassen zu haben. Für die Belange des Langzeit-EKG genügt eine ganz einfache Ausführung, die

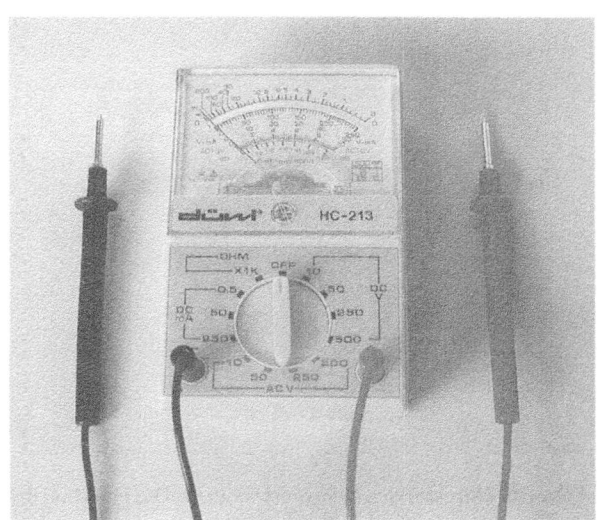

Abb. 147. *Das Multimeter.* Ein Multimeter in der einfachsten Ausführung. Gemessen werden kann: der Widerstand (Ω), die Stromspannung für Gleichstrom (V/DC) und für Wechselstrom (V/AC), die Stromstärke für Gleichstrom (A/DC). Links und rechts vom Multimeter die beiden Meßkontakte für Plus (rechts) und Minus (links).

z.B. in Baumärkten für wenig Geld zu haben ist (Abb. 147). Das Multimeter sollte mindestens folgende Funktionen besitzen:

- Funktion zur Messung der elektrischen Spannung in Volt (V), mit unterteilter Skala von 0 bis 10 V.
- Funktion zur Messung der Stromstärke in Milliampere (mA), für Gleichstrom (DC) und Wechselstrom (AC).
- Funktion zur Messung des elektrischen Widerstandes in Ohm (Ω).

Diese drei Funktionsarten genügen, um eine umfangreiche Diagnostik bei elektrischen Fehlfunktionen durchzuführen. Auf jeden Fall sollte vor dem Einsatz des Multimeters überlegt werden, was warum gemessen werden soll. Bei falscher Anwendung ist dieses empfindliche Instrument nicht von langer Lebensdauer (z.B. Messen einer hohen Stromstärke im niedrigen Meßbereich oder dergleichen).

Da ein Multimeter in der Regel mehrere Meßbereiche hat, muß immer darauf geachtet werden, daß der passende Bereich angewählt ist. Soll z.B. eine Stromversorgungseinheit (220 V) gemessen werden,

darf auf keinen Fall die Spannung für eine Batterie (9 V) eingestellt sein! Das Gerät würde unweigerlich beschädigt werden.

Für die Anwendung

- Das Multimeter wird mit einer Zelle/Batterie betrieben. Fällt diese aus, zeigt das Multimeter keine Reaktionen mehr!
- Vor Inbetriebnahme des Multimeters *unbedingt* die Gebrauchsanweisung lesen!

Messen der Batteriespannung

- Einschalten des Multimeters auf Funktion: *Stromspannung für Gleichstrom (DC/V).* Bei Langzeit-EKG-Zellen/-Batterien ist das der Bereich von 0(1) bis 10 V in der Regel ausreichend.
- Das Minus-Kabel des Multimeters an den Minus-Pol der Batterie und das Plus-Kabel an den Plus-Pol anlegen.
- Der Ausschlag des Zeigers zeigt die aktuelle Betriebsspannung der Zelle/Batterie an (Abb. 148).

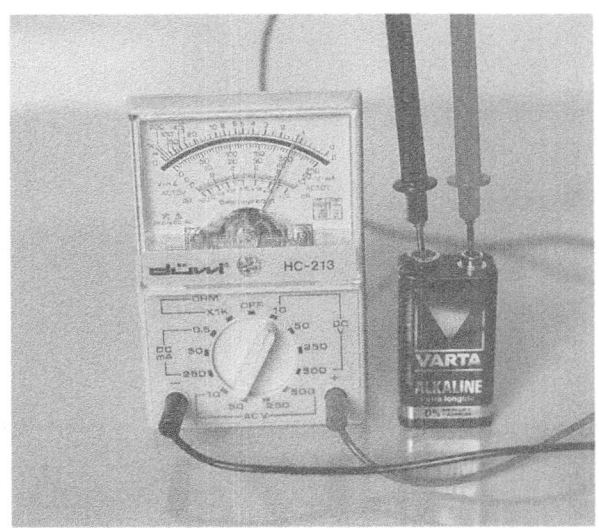

Abb. 148. *Messen der Batteriespannung.* Die Funktion des Multimeters wurde auf Spannung (DC = Gleichstrom) im Meßbereich von 0 bis 10 V geschaltet. Nach dem Anlegen der beiden Meßkontakte an die Batterie (auf richtige Polung achten!) schlägt der Zeiger auf 9 V aus – die Batterie ist somit geladen.

Durchmessen der Elektrodenkabel (elektrischer Widerstand)

- Einschalten des Multimeters auf Funktion: *Widerstandsmessung (Ω)*. Zum Durchmessen des Kabels (Kabelimpedanz) reicht in der Regel der Minimalbereich der Widerstandsskala (z.B. 0 Ω bis 1 Ω).
- Die beiden Kabel des Multimeters an das jeweilige Ende des Elektrodenkabels anlegen. Auf eine richtige Polung muß nicht geachtet werden, da lediglich das Vorhandensein eines Stromdurchflusses gemessen wird.
- Bei Ausschlag des Zeigers fließt Strom durch das Kabel, das Kabel ist in Ordnung (= kein elektrischer Widerstand) (siehe Abb. 149/150). Schlägt der Zeiger nicht aus, ist das Kabel nicht in Ordnung, da der Kontakt irgendwo im Kabel unterbrochen ist (z.B. bei Kabelbruch; = hoher elektrischer Widerstand).

Achtung

Kabelbrüche sind in dieser Hinsicht sehr tükkisch! Je nachdem, wie das Kabel gerade auf dem

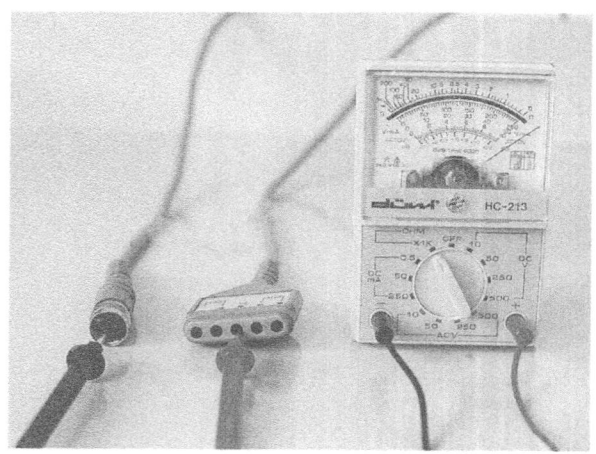

Abb. 150. *Durchmessen eines Stammkabels.* Die Funktion des Multimeters wurde auf Widerstandsmessung (Ω) geschaltet. Die beiden Meßkontakte wurden mit den beiden Enden der zu messenden Einzelleitung verbunden.

Tisch liegt, kann ein guter Kontakt nur vorgetäuscht sein. Dreht man das Kabel etwas, kann sich das Kabel an der Bruchstelle trennen und einen hohen Widerstand anzeigen. Da gerade die Enden der Elektrodenkabel „Sollbruchstellen" bilden (vgl. Abb. 143), ist es zweckmäßig, während der Messung an den Enden zu ziehen (am besten mit Hilfe einer zweiten Person), da hierbei eine mögliche Bruchstelle mit Sicherheit auseinander geht. Selbst versteckte Kabelbrüche lassen sich so aufdecken.

- Bei ▷ Stammkabeln mit Steckern und mehreren Kontakten müssen die entsprechenden Einzelleitungen auf diese Weise ausfindig gemacht und *einzeln* getestet werden (Abb. 150).

Vorsicht

Es muß sorgfältig darauf geachtet werden, daß auch die *richtigen Kontakte* ein und derselben Einzelleitung miteinander verbunden werden. Wird irrtümlicherweise davon ausgegangen, daß die beiden richtigen Kontakte verbunden worden sind, so wird das Multimeter stets ein defektes Kabel anzeigen, da kein Kontakt hergestellt worden ist!

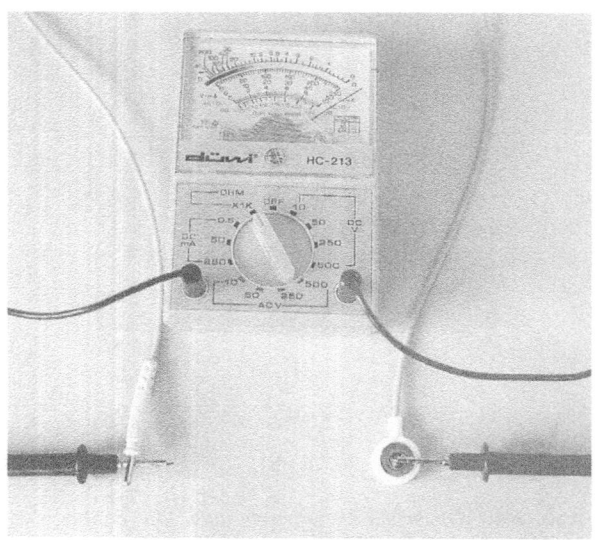

Abb. 149. *Durchmessen eines Adapterkabels.* Die Funktion des Multimeters wurde auf Widerstandsmessung (Ω) geschaltet. Die beiden Meßkontakte wurden jeweils mit einem Ende des Kabels verbunden.

Es muß sichergestellt sein, daß *wirklich* ein Kontakt zwischen den Elektrodenkabeln und den Kontaktkabeln des Multimeters besteht! Sollte dies nicht der Fall sein, kann das Gerät keinen Zeigerausschlag anzeigen, weil der Stromkreislauf nicht geschlossen ist.

Messen der Stromaufnahme des Rekorders

- Einschalten des Multimeters auf Funktion: *Stromstärke für Gleichstrom (DC/mA)*. Anwählen des gewünschten Meßbereiches. In der Regel ist der Bereich von 0 bis 20 mA ausreichend.
- Einlegen einer Kassette und Andrücken der ▷ Andruckwalze bzw. des Tonkopfes. Einlegen einer *vollen* Batterie/Zelle in den Rekorder. Die Batterie darf jedoch *nur mit einem Pol* im Rekorder verbunden sein! Danach Rekorder einschalten. Der Rekorder darf *nicht* laufen.

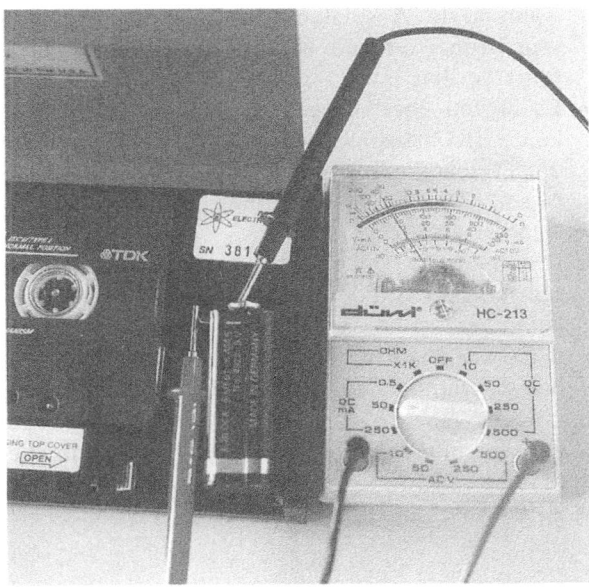

Abb. 151. *Messen der Stromleistung eines Rekorders.* Die Funktion des Multimeters wurde auf Stromstärke (mA) im Bereich 1 bis 50 mA geschaltet. Der Meßkontakt (−) wurde mit dem (−)-Pol der Batterie und der Meßkontakt (+) mit dem (+)-Pol der Batteriehalterung des Rekorders verbunden. Nach dem Einschalten des Rekorders zeigt der Zeiger ca. 9 mA an. Diese Strommenge ist für diesen Rekordertyp noch normal. Wichtig ist dabei, daß eine Kassette vom Rekorder mitbetrieben wird.

- Das Plus-Kabel des Multimeters an den Plus-Pol von Batterie/Rekorder und das Minus-Kabel an den Minus-Pol anlegen. Der Rekorder beginnt zu laufen. Der Zeiger des Multimeters zeigt nun die Strommenge an, die der Rekorder gerade verbraucht (Abb. 151).

Wie hoch die optimale Stromleistung für den zu messenden Rekorder sein muß, sollte beim Hersteller erfragt werden. In der Regel liegt sie im Bereich zwischen 6 mA und 9 mA. Empfohlen wird eine Meßdauer von 30 s bis 1 min. Der Rekorder braucht eine gewisse Zeit, um sich bei einer bestimmten Strommenge einzupendeln. Danach muß der Zeiger konstant auf einem Meßwert bleiben (± 0,5 mA).

Schwankt der Zeiger über einen größeren Bereich hin und her, deutet das auf einen unrunden Lauf hin. Dieselbe Messung sollte dann ohne Kassette gemacht werden, um das Problem einer schwergängigen, blockierenden Kassette auszuschalten. Läuft der Rekorder auch ohne Kassette unrund, kann daraus geschlossen werden, daß Motor und/oder Getriebe, in seltenen Fällen die Steuereinheit, defekt ist. In einem solchen Fall sollte der Rekorder in einer Werkstatt überprüft werden. Zieht der Rekorder jedoch gleichmäßig Strom, sollte noch eine Messung mit einer anderen (neuen) Kassette durchgeführt werden. Bleibt der Zeiger konstant auf einem Wert, so war die Kassette zu alt oder defekt. Schwankt der Zeiger des Multimeters erneut, sollte der Rekorder in einer Werkstatt überprüft werden.

Zeigt der Zeiger *über längere Zeit* einen deutlich zu hohen Wert an (vom Rekorder abhängig, in der Regel ab ungefähr 12 mA), sollte der Rekorder ohne Kassette überprüft werden, um eine blockierende Kassette auszuschließen. Ist weiterhin ein zu hoher Wert auf der Anzeige sichtbar, sind Motor und/oder Getriebe defekt. Der Rekorder muß in einer Werkstatt überprüft werden.

Testband

Bei einem Testband handelt es sich um die Langzeit-Aufnahme eines *Simulator-EKG*. Der Simulator ist so eingestellt, daß das künstliche EKG

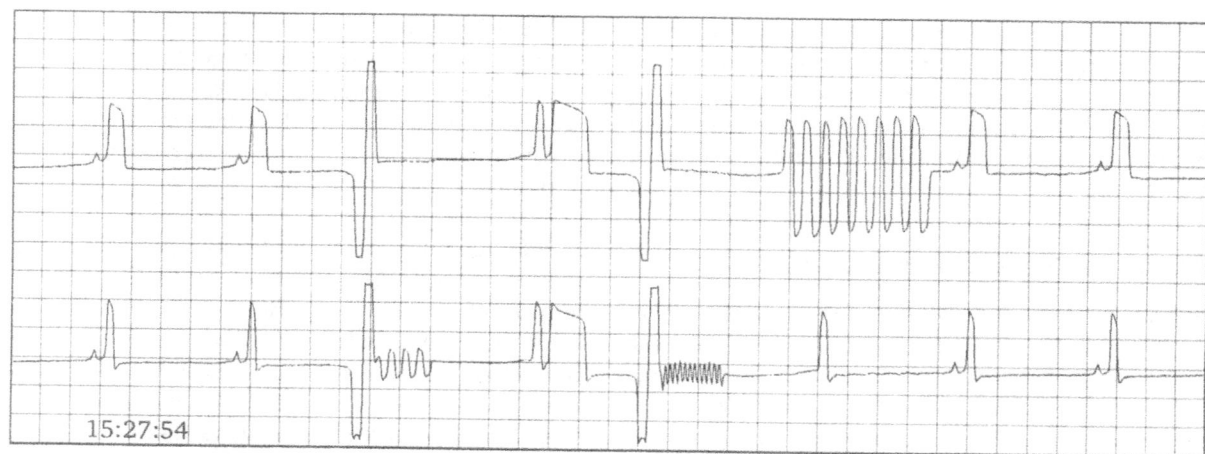

15:27:54

Abb. 152. *Simulator-EKG.* Die hier abgebildeten Signale entsprechen nur entfernt denen eines normalen EKG-Kurvenverlaufs. Dennoch müssen sämtliche Signale, ob hoch- oder niederfrequent, komplett und gleichmäßig wiedergegeben werden.

• mit einer *konstanten Frequenz* (in der Regel 60 Impulse/min) über die gesamte Aufnahmezeit hinweg aufgezeichnet wird,

• mit einer *bestimmten Anzahl von Rhythmusstörungen* pro h versehen wird,

um die Frequenzübernahme zu testen, wird das EKG noch

• mit *diversen Zusatzfrequenzen* ausgestattet (Abb. 152).

Das Abspielen eines solchen Testbandes läßt mehrere Rückschlüsse zu:

• Wird das Band eingelesen, so muß über die gesamte Analysezeit in Trend und Tabelle exakt dieselbe Frequenz zu sehen sein. Stellen sich verschiedene Frequenzen dar, muß davon ausgegangen werden, daß die Einleseeinheit nicht mehr richtig funktioniert (Motor, Getriebe, Antriebsriemen defekt?). Vorausgesetzt, das Band hat während des Abspielens nicht blockiert. Aus diesem Grund sollte ein Kontrolldurchlauf durchgeführt werden.

• Es dürfen über die gesamte Aufzeichnungszeit keine EKG-Ausfälle oder Veränderungen auftreten (Wackelkontakt am Überspielkabel, Kabelbruch, Tonkopf, Elektronik, Analog-/Digitalwandler defekt?).

• Rhythmusstörungen und Zusatzfrequenzen müssen korrekt wiedergeben werden. Es dürfen keine Verzerrungen auftreten. Interessant ist zudem, wie das Analysesystem in der Analyse mit den Rhythmusstörungen und den Störfrequenzen umgeht!

• Die einzelnen EKG-Ausschläge müssen in die richtige Richtung zeigen, ansonsten sind die EKG-Anschlußkabel vertauscht.

KAPITEL 9 **Weiterführende Literatur, Bildnachweis**

Zu Kapitel 1:

Bethge KP, Gonska BD (1992) Langzeit-Elektrokardiographie. Springer, Berlin

Eggeling T, Osterhues HH, Kochs M (1992) Langzeit-EKG-Kompendium. Thieme, Stuttgart

Meinertz T, Zehender M, Hohnloser S, Geibel A (1990) Atlas der klinischen Langzeit-Elektrokardiographie. Gustav Fischer, Stuttgart

Schmidt G, Goedel-Meinen L, Wirtzfeld A (1986) Diagnostik von Herzrhythmusstörungen. Tempo Medical, München

Schuster v HP (1990) Langzeit-Elektrokardiographie. Gustav Fischer, Stuttgart

Zu Kapitel 2:

Arendts W, Krehan L, Hohnloser S (1990) Das Langzeit-EKG, Interpretation von Herzrhythmusstörungen an Beispielen aus der Praxis. Bristol-Arznei, München (nicht über den Buchhandel erhältlich)

Bethge KP, Gonska BD (1992) Langzeit-Elektrokardiographie. Springer, Berlin

Börger HH, Olshausen v K (1994) EKG-Information. Steinkopff, Darmstadt

Dubin DB, Lindner UK (1990) Schnellinterpretation des EKG, Ein programmierter Kurs. Springer, Berlin

Eggeling T, Osterhues HH, Kochs M (1992) Langzeit-EKG-Kompendium. Thieme, Stuttgart

Griebenow R, Gülker H (1990) Autonomes Nervensystem und Herzrhythmusstörungen. Thieme, Stuttgart

Gutheil H (1989) Kinder EKG. Thieme, Stuttgart

Halhuber MJ, Günther R, Ciresa M (1978) EKG-Einführungskurs. Springer, Berlin

Hampton JR (1993) EKG leicht gemacht. Jungjohann, Lübeck

Heinecker R, Gonska BD (1992) EKG in Praxis und Klinik. Thieme, Stuttgart

Heinecker R (1973) EKG-Fiebel. Thieme, Stuttgart

Klinge R (1992) Das Elektrokardiogramm. Thieme, Stuttgart

Lampadius MS (1994) Schrittmacher-Typenkartei. Herzschrittmacher-Institut, FGS-Forschungsgesellschaft Elektrostimulation m.b.H., Rothenberg Süd 18, 82431 Kochel a. See

Sulyma MG (1993) EKG-Herzrhythmus-Herzschrittmacher von A bis Z. Medikon, München

Rostock KJ (1995) Der plötzliche Herztod. Chapmann & Hall, Weinheim

Sandoe E, Mühldorff S, Bjarne (1991) Klinische Elektrokardiologie der Arrhythmien. Publishing Partners

Schmitt C, Schöls W (1992) Vom EKG zur Diagnose. Springer, Berlin

Seipel L (1987) Klinische Elektrophysiologie des Herzens. Thieme, Stuttgart

Senges J, Lengfelder W, Seidl K (1992) Kleines Arrhythmie-Seminar. Pflaum, München

So CS (1993) Differentialdiagnose der Elektrokardiographie. Urban & Schwarzenberg, München

Wartak J (1989) EKG-Praxis. Thieme, Stuttgart

Zu Kapitel 3 und 4:

Bethge KP, Gonska BD (1992) Langzeit-Elektrokardiographie. Springer, Berlin

Eggeling T, Osterhues HH, Kochs M (1992) Langzeit-EKG-Kompendium. Thieme, Stuttgart

Meinertz T, Zehender M, Hohnloser S, Geibel A (1990) Atlas der klinischen Langzeit-Elektrokardiographie. Gustav Fischer, Stuttgart

Schmidt G, Goedel-Meinen L, Wirtzfeld A (1986) Diagnostik von Herzrhythmusstörungen. Tempo Medical, München

Schuster v HP (1990) Langzeit-Elektrokardiographie. Gustav Fischer, Stuttgart

Zu Kapitel 3 – Teil III:

Bethge KP (1982) Langzeit-Elektrokardiographie bei Gesunden und Patienten mit koronarer Herzerkrankung. Springer, Berlin
Chung EK (1987) Ambulatory electrocardiography. Holter monitorelectrocardiography. Springer, Berlin
Fletcher GF (1979) Dynamic electrocardiographic recording. Futura Publishing Company. Mount Kisco, New York
Kennedy HL (1981) Ambulatory electrocardiography including Holter recording technology. Lea & Febiger, Philadelphia
Roelandt J, Hugenholtz PG (1982) Long-term ambulatory electrocardiography. Developmants in cardiovascular medicine, Vol. 20. Martinus Nijhoff Publishers. The Hague, Boston, London
Stern S (1978) Ambulatory ECG monitoring. Year Book Medical Publishers. Chicago, London
Wenger NK, Mock MB, Ringquist I (1981) Ambulatory electrocardiographic recording. Year Book Medical Publishers, Chicago, London

Zu Kapitel 5:

Wegen spezieller Fragestellungen zum Verbrauchsmaterial im Bereich des Langzeit-EKG schien es dem Autor vorteilhafter, sich direkt mit den Herstellern von Verbrauchsmaterial in Verbindung zu setzen. Es wurden Broschüren und Informationsschriften folgender Firmen verwendet:

Arbo GmbH; Postfach 1230; D-38002 Braunschweig
Medicotest; Postfach 1646; D-56606 Andernach
3M Deutschland GmbH; Postfach 1462; D-46325 Borken-Wilbecke

J. I. Hollander (1981); M.F.I. Test ECG-Electodes; MFI-TNO Studie; Hospital Institute of the Netherlands in cooperation with the University Hospital Utrecht

Zu beziehen über: Adiescentrum van de Medisch Technologische Dienst; MTD-TNO, Leiden, Niederlande

Broschüren und technische Handbücher der Firmen:
Varta Batterie AG, Am Leineufer 51, D-30419 Hannover
Kodak AG, Hedelfingerstraße 54-60, D-70327 Stuttgart

Broschüren und technische Handbücher der Firma:
TDK Electronics Europe GmbH, Postfach 2168, D-40844 Ratingen

Zu Kapitel 6:

Bethge KP, Gonska BD (1992) Langzeit-Elektrokardiographie. Springer, Berlin
Eggeling T, Osterhues HH, Kochs M (1992) Langzeit-EKG-Kompendium. Thieme, Stuttgart
Gärtner A (1990) EDV-Einsatz bei der Patientenüberwachung, EKG- und Arrhythmieverarbeitung, Netzwerke, Kosten- und Beschaffungsaspekte. TÜV-Rheinland Verlag, Köln
Hombach V, Hilger H (1985) Holter Monitoring Technique. Schattauer, Stuttgart, New York
Meinertz T, Zehender M, Hohnloser S, Geibel A (1990) Atlas der klinischen Langzeit-Elektrokardiographie. Gustav Fischer, Stuttgart
Schmidt G, Goedel-Meinen L, Wirtzfeld A (1986) Diagnostik von Herzrhythmusstörungen. Tempo Medical, München
Schuster v HP (1990) Langzeit-Elektrokardiographie. Gustav Fischer, Stuttgart
Verträge der Kassenärztlichen Bundesvereinigung mit Sozialversicherungs- und anderen Kostenträgern (1995) Einheitlicher Bewertungsmaßstab (EBM). Deutscher Ärzte-Verlag, Köln

Zu Kapitel 7:

Bethge KP, Gonska BD (1992) Langzeit-Elektrokardiographie. Springer, Berlin
Eggeling T, Osterhues HH, Kochs M (1992) Langzeit-EKG-Kompendium. Thieme, Stuttgart

Hombach V, Hilger H (1985) Holter Monitoring Technique. Schattauer, Stuttgart, New York
Meinertz T, Zehender M, Hohnloser S, Geibel A (1990) Atlas der klinischen Langzeit-Elektrokardiographie. Gustav Fischer, Stuttgart
Schuster v HP (1990) Langzeit-Elektrokardiographie. Gustav Fischer, Stuttgart

Bildnachweis

Die Fotoarbeiten wurden von den Fotojournalisten Frau Anke Kalkreuth und Herrn Horst Kalkreuth, Trittenheim a.d. Mosel, durchgeführt.

Abb. 1:
Mit freundlicher Genehmigung des Pflaum Verlages, München

Abb. 2:
Mit freundlicher Genehmigung der Firma Boehringer Ingelheim, Ingelheim am Rhein

Abb. 53 – 56:
Freundlicherweise überlassen von Frau Susanne Bravec, Kreiskrankenhaus Lahr

Abb. 73, 77, 78:
Freundlicherweise überlassen von Herrn Saar von der Firma Medtronic

Abb. 85, 86:
Freundlicherweise überlassen von der Gemeinschaftspraxis Dr. Meythaler, Dr. Geldmacher, Dr. Ritter, Emmendingen

Abb. 111:
Mit freundlicher Genehmigung der Firma Boehringer Ingelheim KG, Ingelheim am Rhein

Abb. 125:
Mit freundlicher Genehmigung der Firma Medicotest AG, Andernach

Abb. 128, 129:
Mit freundlicher Genehmigung der Firma Varta Batterie AG, Hannover

Abb. 130, 131, 132:
Mit freundlicher Genehmigung der Firma Kodak AG, Stuttgart

Abb. und Werte 133:
Mit freundlicher Genehmigung der Firma Patz Medizintechnik GmbH, Dorsten

Abb. 137:
Freundlicherweise überlassen von Herrn Norbert Doktor, Stuttgart

Abb. 146:
Mit freundlicher Genehmigung der Firma Patz Medizintechnik GmbH, Dorsten

Sachverzeichnis

Fett gedruckte Seitenzahlen verweisen auf Stellen, an denen das Stichwort ausführlich beschrieben ist

GPSR Compliance

The European Union's (EU) General Product Safety Regulation (GPSR) is a set of rules that requires consumer products to be safe and our obligations to ensure this.

If you have any concerns about our products, you can contact us on ProductSafety@springernature.com

In case Publisher is established outside the EU, the EU authorized representative is:

Springer Nature Customer Service Center GmbH
Europaplatz 3
69115 Heidelberg, Germany

The manufacturer's authorised representative in the EU is Springer
Nature Customer Service Centre GmbH, Europaplatz 3, 69115 Heidelberg,
Germany. If you have any concerns regarding our products, please
contact ProductSafety@springernature.com

Printed and bound by CPI Group (UK) Ltd, Croydon, CR0 4YY

23/04/2026

02095660-0002